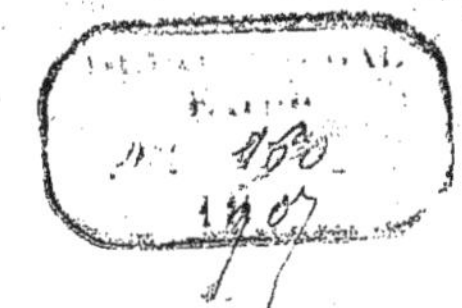

LE

DIVERTICULE DE MECKEL

(APPENDICE DE L'ILÉON)

SON RÔLE DANS LA PATHOLOGIE ET LA THÉRAPEUTIQUE ABDOMINALES

PAR

ÉMILE FORGUE ET VINCENT RICHE

Professeur de clinique chirurgicale. Chef de clinique chirurgicale.

à l'Université de Montpellier.

Avec 70 figures dans le texte.

AF474028

PARIS

OCTAVE DOIN, ÉDITEUR

8, PLACE DE L'ODÉON, 8

1907

Tous droits réservés.

LE

DIVERTICULE DE MECKEL

(APPENDICE DE L'ILÉON)

SON RÔLE

DANS LA PATHOLOGIE ET LA THÉRAPEUTIQUE ABDOMINALES

PAR

ÉMILE FORGUE ET VINCENT RICHE

Professeur de clinique chirurgicale. Chef de clinique chirurgicale.

à l'Université de Montpellier.

Avec 70 figures dans le texte.

PARIS

OCTAVE DOIN, ÉDITEUR

8, PLACE DE L'ODÉON, 8

1907

Tous droits réservés.

LE

DIVERTICULE DE MECKEL

(APPENDICE DE L'ILÉON)

LE

DIVERTICULE DE MECKEL

(APPENDICE DE L'ILÉON)

SON RÔLE

DANS LA PATHOLOGIE ET LA THÉRAPEUTIQUE ABDOMINALES

PAR

ÉMILE FORGUE ET VINCENT RICHE

Professeur de clinique chirurgicale. Chef de clinique chirurgicale.
à l'Université de Montpellier.

Avec 70 figures dans le texte.

PARIS
OCTAVE DOIN, ÉDITEUR
8, PLACE DE L'ODÉON, 8

1907

Tous droits réservés.

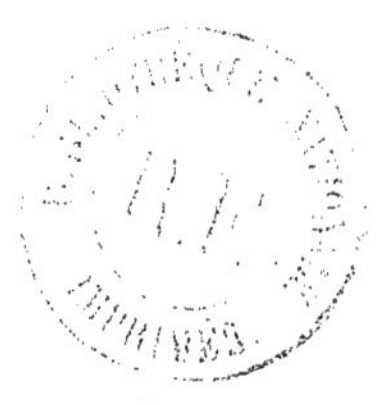

Nous adressons tous nos remerciements à notre éditeur, M. O. Doin, pour le soin tout particulier qu'il a apporté à l'exécution matérielle de ce livre, et la constante amabilité dont il a fait preuve à notre égard.

LE

DIVERTICULE DE MECKEL

BIBLIOTHÈQUE NATIONALE IMPRIMÉS

INTRODUCTION ET HISTORIQUE

Plusieurs travaux importants ont été publiés dans le courant de ces dernières années, et tout récemment encore, sur la pathologie du diverticule de Meckel, que la fréquence croissante des interventions abdominales nous a fait mieux connaître. Le diverticule de Meckel n'est pas autre chose que la forme de beaucoup la plus fréquente de persistance partielle du canal omphalo-mésentérique ou vitellin qui, chez l'embryon humain, fait communiquer la vésicule ombilicale et l'intestin primitif, et disparaît ordinairement sans laisser de traces. Le canal vitellin peut cependant persister dans une plus ou moins grande étendue, sous d'autres formes, plus rares, mais susceptibles de jouer un certain rôle dans la pathologie abdominale.

Nous avons cru faire œuvre utile en présentant dans un travail d'ensemble, appuyé sur une documentation nombreuse et précise, l'anatomie et la pathologie des restes omphalo-mésentériques. Nous avons, dans ce but, recherché dans la littérature médicale toutes les observations qui s'y rapportent, en puisant, toutes les fois que cela nous a été possible, aux sources originales, et c'est d'après environ 650 observations, tant anatomiques que cliniques, que nous avons entrepris cette étude.

Dans une première partie, purement anatomique, nous étudions le développement et la régression du système omphalo-mésentérique à l'état normal, ainsi que les anomalies d'involution qu'il peut présenter, soit par excès, soit par défaut.

La deuxième partie est clinique et thérapeutique. Au point de vue clinique, deux grandes subdivisions doivent être établies dans la pathologie des restes omphalo-mésentériques : l'une, la plus importante, doit être rattachée à la pathologie intestinale ; l'autre ressort de la pathologie de la région ombilicale. Dans la première doivent être rangées les occlusions mécaniques dues au diverticule de Meckel libre ou fixé, les invaginations, les volvulus, les hernies du diverticule, la diverticulite ou inflammation du diverticule, les entérokystomes de Roth, les sténoses congénitales de l'iléon reconnaissant pour cause un excès d'involution du canal vitellin. Dans la deuxième prendront place naturellement le diverticule ouvert à l'ombilic, avec ses diverses complications, les kystes ombilicaux, les tumeurs adénoïdes diverticulaires de Lannelongue et Frémont, les épithéliomas cylindriques primitifs de l'ombilic.

L'existence des diverticules intestinaux n'est pas connue depuis fort longtemps. Il y a à peine un peu plus de deux siècles qu'ils ont été figurés pour la première fois, par Ruysch, en 1698 d'abord, dans ses *Observationum anatomico-chirurgicarum Centuria*, et plus tard, en 1707, dans son *Thesaurus Anatomicus septimus*.

En 1700, Littre[1] représente aussi un diverticule de l'intestin grêle, et rapporte deux cas de hernies du diverticule, qu'il serait juste d'appeler hernies de Littre, à l'exemple des étrangers. Méry[2] rapporte en 1701 un cas analogue.

La connaissance de ces diverticules ne paraît pas cependant s'être très répandue, puisque Winslow, dans son *Exposition anatomique de la structure du corps humain*, parue en 1732, ne les signale même pas.

Bien qu'ils aient été depuis vus et décrits par d'autres auteurs[3], (Ludwig, Bose, etc.), il faut arriver à Meckel (1809) pour avoir sur les diverticules intestinaux des notions complètes et précises. Dans une série de travaux où il a à réfuter les idées de plusieurs contradicteurs, le grand anatomiste allemand sépare les faux diverticules des vrais, établit l'origine de ces derniers aux dépens des restes du canal omphalo-mésentérique, et en précise les caractères. C'est donc à juste titre que l'on a donné à ces formations le nom de diverticule de Meckel.

[1] Littre. *Mémoires de l'Académie royale des Sciences*, 1700. Paris, 1719, p. 300-309.

[2] Méry. *Ibidem*, 1701, p. 273.

[3] On trouvera dans la thèse de Cazin une bibliographie très complète sur la description des premiers diverticules par les contemporains de Meckel.

Quelques rares autopsies avaient montré la présence d'un diverticule de Meckel chez des sujets morts d'étranglement interne[1], lorsque, en 1835, paraît la thèse de Falk[2]. Hutton[3], Pirrie[4], Nünn[5], Bouvier, publient des observations isolées d'occlusion intestinale due au diverticule iléal, et Parise[6] peut en réunir plusieurs cas dans son *Mémoire* de 1851, à l'Académie de Médecine.

King[7], en 1843, décrit des fistules fécales congénitales de l'ombilic, par persistance d'un diverticule ouvert et Genesius[8] signale en 1858 le prolapsus de l'intestin à travers le diverticule ouvert à l'ombilic.

En 1862, paraît la très importante thèse de Cazin[9], qui constitue le premier travail d'ensemble sur la pathologie des diverticules intestinaux..

Augier[10] fait en 1888 une intéressante étude d'anatomie humaine et comparée du diverticule de l'iléon.

Parmi les travaux les plus importants parus en France dans le courant de ces dernières années, nous citerons la thèse de Franchomme[11], celle de Blanc[12], où la diverticulite se trouve pour la première fois bien étudiée, le *Mémoire* de Bérard et Delore[13], et tout récemment celui de Cahier[14].

[1] Eschricht. Zwei Beobachtungen von Darmincarceration durch Diverticulum ilei hervorgebracht. *Arch. f. An. u. wissensch. Med.* Berl., 1834, 222-224.

[2] Falk. De ileo ex diverticulis, adjecta morbi historia. 4° Berolini, 1835.

[3] Hutton. Strangulation of the ileum by a diverticulum. *Proc. Path. Soc.* Dublin, 1840-1849, I, 32.

[4] Pirrie (W.). A remarkable case of strangulation, caused by a diverticulum. *Month. J. M. Sc.* Lond. a. Edinb., 1848-1849, IX, 887-889.

[5] Nünn. Strangulation of the intestine by diverticulum. *Lond. M. Gaz.*, 1851, n. s., XII, 123.

[6] Parise. Mémoire sur le mécanisme de l'étranglement intestinal par nœud diverticulaire. *Bull. Acad. de Méd.* Paris, 1850-1851, XVI, 373-376.

[7] King. On a fœculent discharge at the umbilicus, from communication with the diverticulum ilei. *Guy's Hosp. Rep.* Lon., 1843, 2 s. I, 467-472.

[8] Genesius. Inversion des Dünndarms durch ein am Nabel offenes gebliebenes Divertikel. *Jahrb. f. Kinderkr.* Erlang., 1858, XXX, 56-60.

[9] Cazin. Étude anatomique et pathologique sur les diverticules de l'intestin. Thèse de Paris, 1862.

[10] Augier. Contribution à l'étude du diverticule de l'iléon, ou diverticule de Meckel. Thèse, Paris, 1887-1888, n° 199.

[11] Franchomme. Anomalies de régression du canal vitellin; diverticule de Meckel; fistules ombilicales. Thèse, Paris, 1893-1894, n° 71.

[12] Blanc. Contribution à la pathologie du diverticule de Meckel. Thèse, Paris, 1898-1899, n° 393.

[13] Bérard et Delore. De l'occlusion intestinale par le diverticule de Meckel. *Rev. de Chir.*, 1899.

[14] Cahier. De l'inflammation des diverticules intestinaux, ou diverticulite. *Rev. de Chir.*, 1906.

Dans la même période paraissaient en Allemagne de nombreuses et importantes publications. En 1875, KOLACZEK[1] décrit, sous le nom d'*entérotératomes de l'ombilic*, les tumeurs ombilicales congénitales provenant des restes du canal omphalo-mésentérique, que KÜSTNER[2] décrit après lui sous le nom d'*adénomes*. Peu après, en France, LANNELONGUE et FRÉMONT[3], font connaître ces formations sous le nom de *tumeurs adénoïdes diverticulaires*.

En 1881, ROTH[4] étudie les entérokystomes, dont certains tirent leur origine du diverticule de Meckel.

BARTH[5] publie en 1887, une étude complète et documentée sur le diverticule ouvert et le prolapsus intestinal qui vient parfois le compliquer.

Nous devons à ZUMWINKEL[6], en 1890, une observation de kyste sous-cutané de l'ombilic d'origine diverticulaire et un schéma représentant les divers modes d'oblitération du canal vitellin.

Citons encore les travaux de MORIAN[7], GFELLER[8], EKEHORN, les thèses de HANSEN[9], BÖRDING[10], SCHMAUSER[11], BOLDT[12], WIEBER[13],

[1] Kolaczek. Zwei Enteroteratome des Nabels. *Arch. f. Klin. Chir.*, 1875, XVIII, 349-350.

[2] Küstner. Das Adenom und die Granulationsgeschwulst am Nabel des Kindes. *Arch. f. pathol. An.* Berlin, 1877, LXIX, 286-294.

[3] Lannelongue et Frémont. Tumeurs adénoïdes diverticulaires. *Archives générales de Médecine*, 1884, I, 36.

[4] Roth. Ueber Missbildungen im Bereich des Ductus. O. M. *Arch. f. Pathol. An.* Berl., 1881, LXXXVI, 371-390.

[5] Barth. Ueber die Inversion des offenen Meckel'schen Divertikels und ihre Complication mit Darmprolaps. *Deutsche Zeitschr. f. Chir.*, 1887, XXVI, 193-215.

[5] Zumwinkel. Subcutane Dottergangscyste des Nabels. *Arch. f. Klin. Chir.* Berl., 1890, XL, 838-841.

[7] Morian. Ueber das offene Meckel'schen Divertikel. *Arch. f. Klin. Chir.*, 1899, LVIII, 306-316.

[8] Gfeller. Beitrag zur Kenntniss der angeborenen Darmcysten. *D. Zeitsch. f. Chir.*, 1902, LXV, 330-359.

[9] Hansen. Ein Beitrag zur Persistenz des Ductus omphalo-entericus. *Inaug. Diss.* Kiel, 1885.

[10] Börding. Das Meckel'sche Divertikel als Ursache innerer Darmeinklemmung. *In. Diss.* Kiel, 1891.

[11] Schmauser. Die Schicksale der Dünndarmdivertikel. *Inaug. Diss.* Kiel, 1891.

[12] Boldt. Ueber Darmeinklemmung durch das Div. Meckelii. *Inaug. Diss.* Marbourg, 1891.

[13] Wieber. Zur Casuistik der Darmdivertikel und persistirenden Dottergefässe als Ursache von Darm incarcerationen. *In. Diss.* Giessen, 1894.

Hofmann [1], Ophüls [2], Runkel [3], Lebram [4], Ketteler [5], Fried [6].

Hilgenreiner [7] publie en 1902 une importante statistique d'étranglement interne dû au diverticule de Meckel. L'année suivante, il étudie la diverticulite, à laquelle Denecke [8] avait déjà, en 1901, consacré un bon article.

En Angleterre et en Amérique, on trouve surtout des observations isolées. Il faut citer l'étude extrêmement documentée de R. Fitz [10], l'intéressant article de Bland-Sutton [11] sur l'involution excessive du canal vitellin, la statistique de Halstead [12], et celle, plus récente, de Miles F. Porter [13], dans laquelle cet auteur a réuni 184 cas d'affections diverses dues à la persistance des restes omphalo-mésentériques.

En Italie, nous trouvons l'important travail de Italo Antonelli [14] sur la chirurgie des diverticules intestinaux.

[1] Hofmann. Beiträge zur Pathologie des Diverticulum Meckelii. *In. Diss.* Kiel, 1897.

[2] Ophüls. Beitrage zur Kenntuiss der Divertikelbildungen am Darmkanal. *In. Diss.* Göttingen, 1895.

[3] Runkel. Ueber cystische Dottergangsgeschwülste (Enterokystoma, Roth). *In. Diss.* Marbourg, 1897.

[4] Lebram. Das Diverticulum Meckelii und die von ihm ausgehänden pathologischen Störungen. *In. Diss.* Würzbourg, 1898.

[5] Ketteler. Das Diverticulum Meckelii als Ursache des Ileus und sonstiger Verande-rungen im Abdomen und deren operative Behandlung. *In. Diss*, Göttingen 1900,

[6] Fried. Ein Fall von primären Sarkom des Meckel'schen Divertikels. *In. Diss.* Erlangen, 1902.

[7] Hilgenreiner. Darmverschluss durch das Meckelsche Divertikel. *Beitr. zur Klin. Chir*, *Tüb.*, 1902, XXIII, 702; 830.

[8] Denecke. Ueber die Entzündung des Meckel'schen Divertikels und die Gangrän desselben. *D. Zeitschr. f. Chir.* Leipz., 1901-1902, LXII, 523-547.

[9] Hilgenreiner. Entzündung und Gangrän des Meckel'schen Divertikels. *Beitr., z. Klin. Chir.*, 1903, XL, 99-135.

[10] R. Fitz. Persistent omphalo-mesenteric remains; their importance in the causation of intestine duplication, cyst formation and obstruction. *Amer. Jour. of the Med. Sc.*, 1884, LXXXVIII, 30-57.

[11] Bland-Sutton. *British Med. Journal*, 1891, I, 343-345.

[12] Halstead. Intestinal obstruction from Meckel's diverticulum. *Annals of Surgery*, 1902, XXXV.

[13] Miles F. Porter. Abdominal crises caused by Meckel's diverticulum. *Journal of the American Medical Association*, 23 septembre 1905.

[14] Italo Antonelli. Chirurgia dei diverticoli intestinali. *Rivista Veneta di Scienze mediche*, 1902 et 1903, vol. XXXVI à XXXIX.

PREMIÈRE PARTIE

ÉTUDE ANATOMIQUE DU CANAL OMPHALO-MÉSENTÉRIQUE

Pendant la vie embryonnaire, le canal omphalo-mésentérique ou canal vitellin rattache la vésicule ombilicale à l'intestin. Normalement il disparaît sans laisser de traces. Mais il n'en est pas toujours ainsi, et de son involution *incomplète*, *atypique* ou *excessive*, peuvent résulter diverses formations susceptibles de jouer un rôle important dans la pathologie abdominale.

CHAPITRE PREMIER

EMBRYOLOGIE NORMALE

I. — LA VÉSICULE OMBILICALE ET LE CANAL OMPHALO-MÉSENTÉRIQUE CHEZ L'EMBRYON HUMAIN

Chez l'homme, ainsi que chez tous les vertébrés allantoïdiens, la vésicule ombilicale n'a dans la vie embryonnaire qu'un rôle tout à fait transitoire. L'étude même de sa formation a soulevé de nombreuses controverses, et les embryologistes les plus autorisés sont loin d'être d'accord sur les premiers stades de son développement. Laissant de côté tout ce qui pourrait prêter à la discussion, nous nous contenterons d'exposer les données définitivement acquises sur le développement du système omphalo-mésentérique et sur ses rapports, d'une part avec l'intestin, d'autre part avec l'ombilic, lors de la formation des parois ventrales.

Chez le tout jeune embryon humain, la vésicule ombilicale se présente comme une dépendance du canal intestinal, ou plutôt de la gouttière intestinale, avec laquelle elle communique d'abord très largement ; son volume est alors considérable ; il égale ou dépasse celui de l'embryon. Puis, au cours du développement, la gouttière intestinale se ferme en un canal complet, le pédicule de la vésicule ombilicale s'allonge et se rétrécit, formant un des éléments du cordon, tandis que la vésicule elle-même diminue considérablement de volume

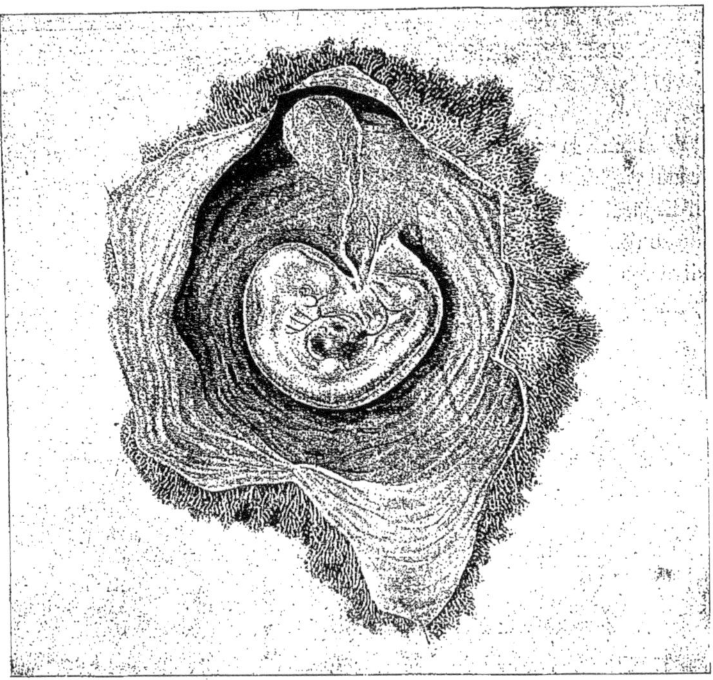

Fig. 1. — Embryon de 25 à 28 jours (Coste).

et se trouve peu à peu rejetée loin de l'embryon, tout contre le chorion, à la périphérie du placenta.

Les figures ci-contre, empruntées au remarquable atlas de Coste, permettent de suivre cette évolution, que le grand embryologiste français a bien étudiée. Sur un œuf de quinze à dix-huit jours, dont l'embryon avait $4^{mm},4$ de longueur, « le ventre était largement ouvert, et la vésicule ombilicale, de $2^{mm},75$ de grosseur, communiquait librement avec l'intestin dans une grande étendue ; de l'intestin lui-même, il n'y avait de constitué que la partie tout à fait antérieure et l'intestin postérieur. Sur le sac vitellin se faisaient remarquer des vaisseaux, deux artères omphalo-mésentériques sensiblement au centre, et deux veines omphalo-mésentériques plus en avant » (Coste[1]). Sur un embryon de vingt et un jours, étudié par Wagner, l'intestin était presque entièrement clos ; la vésicule ombilicale, ovale, lui était rattachée par un canal court, mais large.

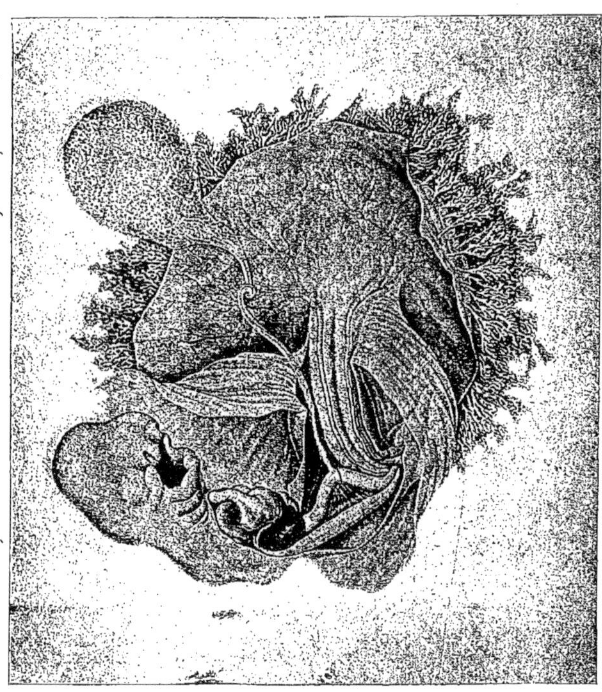

Fig. 2. — Embryon de 28 jours (Coste).

Sur l'embryon de la quatrième semaine représenté dans la figure 1 (Coste), le pédicule du sac vitellin s'est allongé ; il est mince et flexueux ; sur la vésicule se voient très nettement des ramifications vasculaires ; l'intestin est complètement fermé et se soulève en une anse sur la convexité de laquelle s'implante le canal vitellin. Dans la figure 2, qui représente un embryon du même âge un peu plus

[1] Coste, Histoire générale et particulière du développement des corps organisés. 4 fasc., 1847-1859. Pl. I-XII.

avancé dans son développement, on aperçoit le cordon ombilical déjà constitué et les vaisseaux ombilicaux; le conduit vitellin est implanté sur l'anse vitelline par une portion légèrement rétrécie à

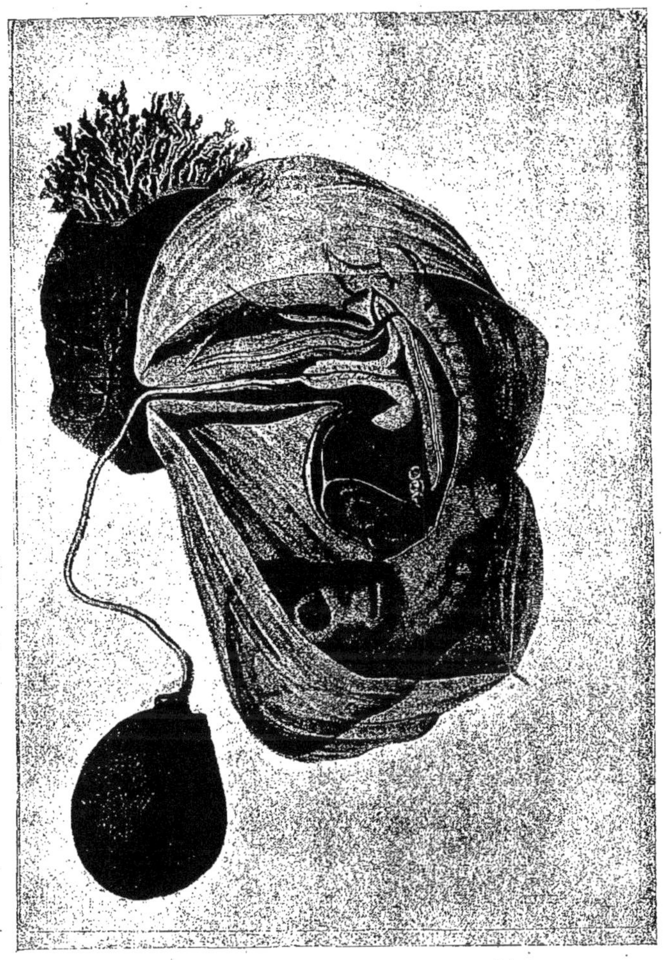

Fig. 3. — Embryon de 35 jours (Coste).

laquelle fait suite une dilatation ampullaire; sur ses côtés, viennent se placer les vaisseaux omphalo-mésentériques, qui l'accompagnent jusqu'à la vésicule, sur les parois de laquelle ils se ramifient. Au trente-cinquième jour (fig. 3), la forme de l'embryon commence à se préciser, pour devenir à peu près définitive au quarantième (fig. 5). Le cordon ombilical s'est allongé. Il renferme dans sa gaine les vaisseaux ombilicaux, le canal vitellin accompagné des vaisseaux omphalo-mésentériques, et l'anse vitelline qui fait ainsi une saillie assez considérable hors de l'abdomen (fig. 4 et 5). A ce stade, les dimensions relatives de la vésicule ombilicale sont déjà réduites : son diamètre n'est plus que de 4 à 5 millimètres environ pour des embryons de 17 à 18 millimètres, mais la circulation omphalo-mésentérique persiste encore.

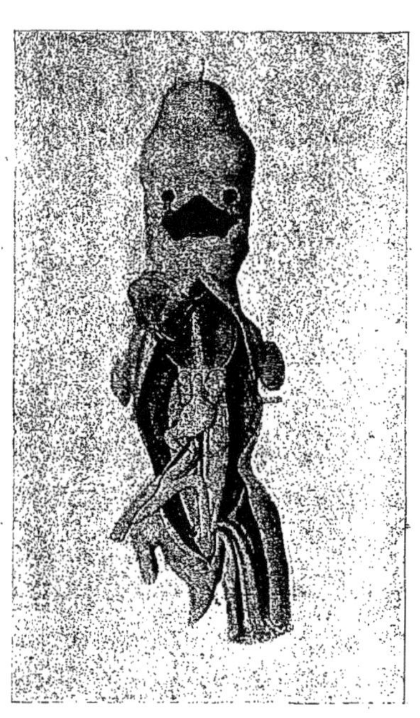

Fig. 4. — Embryon de 35 jours (Coste).

Sur des œufs de cinquante jours environ, Robin[1] a vu « dans l'épaisseur du cordon ombilical, long de 3 à 4 centimètres, l'artère et la veine omphalo-mésentériques, soit seules, soit accompagnant encore un petit filament grisâtre, large de un à deux dixièmes de millimètre. On peut suivre ces vaisseaux au travers de l'ombilic jusque dans la cavité abdominale, et on les voit se détacher du bord concave d'une anse de l'iléon, comme branches des vaisseaux mésentériques correspondants. Au point où le cordon ombilical joint le chorion, en s'épanouissant en quelque sorte à sa face interne, on retrouve le reste du pédicule de la vésicule ombilicale sous la forme d'un petit filament grisâtre. Il rampe entre l'amnios et le chorion sur une longueur qui, d'un sujet à l'autre, varie de 2 à 4 centimètres. Les vaisseaux omphalo-mésentériques l'accompagnent jusqu'à son extrémité, où ils s'épanouissent sur la vésicule ombilicale, qui est généralement ovoïde, plus ou moins aplatie, large de 3 à 5 millimètres. »

[1] Robin. *Journal de la Physiologie de l'homme et des animaux*, 1861, IV, 307.

A partir de cette époque, il devient difficile de se rendre compte de la destinée du canal omphalo-mésentérique. D'ailleurs, il va se produire bientôt, dans le courant du troisième mois, un fait important qui, d'après ALLEN[1], amènerait la séparation du canal omphalo-mésentérique et de l'anse vitelline sur laquelle il est implanté. Jusque-

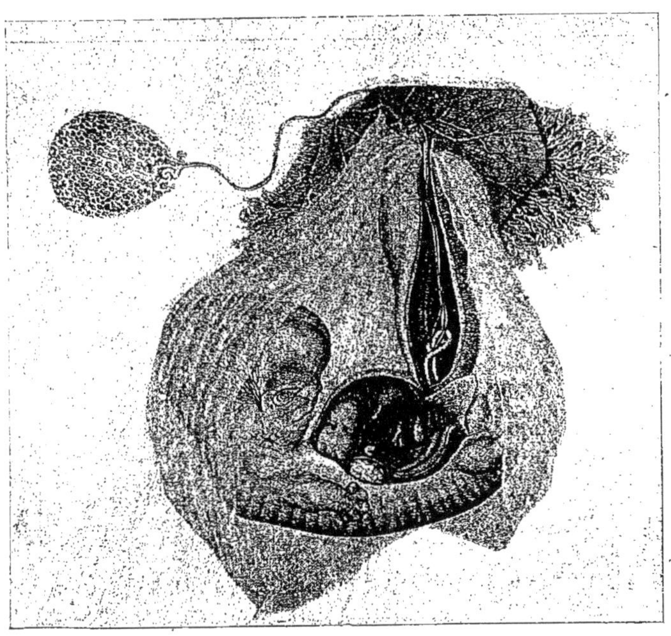

Fig. 3. — Embryon de 40 jours environ (Coste). — On voit dans le cordon l'anse vitelline portant le canal omphalo-mésentérique, à côté duquel persistent encore les vaisseaux omphalo-mésentériques. On aperçoit le bourgeon cæcal. Dans la profondeur, les 3 vaisseaux ombilicaux.

là, en effet, l'anse vitelline fait une saillie assez considérable dans le cordon ombilical, en dehors de l'abdomen. Mais, par suite de l'achèvement des parois ventrales et de la constitution de l'ombilic définitif, cette anse rentre dans la cavité abdominale, qui se ferme au-devant d'elle. ALLEN admet que « le retrait de l'anse vitelline, étant donnée la situation fixe de la vésicule ombilicale à l'extérieur, fait étirer le conduit vitellin, de façon qu'il se brise probablement bientôt et est alors

[1] Allen. Omphalo-mesenteric remains in mammals. *Journ. An. a. Phys*, Lon., 1882-1883, XVII, 59-61.

rapidement résorbé. » Quant aux vaisseaux omphalo-mésentériques, ils persistent un peu plus longtemps, mais finissent eux aussi par disparaître.

II. — RESTES OMPHALO-MÉSENTÉRIQUES CHEZ LE FOETUS A TERME

Il résulte de ce qui précède que, normalement, et dans l'immense majorité des cas, il n'existe chez le fœtus à terme aucun reste omphalo-mésentérique autre que la vésicule ombilicale. Schultze[1] a en effet montré que, à la fin de la vie fœtale, le sac vitellin subsiste d'une façon presque constante, mesurant le plus souvent 5 à 6 millimètres, et situé *en dehors de la périphérie du placenta*. Le conduit omphalo-mésentérique lui-même et, dans certains cas rares, les vaisseaux de même nom, peuvent encore se retrouver à cette époque au voisinage de la vésicule. Cela suffit pour montrer combien était erronée l'opinion de Tiedemann[2] qui, ayant trouvé dans une hernie ombilicale d'un nouveau-né une petite vésicule communiquant avec l'intestin par un étroit canal, a conclu à la persistance de la vésicule ombilicale. Il est impossible d'admettre cette interprétation si l'on veut bien se rappeler que, à la naissance, ce qui reste de la vésicule ombilicale est séparé de l'ombilic par toute la longueur du cordon ombilical, soit 50 centimètres en moyenne, et disparaît avec le placenta et les membranes.

Quant à la présence de restes omphalo-mésentériques dans le cordon ombilical du fœtus à terme, on ne possède guère que des données incertaines et peu précises. Voici quelle est à ce sujet l'opinion autorisée de Kölliker[3] : « Les vaisseaux omphalo-mésentériques ne se trouvent que très rarement dans le cordon ombilical à terme, et je n'ai vu jusqu'à présent qu'une seule fois une lumière de vaisseau de $0^{mm},19$ qui pût être rapportée avec quelque apparence de justesse aux vaisseaux en question. *On ne sait en rien si le canal vitellin persiste dans le cordon ombilical à terme.* » Pour Tourneux[4], le canal vitellin s'oblitère du trente-cinquième au quarantième jour, puis ses

[1] Schultze. Das Nabelbläschen ein constantes Gebilde der Nachgeburt des ausgewachsenen Kindes. Leipzig, 1860, 16 pl.

[2] Tiedemann. Anatomie der Kopflosen Missgeburten. 1813, p. 66.

[3] Kölliker. *Embryologie*, 1882. trad. fr. p. 360.

[4] Tourneux. *Précis d'embryologie humaine*, 1898, p, 421.

éléments se désagrègent, et ne laissent que des restes insignifiants échelonnés de distance en distance dans la longueur du cordon ombilical. Il faut en retenir la persistance dans le cordon et l'inclusion possible dans la cicatrice ombilicale de débris épithéliaux d'origine entodermique, résidus du canal vitellin. Les cellules épithéliales du canal vitellin sont de forme nettement prismatique, agencées sur un seul plan; leur hauteur est d'environ 20 μ, leur épaisseur de 9 à 12 μ (Tourneux).

Enfin, d'après Ruge[1], la persistance de restes omphalo-mésentériques dans le corps du nouveau-né serait loin d'être exceptionnelle. Ils se présentent sous la forme de filaments flottants aux extrémités arrondies, et on les rencontre soit au voisinage du mésentère, soit près de l'ombilic. On les aurait souvent pris à tort pour des brides d'origine inflammatoire.

[1] Ruge. *Zeitschr. f. Geburtsh. u. Gynækol.*, 1877, I, 7.

CHAPITRE II

INVOLUTION ANORMALE DU CANAL OMPHALO-MÉSENTÉRIQUE

L'involution du canal omphalo-mésentérique peut ne pas être complète, et laisser persister quelques-unes de ses parties ; elle peut être atypique ou irrégulière ; elle peut enfin être excessive, comme l'a montré Bland-Sutton [1].

Dans un schéma devenu classique depuis qu'il a été reproduit par Kirmisson dans son *Traité des Maladies chirurgicales d'origine congénitale*, Zumwinkel [2] a figuré les diverses modalités d'oblitération du canal vitellin. Il en distingue cinq formes. Nous citons textuellement :

1° Le canal est resté parfaitement ouvert ; il existe une fistule stercorale ombilicale.

2° La partie du canal omphalo-mésentérique la plus rapprochée de l'intestin n'est pas oblitérée et forme, en tant qu'appendice de l'intestin semblable à un doigt de gant, le diverticule de Meckel que l'on connaît, qui peut pendre librement dans la cavité abdominale ou être fixé à l'ombilic.

3° Il faut compter dans la troisième forme les entérokystomes de Roth, formations kystiques provenant de la persistance partielle sur une petite étendue du canal omphalo-mésentérique, à peu près à égale distance de l'ombilic et de l'intestin.

4° La quatrième forme est représentée par le kyste de Roser. Dans ce cas la partie du conduit omphalo-mésentérique située dans et immédiatement derrière le nombril n'est pas oblitérée et s'est développée sous forme d'un kyste propéritonéal ouvert à l'ombilic.

La partie du canal omphalo-mésentérique située devant la paroi abdominale, dans la peau, n'est pas oblitérée, et a donné, en se déve-

[1] Bland-Sutton. *British Med. Journal*, 1891, I, 343-345.

[2] Zumwinkel. *Arch. f. Klinische Chirurgie*, 1890, XXXIII, 838-844.

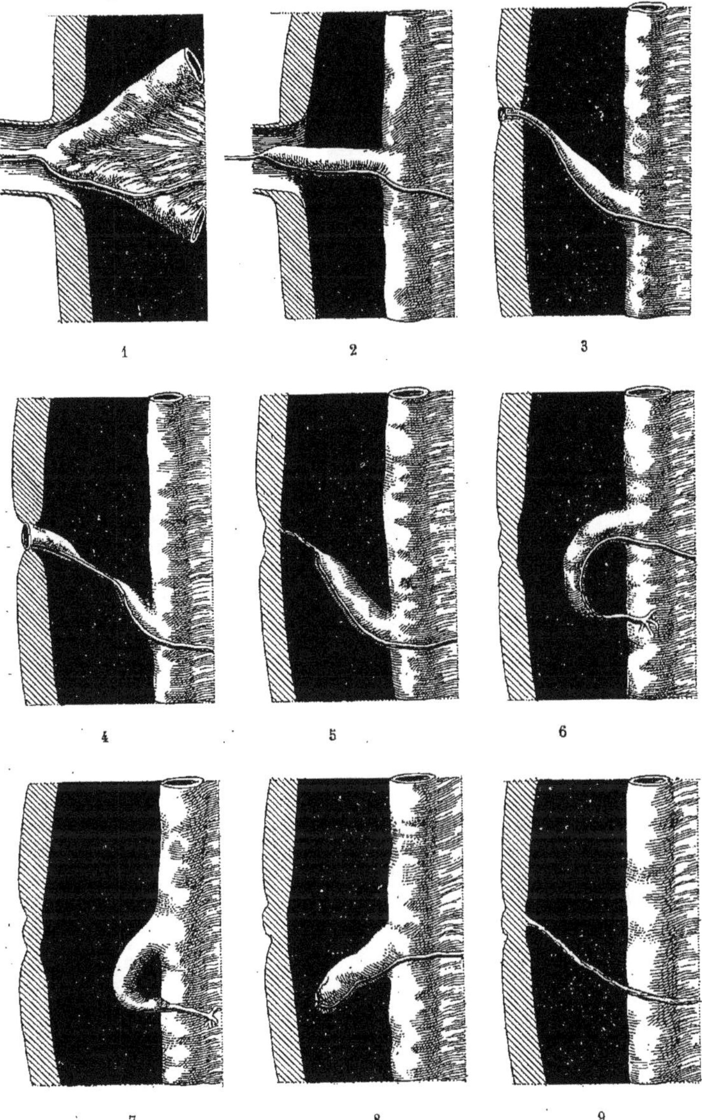

Fig. 6. — 1. Anse vitelline et canal vitellin chez l'embryon. — 2. Canal vitellin dont la partie abdominale s'est développée en un diverticule intestinal engagé dans le cordon (fœtus). — 3. Diverticule ouvert. — 4. Diverticule ouvert du type Lexer, oblitéré à sa partie moyenne. — 5. Diverticule fixé à l'ombilic. — 6. Diverticule fixé à l'intestin, par un cordon fibreux. — 7. Diverticule fixé au mésentère, par un cordon fibreux, reste des vaisseaux omphalo-mésentériques. — 8. Diverticule libre. — 9. Vaisseaux omphalo-mésentériques, persistant sous la forme d'un cordon fibreux allant du mésentère à l'ombilic.

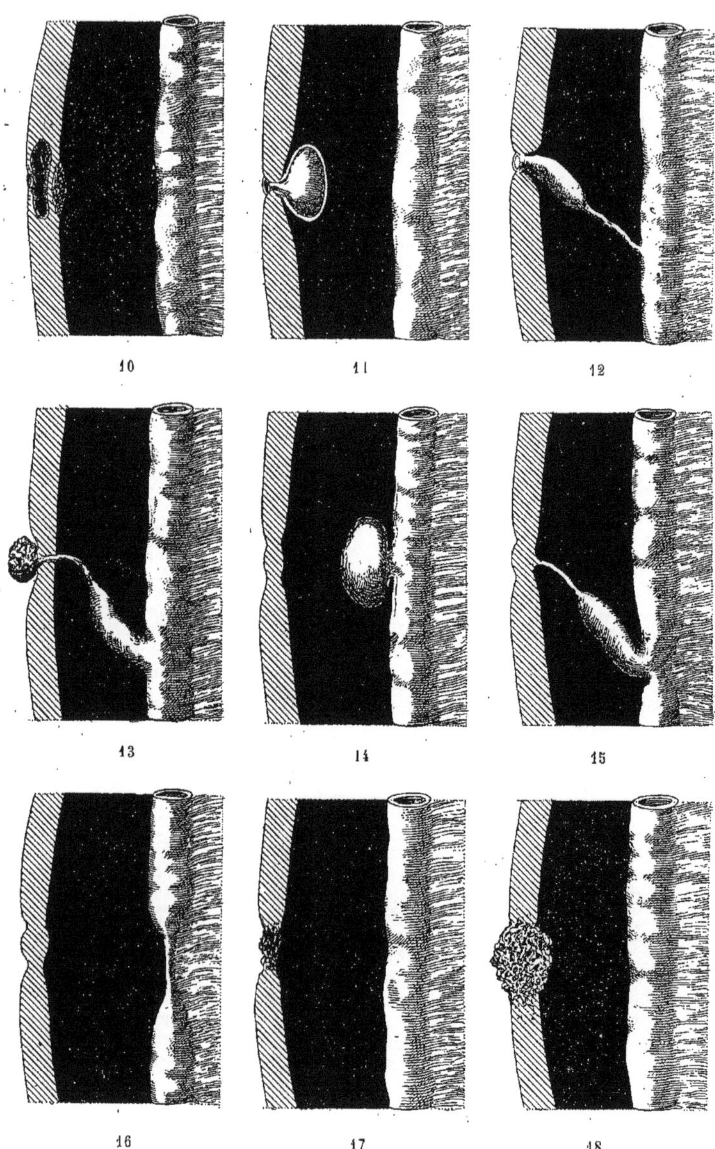

10. Kyste intrapariétal de l'ombilic (Zumwinkel). — 11. Kyste sous-péritonéal de l'ombilic (Roser). — 12. Kyste rattaché à l'intestin par un cordon fibreux (Heaton). — 13. Tumeur adénoïde diverticulaire, coexistant avec un diverticule fixé à l'ombilic (Walther). — 14. Entérokystome d'origine vitelline. — 15. Rétrécissement congénital de l'intestin au point d'implantation du diverticule (Bland-Sutton). — 16. Atrésie congénitale de l'iléon en un point correspondant à l'insertion du canal vitellin, et due à son excès de régression. — 17. Restes omphalo-mésentériques inclus dans la cicatrice ombilicale. — 18. Épithélioma cylindrique primitif de l'ombilic à type intestinal, d'origine vitelline.

loppant, un kyste. Par suite de l'éversion du kyste à l'extérieur se produisent les tumeurs muqueuses de l'ombilic en forme de prolapsus.

William Sheen[1], dans un intéressant article, plus récent et moins connu, figure les « divers aspects chirurgicaux du diverticule de Meckel », et fait remarquer que les vaisseaux omphalo-mésentériques peuvent aussi persister et jouer dans certains cas un rôle pathologique.

Nous avons été amenés, par l'étude du nombre considérable d'observations recueillies en vue de ce travail (environ 650) à proposer la classification anatomique suivante, dans laquelle, à l'exemple de Bland-Sutton, nous groupons les anomalies de régression du système vitellin sous deux chefs principaux : anomalies par défaut de régression et anomalies par excès de régression.

Anomalies d'involution du canal omphalo-mésentérique.

A. — *Involution incomplète.*	a. Persistance de connexions entre l'intestin et l'ombilic.	1° diverticule ouvert ; 2° diverticule fixé à l'ombilic; 3° persistance des vaisseaux O. M. seuls.
	b. Persistance de la partie intestinale du canal O. M.	4° diverticule de Meckel libre ou fixé secondairement. 5° entérokystomes.
	c. Persistance de la partie ombilicale du canal O. M.	6° kystes de l'ombilic. 7° tumeurs résiduales.
B. — *Involution excessive.*		8° Sténose ou atrésie intestinale coexistant ou non avec un diverticule de Meckel.

Dans le but de compléter et d'éclairer cette classification nous avons établi les schémas ci-contre, dans lesquels se trouvent reproduites, à côté de l'état normal, les principales modalités anatomiques que nous allons maintenant décrire (fig. 6).

A. — INVOLUTION INCOMPLÈTE

1° Diverticule ouvert. — Sous le nom de diverticule ouvert, il faut comprendre tous les cas dans lesquels la communication persiste, entre l'intestin et l'ombilic, sous la forme d'un canal plus ou moins

[1] William Sheen. Some surgical aspects of Meckel's diverticulum. *Bristol M. Chir. Journal*, 1901, XIX, 310-321.

perméable. Une fistule apparaît à l'ombilic, quelquefois au moment de la naissance, le plus souvent lors de la chute du cordon. Il s'en échappe soit des matières fécales, soit un liquide muqueux. La communication avec l'intestin ne fait pas de doute dans le premier cas ; dans le second cas, l'opération ou l'autopsie montre l'existence d'un diverticule de Meckel dont la lumière, plus ou moins rétrécie, s'étend de l'intestin à l'ombilic. Ces cas sont loin d'être rares, puisque nous avons pu en réunir plus de 80 observations.

2° **Diverticule fixé à l'ombilic.** — Ici encore, le diverticule iléal est resté en connexion avec l'ombilic, mais il n'est plus ouvert à l'extérieur et ne se manifeste au dehors par aucun signe. De longueur variable, il communique largement avec l'intestin ; son extrémité aveugle est fixée à la face profonde de l'ombilic par un cordon fibreux plus ou moins allongé, dans lequel toute lumière a disparu. Nous avons trouvé cette forme dans 75 de nos observations.

3° **Persistance des vaisseaux omphalo-mésentériques**, étendus de l'ombilic au mésentère. Cette disposition, exceptionnelle, a été figurée par SHEEN [1], d'après un cas de MAHOMED, sur lequel nous aurons l'occasion de revenir.

4° **Diverticule de Meckel, libre ou secondairement fixé.** — C'est la forme incontestablement la plus fréquente de persistance du canal omphalo-mésentérique : elle figure dans notre statistique pour environ 400 cas. Le canal vitellin a perdu toute connexion avec l'ombilic ; il s'est développé en un diverticule en doigt de gant qui peut atteindre le calibre de l'intestin. Ce diverticule peut être entièrement libre dans la cavité abdominale ; il peut être fixé, soit directement, soit par l'intermédiaire d'un cordon fibreux, à divers points de la cavité abdominale ou aux viscères qu'elle renferme.

5° **Entérokystomes.** — Ici encore, c'est la partie du canal omphalo-mésentérique attachée à l'intestin qui persiste seule, mais avec des modifications plus profondes [2] : devenue kystique, elle peut conserver sa communication avec la lumière de l'intestin ; dans d'autres cas, elle en est complètement séparée.

[1] Sheen, *loc. cit.*

[2] M. Roth. Ueber Missbildungen im Bereich des Ductus Omphalomesentericus. *Arch. f. Pathol. An.*, 1881, LXXXVI, 371-390, 1 pl.

6° **Kystes de l'ombilic.** — Le canal omphalo-mésentérique persiste seulement dans sa partie ombilicale. On observe alors des kystes de l'ombilic, dont la situation intrapariétale est variable, et qui peuvent être, exceptionnellement, reliés à l'intestin par un cordon fibreux (cas de Heaton [1]).

7° **Tumeurs ombilicales résiduales.** — En nous plaçant toujours au point de vue purement morphologique, nous croyons qu'on pourrait comprendre sous cette dénomination les tumeurs solides de l'ombilic qui proviennent manifestement de résidus du canal vitellin. Ce groupe comprendrait les tumeurs adénoïdes diverticulaires et les épithéliomas cylindriques primitifs de l'ombilic.

D'après Rogie [2], « on a signalé des cas, fort rares il est vrai, dans lesquels la portion intra-abdominale du canal vitellin s'est oblitérée, au voisinage de l'intestin, tandis que le segment correspondant à l'ombilic a continué de se développer et représentait un véritable appendice ombilical flottant dans l'abdomen, comme un battant de cloche. » Cette assertion, donnée sans aucune référence, rend la vérification difficile. Toutefois, nous devons dire qu'aucun des importants travaux que nous avons compulsés, ni aucune des observations que nous avons étudiées ne font mention d'un pareil fait. Il y a, cependant, quelque chose qui peut en être rapproché : Ruge, cité par Fitz, déclare que chez les nouveau-nés, des filaments flottants, à extrémités arrondies, peuvent se trouver souvent dans le mésentère ou près de l'ombilic. Leichtenstern admet aussi que le détachement du conduit vitellin peut se faire à son extrémité intestinale ; la portion libre peut alors s'implanter secondairement et donner ainsi naissance à des cordons s'étendant de l'ombilic jusqu'à différentes parties de l'abdomen. Mais nous n'avons pas vu que cette portion du conduit vitellin détachée de l'intestin puisse se présenter sous une autre forme que celle d'un cordon fibreux mince, libre ou secondairement fixé.

B. — INVOLUTION EXCESSIVE

C'est à Bland-Sutton [3] que nous sommes redevables de cette intéressante étude, et nous ne saurions mieux faire que de le citer

[1] Heaton (G.). *British Med. Journal,* 1893, I, 473.

[2] Rogie. *Journal des Sciences médicales de Lille,* 1892, II, 411.

[3] Bland Sutton, *loc. cit.*

textuellement et de reproduire ici les belles figures qui accompagnent sa démonstration :

« Normalement, l'oblitération du conduit vitellin est arrêtée à l'endroit où il devient continu avec l'iléon, et le processus d'oblitération est si complet qu'il est impossible à l'œil le plus attentif de découvrir

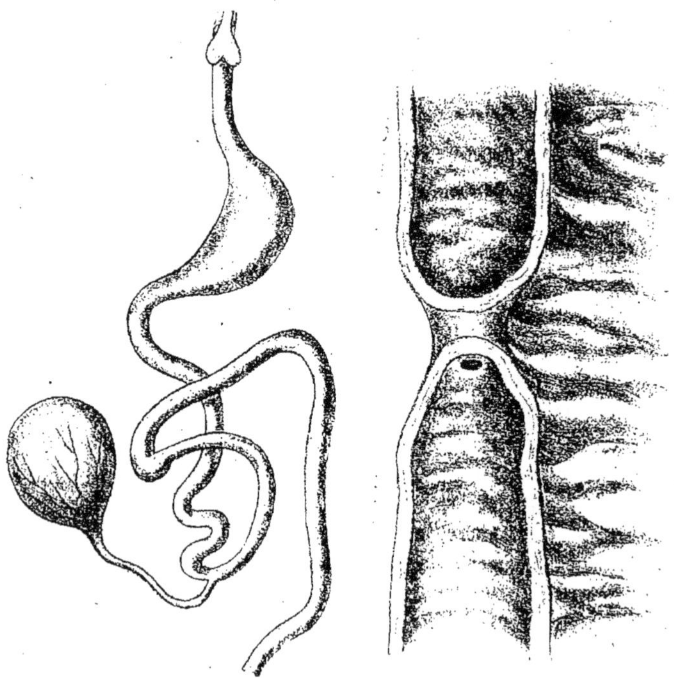

Fig. 7. — Le canal vitellin et la vésicule ombilicale dans leurs rapports avec l'intestin de l'embryon (Bland-Sutton).

Fig. 8. — Iléon cloisonné (d'après Bland-Sutton).

aucune preuve de son existence antérieure. Mais, parfois, le processus oblitérant excède les limites normales, et comprend la paroi de l'intestin, donnant naissance à un sillon peu profond. Ce sillon correspond à un diaphragme intestinal avec une perforation centrale (fig. 8). Ce sillon peut être même plus prononcé, l'iléon étant séparé en une portion proximale grande et dilatée, et une portion distale plus étroite, unies par un isthme mince et perméable, si petit sur quelques pièces, qu'il n'admet au plus qu'une plume de corbeau (fig. 9). Il est *beaucoup plus rare* de trouver l'iléon entièrement divisé en deux parties, chacune se terminant en un cul-de-sac (fig. 10). La distance de séparation entre les deux extrémités varie grandement : elles peuvent être placées côte à côte, parfois au contraire l'intervalle mesure 5 centimètres et davantage. Dans quelques cas, l'intestin entier, sur le côté distal de l'interruption, était représenté sous la forme d'une baguette

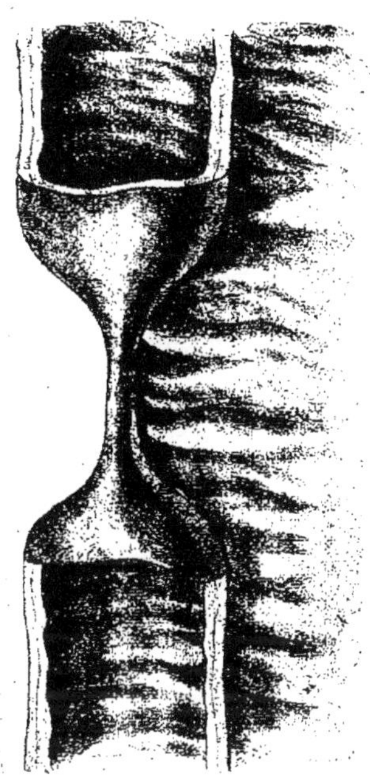

Fig. 9. — tresie congénitale de l'iléon par excès d'involution du canal vitellin (d'après Bland-Sutton).

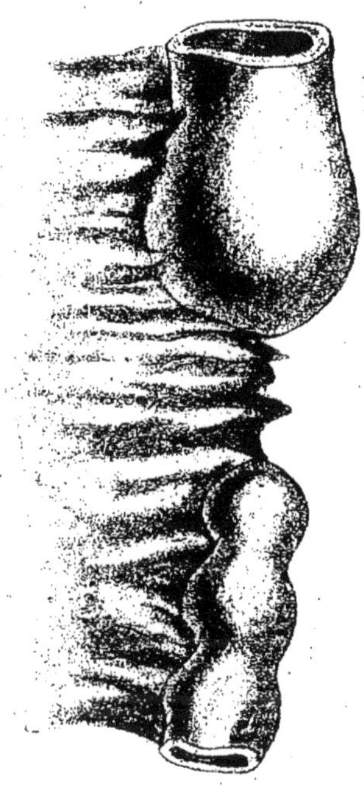

Fig. 10. — Atrésie congénitale de l'iléon par excès d'involution du canal vitellin (d'après Bland-Sutton).

étroite de tissu, avec un canal minuscule presque capillaire, jusqu'à l'anus. J'ai désigné cet état sous le nom d'*iléon imperforé* (*Intern. J^al of Med. Sc.* 1889). J'ai eu l'occasion d'opérer un nouveau-né chez lequel j'avais fait le diagnostic de cette malformation, et je trouvai l'iléon interrompu comme je l'ai représenté. L'iléon imperforé, comme les états analogues du pharynx et du duodénum, est incompatible avec la vie ; les degrés moindres de sténose peuvent passer inaperçus dans les premiers temps de la vie, puis donner naissance plus tard à de l'obstruction chronique, et mener directement ou indirectement à la mort. Depuis que j'ai écrit le compte rendu original de l'iléon imperforé, et que je l'ai attribué à une coalescence excessive du conduit vitello-intestinal, j'en ai eu les preuves additionnelles suivantes. En août 1890, j'ai enlevé chez un homme adulte une portion de l'iléon avec un conduit vitello-intestinal qui s'étendait à l'ombilic, où

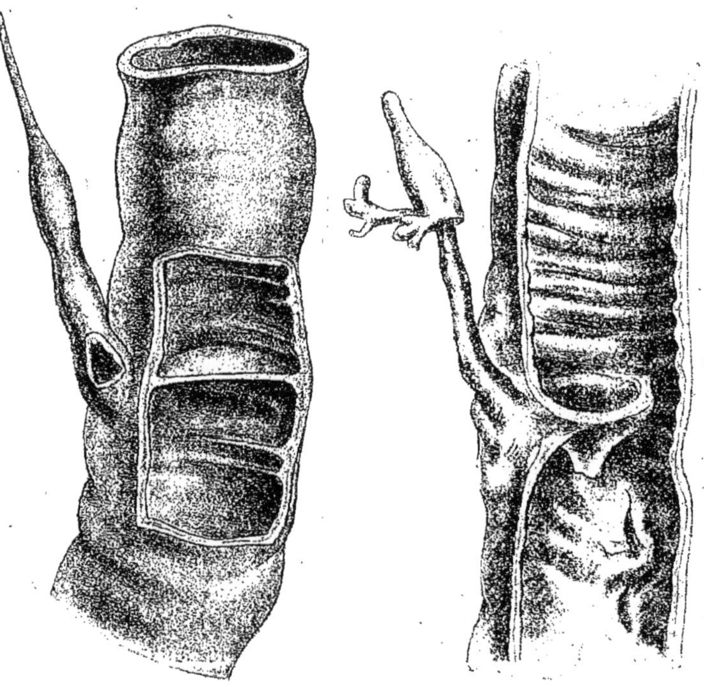

Fig. 11. — Iléon partiellement cloisonné par une large valvule muqueuse au point d'origine du diverticule (d'après Bland-Sutton).

Fig. 12. — Iléon partiellement oblitéré par un diaphragme, au point d'origine du diverticule (d'après Bland-Sutton).

il était fixé par un cordon imperméable ; la portion unie à l'iléon était une tige étroite et creuse, naissant sur le bord de l'iléon, près de son point d'attache au mésentère. En examinant l'intérieur de l'iléon, une épaisse valve de membrane muqueuse fut découverte, formant une tablette proéminente, et obstruant légèrement le large orifice par lequel le conduit communiquait avec l'intestin (fig. 11). Cette valve était trois fois plus large que les valvules conniventes adjacentes. Quelques jours plus tard, M. Kenneth Lawson obtint pour moi, provenant d'un fœtus, une portion de l'iléon avec un conduit vitello-intestinal persistant. A l'intérieur de l'intestin, immédiatement au-dessus de l'orifice par lequel le conduit et l'iléon communiquaient, celui-ci présentait un diaphragme circulaire avec une perforation centrale (fig. 12). — Ces exemples complètent la chaîne des preuves par laquelle j'ai voulu chercher à attribuer l'iléon imperforé à une coalescence excessive du conduit du sac vitellin. C'est aussi un fait frappant et suggestif que dans le pharynx cloisonné et imperforé, la valvule ou le cul-de-sac sont placés au-dessus de l'endroit où le diverticule du poumon quittait l'intestin antérieur et, dans le duodénum cloisonné et imperforé, l'occlusion est située immédiatement au-dessus des papilles des conduits biliaires, qui indiquent l'endroit où le diverticule hépatique bourgeonnait du tube digestif embryonnaire. »

Ce n'est pas à dire que l'on doive rapporter à un excès de régression du canal vitellin toutes les oblitérations congénitales de l'intestin grêle. Clogg[1] pense pourtant que ce mécanisme doit être invoqué dans un grand nombre de malformations portant sur l'iléon. En réalité, parmi les nombreuses théories pathogéniques de l'occlusion congénitale (arrêt de développement pur et simple, péritonite fœtale, torsion du mésentère sur son axe, lésions intestinales diverses de la vie intra-utérine, anomalies artérielles, thromboses ou embolies fœtales des vaisseaux mésentériques, troubles d'évolution du canal vitellin), chacune peut sans doute être invoquée dans un cas donné. Et d'autre part, comme le font remarquer Gross et Sencert[2], « il serait facile d'en faire la critique, en rapportant des faits qui ne peuvent relever de telle ou telle d'entre elles ». Toutefois, dans les faits rapportés par Bland-Sutton, ainsi que dans des observations de Clogg[2], le siège à peu près constant des malformations dans l'iléon terminal, lieu d'élection du diverticule de Meckel, la forme un peu spéciale des rétrécissements, en valvule, en diaphragme, leur coexistence possible avec un diverticule, enfin l'absence évidente de toute autre cause, nous semblent pouvoir faire admettre sans conteste la sténose ou l'atrésie de l'iléon par excès de régression du canal omphalo-mésentérique.

[1] Clogg. *Lancet*, 1904, II, 1770 et *Brit. Journ. of Children's diseases*, février 1906, 53-58.

[2] Gross et Sencert. *Revue d'Orthopédie*, 1905, 2 s. VI, 399-430.

CHAPITRE III

LE DIVERTICULE DE MECKEL

Par sa fréquence relative, comme aussi par le nombre et la diversité des cas pathologiques que peut occasionner sa présence, le diverticule de Meckel est incontestablement, de toutes les formes que peut revêtir le canal vitellin persistant, celle qui présente le plus grand intérêt.

I. — HISTOIRE ET DOCTRINES

D'après Schmauser[1], les diverticules intestinaux auraient été vus par Buonazolius et Fabrice de Hilden, au XVIe siècle. Quoi qu'il en soit, c'est Ruysch qui le premier figure un diverticule, dans ses *Observationum anatomico-chirurgicarum Centuria*, parues en 1698 (fig. 13).

Littre[2] présente en 1700 à l'Académie des Sciences deux observations d'autopsie de sujets morts d'étranglement herniaire, et chez lesquels il avait constaté la présence « d'*une appendice* » de l'intestin grêle. Il en attribue la formation à « l'allongement de la partie de l'intestin comprise dans les anneaux, laquelle, étant pressée extérieurement par les parois de ces anneaux, et poussée en bas par les causes déjà rapportées (contractions des muscles abdominaux, mouvements péristaltiques de l'intestin, poids des matières), avait en s'allongeant formé une espèce d'appendice à cet intestin ».

L'année suivante, Méry[3] rencontre dans une autopsie, « proche les anneaux des muscles, un cæcum de l'intestin grêle, long de 2 à 3 pouces, et de 1 pouce environ de diamètre, qui ressemblait par la figure extérieure au pis d'une vache qu'on trait ». Et il ajoute : « On peut bien supposer que le cul-de-sac de l'iléon est un vice de la pre-

[1] Schmauser. Die Schicksale der Dünndarm-divertikel. *Inaug. Diss.* Kiel, 1891.

[2] Littre. *Mémoires de l'Académie Royale des Sciences de Paris*, 1700, p. 300-310.

[3] Méry. *Ibidem*, 1701, p. 273.

mière formation, mais on peut bien s'imaginer aussi que l'iléon, s'étant présenté un grand nombre de fois à l'embouchure des anneaux des muscles du ventre, il n'y a eu qu'une portion de sa circonférence qui s'y soit engagée, ce qui l'a rétrécie, et il y a lieu de croire que les matières qui y ont coulé, ayant fait effort sur cette partie, ont pu l'allonger peu à peu de 2 à 3 pouces, ce qui paraît fort conforme à la vérité. » Ruysch[1] devait sans aucun doute avoir eu connaissance de ces faits, lorsqu'il écrivait en 1707, au-dessous d'une figure représentant deux diverticules : « Ejusmodi diverticula pluries mihi in dissectionibus cadeverum occurrunt... Ejusmodi diverticula, ut plurimum, si non semper, in ileo occurrunt, et cum ileum maxima parte hypogastrium occupat, contingere potest, in bubonocele, tale diverticulum contineri in illo tumore hernioso, nullis sequentibus symptomatibus, quæ herniam inguinalem concomitantur. »

Dans le courant du XVIIIe siècle, Zwingerus[2], Schlichting[3], Haller[4], figurent ou décrivent des diverticules intestinaux, et acceptent les idées de Littre sur leur mode de formation.

Avec Morgagni[5], les idées de Littre sont battues en brèche. Cet auteur soutient que « ceux des diverticules possédant des fibres aussi remarquables que dans l'intestin existent depuis la naissance ». Un peu plus tard, Sandifort[6], Trautner[7], signalent encore le diverticule de l'iléon, mais sans apporter aucun fait nouveau.

C'est à J.-F. Meckel[8] que revient le mérite d'avoir séparé les vrais des faux diverticules, et d'avoir établi leur véritable origine. « On distingue, dit-il, deux sortes d'appendices ou de diverticules intestinaux : les uns sont arrondis, sphériques, constitués non pas par toutes les couches de l'intestin, mais seulement par la séreuse (couche péritonéale, couche vasculaire et couche cellulaire) : les fibres de

[1] Ruysch. Thesaurus anatomicus septimus. Amsterdam, 1707, p. 10-11, pl. 4.

[2] Zwingerus. Appendix prœternaturalis cœca intestini ilei. *Acta Acad. nat. curios.* Norimb., 1726, I, 176, 1 pl.

[3] Schlichting. Ilei intestini prœternaturalis processus, novi instar cœci, in bubonocele obortus. *Acta Acad. nat. curios.* Norimb., 1742, VI. 105-106, 1 pl.

[4] Haller. *Opuscula pathologica*, Lausanne, 1755.

[5] Morgagni. De sedibus et causis morborum epistolæ 34, art. 17, 1761.

[6] Sandifort. De appendice ex intestino ileo enata, *Observ. Anat. pathol.* 4° Lugd. Bat., 1777, I, 121-125.

[7] Trautner. De diverticulis intestinorum. 4°, Lipsiæ, 1779.

[8] J.-F. Meckel. Ueber die Divertikel am Darmkanal. *Arch. für die Physiologie*, Halle, 1809, IX, 421-453.

la couche musculaire s'arrêtent au niveau du prolongement, qu'elles ne tapissent pas. Ces diverticules, rarement uniques, souvent multi-

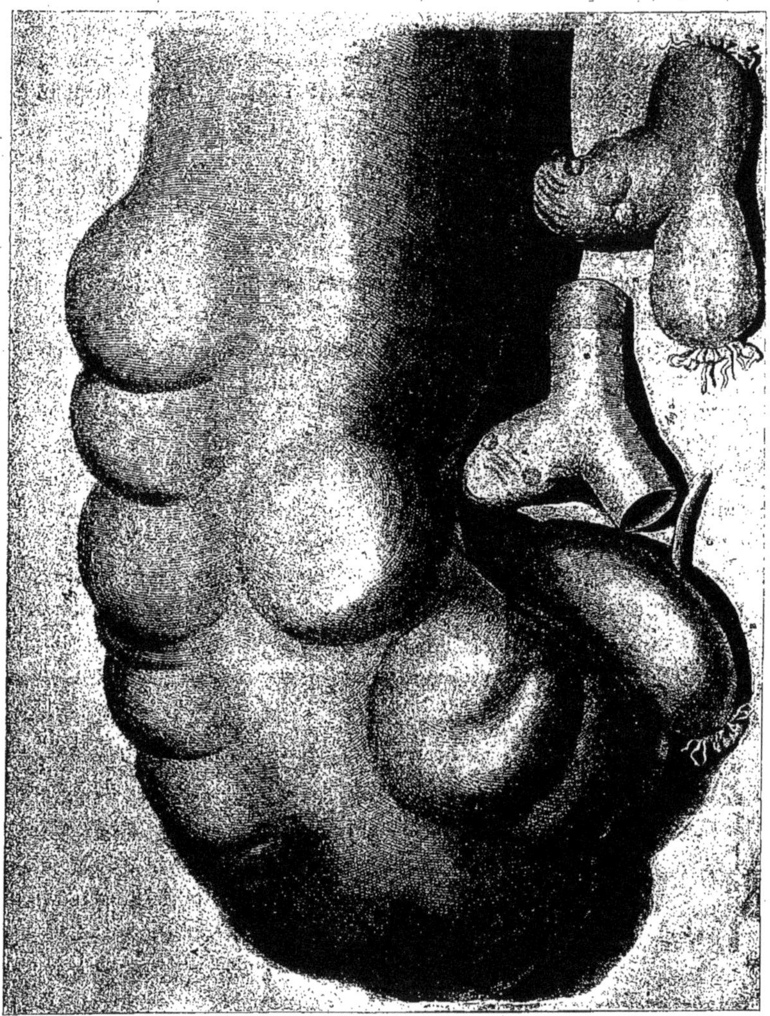

Fig. 13. — Deux diverticules de l'iléon (Ruysch, 1698).

ples, peuvent se rencontrer sur toute l'étendue du tube digestif (œsophage, estomac, intestin grêle ou gros intestin). Ils peuvent exister à la naissance, mais habituellement leur apparition est plus tardive; elle est due à une hernie de la muqueuse à travers la musculeuse, favorisée par la laxité de celle-ci. Il existe aussi des prolongements d'une autre sorte, ayant les caractères opposées à ceux que nous venons de décrire. Leur forme est cylindrique ou sphérique, leur nombre est toujours unique, leur siège presque constamment dans l'iléon. Leur longueur peut aller de 1 à 8 pouces. Leur largeur égale celle de l'intestin ou lui est inférieure. Dans la plupart des cas, la communication avec l'intestin se fait sans valvule. Souvent, toutes les couches de l'intestin se prolongent jusqu'à une partie voisine de l'extrémité du diverticule, où l'on ne trouve que la muqueuse herniée à travers la musculeuse. *D'après moi, il faut chercher l'origine de ces prolongements dans la communication entre la vésicule ombilicale et le canal intestinal.* En général cette vésicule se détache du canal de telle façon que celui-ci conserve une surface cylindrique et, à cet endroit, il se forme une cloison qui ferme le canal intestinal. Cette cloison ne s'étant pas bien développée, il reste une petite partie du canal de la vésicule ombilicale accolée au canal intestinal. Celui-ci paraît alors pour toute la vie avoir un prolongement. Souvent on trouve cette malformation en même temps que d'autres dans le même organisme. »

Les idées de Meckel ne furent pas admises sans conteste. Il eut de nombreux contradicteurs, parmi lesquels Emmert, Fleischmann, Oken[1] surtout. En se basant presque exclusivement sur des faits tirés de l'anatomie comparée, Oken, sans nier l'existence d'une communication primitive entre la vésicule ombilicale et le canal intestinal, prétend qu'elle ne se fait pas au point indiqué par Meckel, mais bien au niveau du gros intestin. Le cæcum et l'appendice vermiforme seraient « comme le résultat et le débris de cette communication. » Quant aux diverticules iléaux, leur production serait purement accidentelle.

Dans une série de travaux et de publications, de 1808 à 1825, Meckel[2] expose ses idées, réfutant un à un les arguments de ses adversaires, et l'on peut dire que les données les plus récentes de l'em-

[1] Oken. Beiträge zur vergleichenden Anatomie. Hambourg, 1806, cah. II, p. 85.

[2] J.-F. Meckel. Beiträge zur vergleichenden Anatomie. Halle, 1808, I. — Beitrag zur Entwicklungsgeschichte des Darmskanals. *Deutsches Arch. f. die Physiologie.* Halle, 1815, I, 293-296. — Bildungsgeschichte des Darmkanals der Säugthiere und namentlich der Menschen. *Arch. f. die Physiologie.* Halle, 1817, III, 1-84. — Handbuch der pathologischen Anatomie. Trad. fr. de Jourdan et Breschet, 1825, III, 413-435.

bryologie n'ont fait que confirmer ce qu'il avait déjà vu. Et si, grâce aux progrès de la technique d'une part, d'autre part grâce à la multiplicité des nécropsies et à la fréquence croissante des interventions abdominales, on a pu apporter un certain nombre de faits nouveaux, il n'en est pas moins vrai que sa description des diverticules intestinaux et sa conception de leur origine restent intactes, malgré quelques réserves n'ayant trait d'ailleurs qu'à de rares cas particuliers.

Cazin[1] distingue deux formes anatomiques : le diverticule *iléo-ombilical*, et le diverticule *iléal*. « Le diverticule iléal est le diverticule proprement dit.... Depuis les recherches de Meckel, il est à juste titre considéré comme la persistance d'une partie du ductus vitello-intestinal ; il est le résultat d'un arrêt d'évolution rétrograde ; de plus, devenant partie intégrante du tube digestif, il subit l'influence des lois qui président à l'accroissement de ce dernier ; sa cavité s'agrandit, ses parois se stratifient. » Comme Meckel, il considère le diverticule iléal comme toujours libre dans la cavité abdominale, et ne paraît pas avoir observé ses connexions avec d'autres régions que l'ombilic. « Les diverticules, dit-il, sont mobiles dans tous les sens ; cette mobilité, jointe à l'action des fibres musculaires, doit faciliter, dans de certaines limites, la sortie des matières et des corps étrangers qui s'accumulent nécessairement dans leur cavité en cul-de-sac. »

A l'opposé de Cazin, qui considérait le diverticule iléal comme le diverticule proprement dit, d'accord en cela avec Meckel, on est venu après lui à discuter l'origine vitelline du diverticule iléal, et à ne l'admettre que pour le diverticule iléo-ombilical.

C'est d'abord Augier[2], qui, après avoir consciencieusement étudié les diverticules intestinaux dans toute la série animale, se croit obligé d'apporter quelques restrictions à la théorie de Meckel : « Il faut distinguer, nous dit-il, entre le diverticule relié à l'ombilic par un pédicule plein ou creux et le diverticule libre, à extrémité arrondie, sans tractus ni attaches de quelque nature que ce soit. Ce dernier pourrait bien n'être, selon nous, qu'un de ces renflements, glanduleux ou non, que nous avons signalés, en particulier chez le lapin et le lièvre, chez le chien et

[1] Cazin. Étude anatomique et pathologique sur les diverticules de l'intestin. Th. de Paris, 1862, n° 138.

[2] Augier. Contribution à l'étude du diverticule de l'iléon, ou diverticule de Meckel. Th. Paris, 1887-1888, n° 199, p. 70-71.

le chat domestiques. Les oiseaux possèdent également un ou deux diverticules de l'intestin, dont la reproduction, chez l'homme, peut être considérée comme un héritage ancestral... L'absence à l'état normal de vestige du canal vitellin nous confirme dans cette opinion..... L'existence du diverticule sur un point de l'iléon signifie, pour nous, que l'évolution intestinale s'est faite sur ce point au rebours de l'acte de régression qui fait disparaître le ductus omphalo-mesentericus ; cette évolution reproduit un caractère ancestral, et le diverticule anormal de l'iléon naît du mésentéron primitif par une sorte de bourgeonnement analogue à celui qui donne naissance au cæcum. » Donc pour Augier, les diverticules libres n'auraient pas l'origine indiquée par Meckel, et il faudrait admettre, pour expliquer leur formation, un bourgeonnement secondaire du tube digestif, après la régression totale du conduit vitellin.

Blanc,[1] après Gilis[2], se rattache nettement à l'opinion émise par Augier en écrivant dans sa thèse : « Il reste donc bien établi et bien entendu que le diverticule de Meckel représente les débris du canal omphalo-mésentérique sous la forme d'un cul-de-sac de profondeur variable, rattaché à l'ombilic soit par un cordon filamenteux, soit par un tube communiquant avec la cavité intestinale, et s'engageant par son bout supérieur dans l'anneau ombilical. Or, par suite d'une terminologie défectueuse qui ne va pas sans une certaine confusion, on appelle aussi diverticules de Meckel certains organes en forme de doigt de gant, appendus à l'iléon, libres dans la cavité péritonéale, ne présentant à leur sommet aucune trace d'insertion ligamenteuse les reliant à l'ombilic, et souvent munis d'un méso qui les rattache à l'anse intestinale dont ils émergent. Il semble cependant qu'il y ait une distinction à établir entre ces deux modalités de diverticules vrais de l'iléon ; si les premiers ont un intérêt et une explication embryologiques incontestables, les seconds paraissent n'être qu'une anomalie de caractère ancestral, et rappellent les appendices analogues que l'on retrouve au même endroit chez certains animaux et en particulier chez les rongeurs. Aussi vaudrait-il mieux peut-être réserver aux premiers seuls la dénomination de diverticule de Meckel, gardant pour les autres le terme d'appendices iléaux. »

[1] Blanc. Contribution à la pathologie du diverticule de Meckel. Thèse de Paris, 1898-1899, n° 393, p. 8.

[2] Gilis. *Nouveau Montpellier Médical*, 1898, VII, 505-507.

Reprenant les idées d'Augier, Cahier[1] vient tout récemment de soutenir que « nombre de diverticules dits de Meckel paraissent échapper, en raison de l'absence de certains caractères primordiaux à l'origine vitelline ». Et il propose de diviser en quatre classes les diverticules intestinaux : 1° diverticules de Meckel; 2° diverticules ancestraux; 3° diverticules entéroïdes par inclusion; 4° diverticules faux ou hernies tuniquaires.

Nous ne pensons pas qu'il y ait intérêt à compliquer la classification si simple de Meckel, en diverticules vrais et diverticules faux, et surtout il ne nous paraît pas que les faits apportés par Cahier soient de nature à justifier cette complication. Les diverticules entéroïdes par inclusion décrits par cet auteur étaient des diverticules pathologiques, et l'un d'eux avait été rangé par Roth, parmi ses *entérokystomes*. Quant aux diverticules ancestraux, nous croyons que, du moins dans l'état actuel de nos connaissances, il est impossible d'en démontrer l'existence chez l'homme.

D'après Cahier, « les diverticules ancestraux sont coniques ou cylindriques, souvent en doigt de gant, siègent généralement sur la moitié inférieure de l'intestin grêle, mais peuvent se montrer plus haut et le plus ordinairement sur le bord libre de l'intestin; de longueur variable, non inférieure à 2 centimètres, ils peuvent être munis d'un méso. Libres, en principe, ils présentent dans bon nombre de cas des adhérences acquises, non congénitales, avec la paroi abdominale ou avec les viscères; ils peuvent être multiples et n'ont pas de filum terminale. »

Nous reviendrons plus loin et plus longuement sur les faits rapportés par Cahier à l'appui des idées d'Augier, et nous verrons que leur examen critique approfondi ne nous permet pas, du moins pour le moment, de modifier la conception de l'origine vitelline des *vrais* diverticules intestinaux, qui nous a été donnée par Meckel. Mais nous ne saurions trop nous élever dès maintenant contre cette tendance à refuser le nom de diverticule de Meckel et l'origine vitelline aux diverticules libres dans la cavité abdominale, pour le réserver aux diverticules en connexion avec l'ombilic, que Meckel d'ailleurs n'a jamais eus en vue dans sa description, et dont il considérait les rares

[1] Cahier. La diverticulite, ou l'inflammation des diverticules intestinaux. *Revue de Chirurgie*, 1906, n^os de septembre et octobre.

exemples alors connus, uniquement comme des preuves frappantes de ce qu'il avait avancé. Ce n'est pas seulement sur l'anatomie comparée que nous nous baserons pour défendre l'unité d'origine des diverticules *vrais* de l'intestin grêle, mais aussi sur l'anatomie humaine. Et l'anatomie humaine nous montrera qu'il existe tous les intermédiaires entre le diverticule ouvert, le diverticule fixé à la face profonde de l'anneau ombilical, à la paroi abdominale, au mésentère, par des brides dont la nature congénitale est indéniable, et le diverticule entièrement libre dans l'abdomen : il est donc juste et logique de décrire ces diverses formes sous le nom de diverticule de Meckel.

S'il est possible de donner les caractères généraux d'une formation qui, il ne faut pas l'oublier, est, encore plus qu'un organe rudimentaire, soumise à de très grandes variations morphologiques, nous dirons volontiers que le diverticule de Meckel se présente sous l'aspect suivant : *Appendice de l'intestin grêle, naissant le plus souvent de la partie inférieure de l'iléon, à moins d'un mètre du cæcum; unique, il s'implante habituellement, mais non toujours, sur la convexité de l'anse iléale; de dimensions éminemment variables, il revêt trois formes principales : 1° diverticule fixé à l'ombilic, ouvert ou non à l'extérieur; 2° diverticule fixé en un autre point de la cavité abdominale ou aux viscères, le plus souvent au mésentère; 3° diverticule entièrement libre dans l'abdomen; dans ces trois formes, il peut exister un mésodiverticule, mais ce n'est pas la règle; dans ces trois formes, on peut quelquefois déceler les restes des vaisseaux omphalo-mésentériques, perméables sur une plus ou moins grande étendue, ou bien entièrement transformés en cordons fibreux; l'origine vitelline n'est donc pas douteuse dans les trois cas; la configuration intérieure et la structure rappellent absolument celles de l'intestin.*

Mais, encore une fois, il faut ne pas avoir présente à l'esprit l'extrême variabilité morphologique des formations rudimentaires et des organes en voie de régression pour s'étonner de rencontrer une description anatomique quelque peu différente de l'aspect habituel. Et quelques faits exceptionnels, dont la relation souvent incomplète ou peu précise rend l'interprétation difficile, ne nous paraissent pas suffisants pour combattre les idées de Meckel sur l'origine vitelline des diverticules *vrais* de l'intestin grêle.

Nous aurons l'occasion de parler à plusieurs reprises des *faux diverticules*. Il importe donc d'en préciser les caractères. C'est Meckel qui les a le premier différenciés du diverticule vrai et décrits comme des « appendices intestinaux arrondis, sphériques, constitués non pas par toutes les couches de l'intestin, mais seulement par la séreuse et la muqueuse. Rarement uniques, souvent multiples, ils peuvent se rencontrer sur toute l'étendue du tube digestif. Ils peuvent exister à la naissance, mais habituellement leur apparition est plus tardive; elle est due à une hernie de la muqueuse à travers la musculeuse, favorisée par la laxité de celle-ci. » Cruveilhier les a décrits sous le nom de « hernie tuniquaire ». Voici quels sont, d'après Franchomme[1], les principaux caractères qui nous permettent de diagnostiquer le faux diverticule.

1° **Sa constitution anatomique.** — Ses parois sont minces et transparentes. Il est composé de deux couches, le péritoine et la muqueuse intestinale, séparés par un mince filet de tissu cellulaire sous-muqueux qui, d'ailleurs, peut disparaître; *jamais on n'y rencontre de fibres musculaires.*

Sa longueur dépasse rarement 2 centimètres; il n'a jamais de repli mésentérique le rattachant à l'intestin. Enfin, caractère très important, il ne possède pas de filaments terminaux et ne présente jamais de connexions avec l'ombilic.

2° **Son orifice intestinal.** — Celui-ci est généralement étroit, ayant la forme d'un anneau ou d'une boutonnière présentant une certaine résistance. Cette solidité est due au tassement autour de l'orifice des fibres musculaires dont l'écartement a permis l'évagination de la muqueuse de l'intestin.

3° **La pluralité.** — Ce caractère se présente assez souvent. Il est dû à ce que la cause qui a permis la production d'un diverticule faux peut se répéter en différents points. Il n'en est est pas de même du diverticule de Meckel, forcément unique, puisqu'il est le vestige d'un canal embryonnaire unique.

4° **La variabilité du siège.** — Le faux diverticule peut se présenter sur toute l'étendue du tube digestif. Schröder[2] en a rapporté trois

[1] Franchomme. *Loc. cit.*

[2] Schröder. *Inaug. Diss.* Augsbourg, 1854.

exemples au niveau de l'estomac. Il siège le plus ordinairement sur le côlon descendant et l'S iliaque ; mais on en a trouvé au niveau de l'iléon et au voisinage du cœcum.

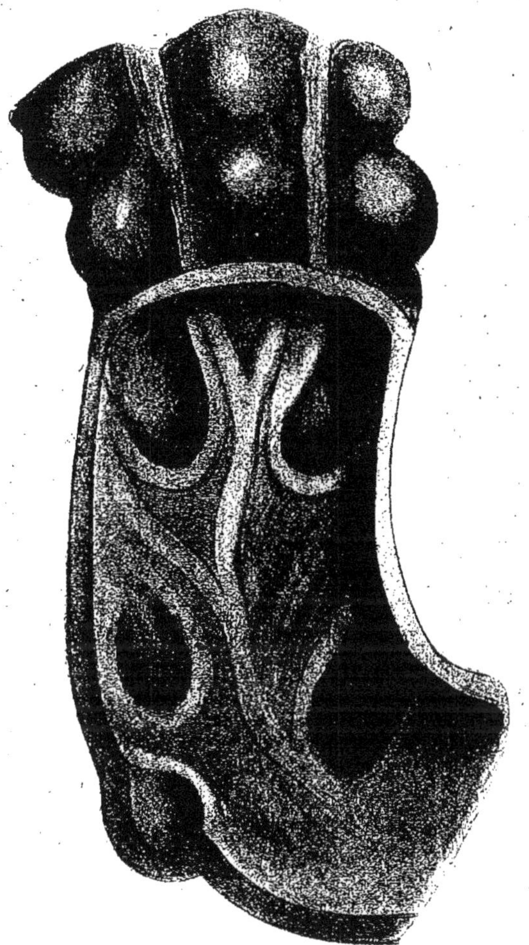

Fig. 14. — Faux diverticules, siégeant sur le gros intestin (d'après I. Antonelli).

C'est ainsi que se présentent, dans l'immense majorité des cas, les faux diverticules. Il est bon d'ajouter que, lorsqu'ils siègent à l'intestin grêle, il est fréquent de les voir se développer sur le bord concave de l'anse, entre les deux feuillets du mésentère, qu'ils séparent ainsi l'un de l'autre au point de moindre résistance.

Dans des cas absolument exceptionnels, on a pu voir de faux diverticules avoir un revêtement musculaire plus ou moins complet. Ce

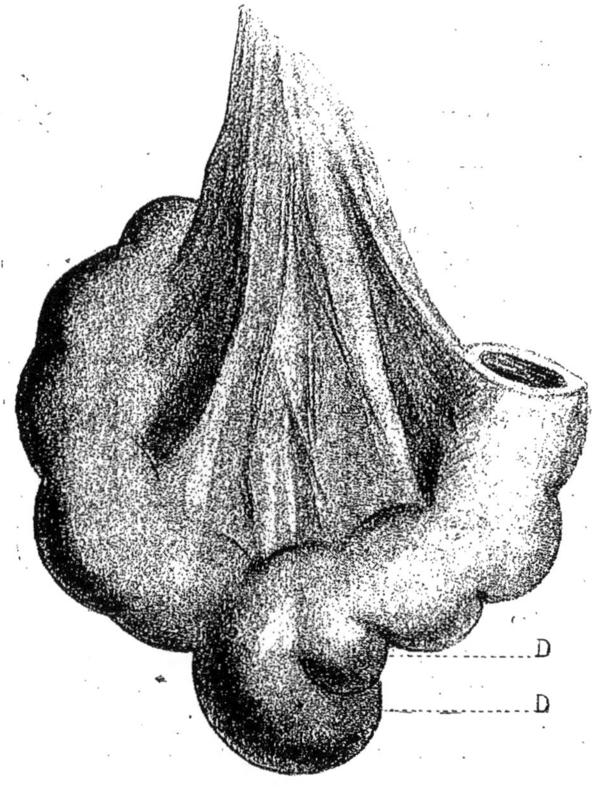

Fig. 15. — D, D', Faux diverticules de l'iléon (d'après I. Antonelli).

fait peut d'ailleurs s'expliquer par leur mode de formation : sous la pression des matières et des gaz, la paroi de l'intestin peut se laisser distendre en un ou plusieurs points. Mais Konosuke Sudsuki[1] a montré que cette distension ne se faisait pas d'une façon quelconque : la couche des fibres musculaires circulaires est capable d'opposer une résistance notable à la formation des faux diverticules ; au contraire, la

[1] Konosuke Sudsuki. *Arch. f. Klin. Chir.*, 1900.

couche des fibres longitudinales cède assez facilement. Il n'est donc pas surprenant de rencontrer des ectasies multiples de l'intestin tapissées, soit exclusivement par des fibres circulaires, soit même par les deux couches musculaires de la paroi, si leur laxité est plus grande qu'à l'état normal et les diverticules de faibles dimensions, ce qui est la règle.

II. — CONSIDÉRATIONS GÉNÉRALES

1° **Fréquence.** — « La fréquence de ces vices de conformation est difficile à apprécier, disait Cazin [1]; nous les croyons moins rares qu'on ne pense généralement. » Augier [2] a donné un premier tableau de 200 autopsies, avec 4 diverticules, et un second, dû à son collègue Bottard, de 100 autopsies avec un seul diverticule. Le total donne 5 diverticules pour 300 sujets, soit 1 p. 60 en moyenne.

Une importante statistique anglaise est publiée en 1892 [3]. Elle comprend 769 sujets examinés, chez lesquels on a trouvé 16 diverticules, soit un peu plus de 2 p. 100.

C'est à peu près la même proportion qu'indique Rogie [4], qui a trouvé 7 diverticules sur un nombre de sujets « certainement pas supérieur à 300 ». Kelynack [5] qui a examiné 1.446 sujets, n'a trouvé que 18 diverticules, soit environ 1 sur 80. Mais Mitchell [6], sur 1.635 autopsies, en a rencontré 39. Enfin Allen [7] rapporte que sur 3.400 autopsies faites à Saint-Bartholomew's Hospital, on a trouvé 27 fois le diverticule, soit 1 sur 126.

Si l'on prend la moyenne de ces diverses statistiques, on trouve que le diverticule se rencontre 1 fois sur 70 sujets.

Mais nous pensons que cette moyenne ne répond pas à la réalité.

[1] Cazin. *Loc. cit.*, p. 16.

[2] Augier. *Loc. cit.*

[3] Report of the Committee of collective investigation of the Anatomical Society of Great Britain. To the occurrence of a diverticulum ilei (Meckel's) in each cases giving details of its position and connections. *Journ. An. and Phys.* Lond., 1891-1892, XXVI, 91-93.

[4] Rogie. *Loc. cit.*

[5] T.-N. Kelynack. On the occurrence of Meckel's diverticulum. *Brit. Med. Journal.* Lon., 1897, II, 459.

[6] L.-J. Mitchell. Notes on a series of thirty-nine cases of Meckel's diverticulum. *Journ. An. a. Phys.* Lon., 1897-1898, XXXII, 675-678.

[7] Allen, *Med. News*, 1892, LXI, 177.

La plupart des statistiques sur lesquelles elle est basée portent sur des sujets adultes ou avancés en âge, alors que l'effrayante mortalité de l'occlusion par le diverticule a fait disparaître beaucoup de jeunes sujets qui en étaient porteurs ; sur 200 cas d'occlusion intestinale due au diverticule de Meckel, nous en trouvons 142 avant trente ans, et 48 seulement au delà de cet âge. Il est donc probable que sa fréquence, sans être très grande, est supérieure au chiffre cité plus haut; quant à l'évaluer d'une façon précise, il n'y faut pas songer.

2° **Age.** — L'âge des sujets n'a aucune importance, tant qu'il ne s'agit que de constater la présence des diverticules, formation permanente et invariable. On a prétendu autrefois qu'ils s'effaçaient avec l'âge, et c'était l'opinion de Broca [1]. Ce qui a pu contribuer à faire naître cette idée, que l'on retrouve dans Cazin [2], c'est que les sujets qui succombent aux accidents divers occasionnés par la présence d'un diverticule disparaissent généralement de bonne heure. Si donc la fréquence du diverticule est moins grande chez l'adulte, cela ne saurait être dû à un processus de régression, que rien n'est venu démontrer.

3° **Sexe.** — Ce qui paraît incontestable, c'est la fréquence beaucoup plus grande du diverticule chez l'homme. Rolleston [3], ayant examiné un nombre égal de cadavres des deux sexes, a trouvé 9 diverticules chez les hommes, un seul chez les femmes.

Mitchell [4] a trouvé 35 diverticules sur 1.330 cadavres du sexe masculin, soit 1 sur 38, tandis que sur 305 femmes il ne rencontrait que 4 diverticules, soit 1 sur 76.

Kelynack [5], dans une première statistique, comprenant 298 autopsies, dont 213 hommes et 85 femmes, avait vu 4 diverticules, tous chez des hommes. Dans sa deuxième statistique, citée plus haut, et portant sur 1.446 sujets, 18 diverticules furent trouvés, 11 chez des hommes, 7 chez des sujets du sexe féminin. Malheureusement, l'auteur n'indique pas la proportion de sujets de chaque sexe qui ont été examinés.

[1] Broca. *Bull. Soc. An.*, Paris, 1851, p. 368.
[2] Cazin. *Loc. cit.*, p. 16.
[3] Rolleston. *Journ. An. a. Phys.*, 1891-92, XXVI, 92.
[4] Mitchell. *Loc. cit.*
[5] Kelynack. *Journ. An. a. Phys.* Lon., 1891-1892, XXVI, 554.

Dans notre statistique personnelle[1], nous avons à distinguer deux catégories de faits : 1° *diverticules non pathologiques*, au nombre de 104, dont 82 hommes, 11 femmes, 11 de sexe non indiqué ; 2° *diverticules pathologiques*, au nombre de 494, se décomposant ainsi : 366 hommes, 82 femmes, 46 de sexe non indiqué. La fréquence du diverticule dans le sexe masculin est donc, dans le premier cas, près de huit fois et, dans le second cas, quatre fois et demie plus grande que dans le sexe féminin.

4° **Race.** — La question de race ou de nationalité ne paraît pas avoir une grande importance en ce qui concerne la fréquence du diverticule. Mitchell fait simplement remarquer que sur 109 nègres examinés, il n'a trouvé qu'un diverticule ; en revanche, il en a trouvé 7 chez des Polonais, dont il a vu fort peu. Il est difficile de se prononcer sur des données aussi insuffisantes.

III. — CARACTÈRES DU DIVERTICULE

1° **Nombre.** — Le diverticule de Meckel est toujours unique, et c'est là un de ses principaux caractères distinctifs d'avec les faux diverticules, dont nous n'avons pas à nous occuper. On a pu constater la coexistence d'un faux diverticule. Il en est ainsi dans un cas de Cahier[2] où, à côté d'un diverticule de Meckel gros comme un dé à coudre, se continuant avec une forte bride fixée dans le pelvis, on trouva, à 2 ou 3 centimètres de distance, un deuxième diverticule, du volume et de la dimension de la première phalange du pouce, cylindrique, se terminant en cul-de-sac, turgescent, à parois violacées, *minces*, tendues, se détachant à angle obtus de la face latérale de l'intestin. Un fait plus curieux a été rapporté par Jamieson[3]. Dans ce cas, « la partie terminale de l'iléon d'un sujet mâle, âgé de cinquante-huit ans, montre : 1° un diverticule de Meckel type, de 45 millimètres de long, situé à 75 centimètres de l'angle iléo-cæcal ; 2° à 25 centimètres plus haut, un deuxième diverticule, situé dans ce que l'on peut appeler la face inférieure de l'intestin, plus près du bord libre

[1] Forgue et Riche. *Soc. Anat.* Paris, février 1907.

[2] Cahier. *Bull. et Mém. Soc. de Chir.*, Paris, 1898, XXIV, 1066.

[3] Jamieson. Pseudo-Meckel's diverticulum. *Proc. of the An. Soc. of Great Britain and Ireland, Journal of. An. and Phys.*, 1900-1901.

que du bord mésentérique. Il ressemble de près à un diverticule de Meckel. Ses dimensions sont les suivantes : 36 millimètres de longueur, 20 millimètres de diamètre à sa base et graduellement il s'effile en une extrémité mousse d'à peu près 10 millimètres de diamètre. Sa paroi est un *peu plus mince* que celle de l'intestin. Elle se compose d'une couche séreuse externe, d'une couche musculaire moyenne, presque continue avec la couche circulaire de l'intestin, mais qui présente aussi quelques fibres longitudinales, enfin d'une couche muqueuse interne, constituée par du tissu fibreux et un épithélium aplati, sans orifices glandulaires. Barrant partiellement l'orifice du diverticule, était une bande muqueuse de 6 millimètres de large. Aucune trace de maladie antérieure du tube digestif. »

Comme le fait remarquer l'auteur, il s'agit encore dans ce cas d'un faux diverticule, mais qui se présente avec des caractères un peu différents de ceux que l'on est habitué à rencontrer dans ces formations, où la muqueuse, herniée à travers la musculeuse, se double simplement du revêtement péritonéal.

Moore [1] a cependant observé des diverticules multiples de l'intestin grêle, dont les caractères différaient de ceux que l'on a l'habitude de leur assigner depuis Meckel. « L'intestin d'un homme de quarante ans, mort de bronchite et n'ayant jamais eu d'accidents intestinaux, présente trois diverticules dans le premier mètre d'intestin grêle, et un rétrécissement congénital au niveau du jéjunum. Les diverticules avaient chacun 1 pouce ($2^{cm},6$) de long et à peu près autant de diamètre, et étaient situés sur le côté mésentérique de l'intestin. Ce n'étaient pas des hernies de la muqueuse, *car leur paroi comprenait toutes les tuniques intestinales*. Le rétrécissement congénital du jéjunum était constitué par un diaphragme muqueux, qui admettait tout juste le petit doigt. » L'auteur ajoute que cette disposition ne fut vue qu'une seule fois sur 4.000 autopsies faites à Saint-Bartholomew's Hospital, tandis qu'on trouva 27 fois le diverticule de Meckel. Et Trèves fit remarquer à propos de cette observation que, si les faux diverticules ne sont pas rares sur l'intestin supérieur, tous ceux qu'il avait vus étaient différents de ceux-ci.

Un des principaux arguments de Cahier en faveur de l'existence de

[1] N. Moore. Diverticula of the small intestine. *Trans. Pathol. Soc. of London*, 6 novembre 1883.

diverticules ancestraux est la pluralité possible des diverticules vrais : « l'existence de deux diverticules vrais sur un même sujet ne me paraît pas contestable. » Mais, si quelque chose devait venir à l'appui de cette assertion, ce ne sont certes pas les observations citées par l'auteur. Si nous prenons d'abord l'observation de Cazin, dans laquelle il s'agissait d'un enfant de treize mois, souffrant depuis sa naissance, on y voit qu'il y fut constaté « l'issue par l'anus d'une portion d'intestin longue de 2 centimètres et de deux diverticules *sans fibres musculaires* unis à la portion d'intestin par deux lambeaux mésentériques ». Il est facile de voir qu'il s'agit ici de deux faux diverticules. Et l'on comprend fort bien les doutes de Küttner et de Blanc, qui trouvent cette observation peu probante et hésitent à la regarder comme un exemple d'invagination par diverticule vrai. Quant aux deux cas de Sangalli [1], que Cahier considère comme démontrant l'existence simultanée de deux diverticules vrais, il suffit de se reporter aux dessins et à la légende de l'auteur, pour voir qu'il s'agit de diverticules de Meckel typiques et *uniques* (fig. 26). Dans le premier cas, le diverticule de Meckel est fixé par son filum terminale à l'anse même dont il émane ; à l'opposé, sur le bord mésentérique, on remarque 3 faux diverticules se présentant avec leurs caractères habituels ; quant au deuxième cas de Sangalli, il s'agit d'un diverticule de Meckel libre, qui présente à son extrémité distale un lipome sous-séreux, et s'implante sur l'intestin en formant un angle très aigu.

Dans l'observation de Cahier, reproduite plus haut, il est hors de doute que le diverticule vrai était celui sur lequel s'attachait la bride fibreuse qui allait se fixer dans le pelvis. Quant à l'autre, son volume, sa forme, la minceur de ses parois, tendent à faire admettre qu'il s'agit d'un faux diverticule. En tout cas, le manque de détails sur sa structure nous interdit d'affirmer qu'il s'agissait d'un diverticule identique au diverticule vrai.

Dans le cas de Jamieson, ce que l'auteur considère lui-même comme un faux diverticule a une insertion latérale ; sa paroi est un peu plus mince que celle de l'intestin. On y remarque cependant des fibres circulaires et quelques fibres longitudinales, mais la muqueuse est constituée par du tissu fibreux et un épithélium aplati, sans orifices glandulaires.

[1] Sangalli. In Italo Antonelli. *Revista Venete di Sc. Med.*, 1902, XXXVII, 24.

Enfin, dans le fait rapporté par Moore, les 3 diverticules globuleux qui furent rencontrés sur le bord mésentérique, dans le premier mètre de l'intestin grêle, se présentaient avec les caractères habituels des faux diverticules. Leur paroi cependant comprenait toutes les tuniques intestinales, ce qui n'empêche pas Trèves de les considérer comme des faux diverticules, différant de ceux que l'on rencontre habituellement en ce point.

Quoi qu'il en soit, ces faits sont absolument exceptionnels, puisqu'il nous a été impossible d'en trouver d'autres analogues parmi le nombre considérable d'observations que nous avons compulsées. Après la lecture des observations de Jamieson et de Moore, on pourrait et on doit admettre que les faux diverticules peuvent, exceptionnellement, présenter un revêtement musculaire plus ou moins marqué, ce qui s'explique par leurs faibles dimensions habituelles. Mais, contrairement à ce que pense Cahier, et après examen critique, l'existence de deux diverticules vrais sur un même sujet ne nous paraît pas acceptable.

Ainsi donc tombe l'un des arguments invoqués par Cahier pour refuser l'origine vitelline aux diverticules libres, et pour les considérer comme des diverticules ancestraux.

Les arguments invoqués par Augier en faveur de l'origine ancestrale des diverticules libres ne nous paraissent pas plus convaincants. Dans son intéressante thèse, cet auteur, décrivant les cæcums des rongeurs, parle de petites poches renflées, ovalaires, au nombre de deux ou trois, situées dans l'iléon terminal. A côté de cette disposition, observée chez le lapin et le lièvre, le chien et le chat ne présentent qu'un seul petit cæcum, vers la terminaison de l'intestin grêle. Mais nulle part il n'est fait mention d'appendices *digitiformes* multiples. Au contraire, le diverticule de Meckel et les restes omphalo-mésentériques ont été décrits par Schenk chez le chien, par Schulze chez le porc, par Ruysch chez le lapin, par Morgagni chez l'oie (Meckel).

L'embryologie ne paraît pas être plus favorable à la théorie d'Augier. « Les diverticules libres étant de même forme, de même structure anatomique, de même longueur relative avec le développement de l'intestin, aussi bien chez l'adulte et le vieillard que chez l'enfant, peut-être n'est-il pas illogique de penser que la régression du canal vitellin s'est faite jusqu'au point voisin de l'iléon, et que celui-ci, à ce niveau, aura continué son processus de développement. Arrêt de régression et processus anormal de développement seraient contemporains et remonteraient, dans notre hypothèse, à une époque antérieure à celle où l'intestin acquiert ses caractères de permanence. L'existence du diverticule sur un point de l'iléon signifie, pour nous, que l'évolution intestinale s'est faite sur ce point au rebours de l'acte de régression qui fait disparaître le ductus omphalo-mésentericus; cette évolution reproduit un caractère ancestral et le diverticule anormal de l'iléon naît du mésentéron primitif, par une sorte de bourgeonnement analogue à celui qui donne naissance au cœcum. » Un pareil bourgeonnement, se produisant sur l'anse intestinale primitive, et contemporain de celui qui donne naissance au cæcum, n'aurait certainement pas échappé aux nombreux observateurs qui ont décrit ce dernier, et qui ont eu l'occasion d'étudier les restes omphalo-mésentériques. Or, jamais rien d'analogue n'a été signalé.

Pour toutes ces raisons, il ne nous paraît pas possible de soutenir avec des arguments convaincants l'origine ancestrale des diverticules libres dans la cavité abdominale. Nous reviendrons plus loin sur les autres arguments mis en avant par Cahier pour défendre la théorie d'Augier.

2° **Siège sur l'intestin.** — Le diverticule de Meckel se rencontre le plus habituellement dans la partie terminale de l'iléon, à une distance du cæcum qui varie de quelques centimètres à un mètre et davantage. Beaucoup plus rarement, on peut le trouver dans le jéjunum; l'existence du diverticule vrai au niveau du duodénum, ne paraît pas jusqu'ici démontrée.

Meckel [1] dit l'avoir toujours rencontré dans l'iléon, mais il affirme que Lobstein et Wrisberg « ont observé la connexion du conduit vitellin avec le duodénum. » Lamb [2] cite 7 cas de diverticules siégeant sur le duodénum: dans 4 cas, il n'y avait pas d'autre indication; dans un cas, il s'agissait de la partie supérieure du duodénum, dans un cas, de sa partie moyenne, dans le dernier, le diverticule était à 25 centimètres de l'estomac. Quatre de ces pièces appartiennent au Musée pathologique du Collège royal des chirurgiens de Londres, et

[1] Meckel. Beiträge zur vergleichenden Anatomie, 1808, I, 93.

[2] Lamb. The Meckel's diverticulum. *Am. Journal Med. Sc.* Philad., 1893, n. s. CV, 633-641.

sont décrites comme de simples poches siégeant sur le duodénum, sans autres détails. Deux pièces appartenant au Musée médical de l'armée, à Washington, ne sont guère plus démonstratives; dans l'une d'elles, appartenant au Dr Bond, il s'agit d'un diverticule de 5 centimètres de longueur, émané de la partie moyenne du duodénum, provenant d'un mulâtre de soixante et onze ans; mais la minceur des parois fait supposer qu'il s'agit d'un faux diverticule. Pour Lamb, il faudrait admettre comme vrai diverticule le cas décrit par Alberts, poche arrondie siégeant sur la partie moyenne du duodénum (?)

Il semble bien qu'il existe, à côté de cas douteux, quelques observations incontestables de diverticule de Meckel siégeant sur le jéjunum. Major[1] décrit un diverticule qui prenait naissance dans le jéjunum, et contenait des valvules conniventes sur une courte portion. D'autres cas ont été cités par Buzzi, Beale, Elliot Couese (in Lamb[2]). Flandin[3] parle d'un sujet, « apparemment mort tuberculeux, qui présentait un diverticule du jéjunum au voisinage du duodénum. » Cornillon[4] rencontra à l'autopsie d'une femme de trente ans un diverticule du volume d'un œuf de poule, siégeant vers la partie moyenne du jéjunum. Dans le cas de Clarkson et Collard[5] il s'agissait sans aucun doute d'un diverticule de Meckel: « le diverticule était placé horizontalement dans la région ombilicale, au-dessus et à droite de l'ombilic. Ressemblant à celui de Meckel par sa conformation, il était attaché au jéjunum à 65 centimètres du pylore. Il mesurait près de 4 centimètres de longueur, et son calibre était égal à celui de l'intestin. Sa paroi avait la même épaisseur que celle du jéjunum et était tapissée de muqueuse intestinale. Son extrémité était libre dans la cavité abdominale et ne portait aucun cordon fibreux, mais il était rattaché par un méso au mésentère commun. »

Dans la presque universalité des cas, le diverticule de Meckel siège dans la portion terminale de l'iléon. Fitz[6] donne comme distances moyennes de la valvule iléo-cæcale 1 mètre chez l'adulte, 30 centimètres

[1] Major. Lancet, 1839-1840, I, 362.
[2] Lamb. *Loc. cit.*
[3] Flandin. *Bull. Soc. An. Paris*, 1832, p. 2.
[4] Cornillon. *Bull. Soc. An. de Paris*, 1869, p. 525.
[5] G.-A. Clarkson a. F.-S. Collard. *Journal of An. a. Phys. Lon.*, 1891-1892, XXVI, 444.
[6] Fitz. *Amer. Journal of the Med. Sc.*, 1883, LXXXVIII, 30-57.

chez l'enfant. Förster[1] avait indiqué plus de quatre pieds, soit plus de 1 m 35, et Rokitansky[2], entre 1 et 2 pieds, soit de 33 à 66 centimètres du cœcum. Lamb[3] a étudié 185 diverticules : sur 98 dont le siège avait été indiqué d'une façon précise, il en a trouvé 39 à moins de 1 pied (33 centimètres), 20 entre 1 et 2 pieds, 22 entre 2 et 3 pieds, 17 au delà de 3 pieds, soit à plus de 1 mètre du cæcum.

Dans notre statistique[4], qui comprend 600 diverticules, 259 fois le siège a été précisé. Dans 102 cas, soit 39 p. 100, le diverticule était à une distance du cæcum égale ou inférieure à 50 centimètres ; dans 130 cas, soit 50 p. 100, cette distance variait entre 50 centimètres et 1 mètre ; enfin, dans 27 cas, soit 11 p. 100, elle était supérieure à 1 mètre. Il est bon d'en retenir au point de vue pratique que, dans 89 p. 100 des cas, le diverticule de Meckel siège dans le dernier mètre de l'iléon.

La distance moyenne du cæcum est de 68 centimètres.

Si nous voulons regarder les chiffres extrêmes, nous trouvons que, dans un certain nombre de cas, le diverticule était très rapproché du cœcum, 20 centimètres (Mitchell[5], Broca[6]) 12 centimètres (Gangolphe[7]), 10 centimètres (Burt[8], Tédenat[9]) 8 cm 5 (Mackenzie[10]), 4 à 5 centimètres (Taylor[11]), 6 centimètres (Tédenat), 3 centimètres (Wernher[12]), immédiatement au-dessus de la valvule iléo-cæcale (Karewski[13]).

Dans vingt et quelques cas, le diverticule était à une distance du cœcum allant de 1 à 2 mètres. Cette distance était de 2 m 30 dans le cas de Keefe[14], de 3 mètres, dans un cas de Rolleston[15].

1 Förster. *Handbuch der pathol. An.*, 1863, II, 97.
2 Rokitansky. *Lehrb. der pathol. An.*, 1861, III, 182.
3 Lamb. *Loc. cit.*
4 Forgue et Riche. *Loc. cit.*
5 Mitchell. *Loc. cit.*
6 Broca. *Bull. Soc. An. de Paris*, 1851.
7 Gangolphe. *In Th.* Camichel, Lyon, 1893.
8 Burt. *Lancet*, 1852, I, 73
9 Tédenat. *Montpellier Médical*, 1885, IV, 407.
10 Mackenzie. *Trans. Pathol. Soc. of London*, 1890, 127.
11 Taylor. *Brit. Med. Journ.*, 1901, I, 827.
12 Wernher. *In Weiss, Inaug. Diss. Giessen*, 1868.
13 Karewski. *D. Med. Woch.*, 1898, XXIV.
14 Keefe. *Boston M. a. Surg. Journal*, 1905, CLII, 187.
15 Rolleston. *Journ. An. a. Phys.*, 1891-1892, XXVI, 93.

On observe donc d'assez grandes variations dans le siège du diverticule sur l'iléon. D'après LEICHTENSTERN[1], il faudrait en chercher la raison dans l'inégalité d'accroissement des deux portions de l'anse vitelline. Sur un embryon de trente-cinq à quarante jours, on voit en effet que le canal vitellin s'implante sur l'anse vitelline à une faible distance du bourgeon cæcal. Normalement, la partie de cette anse située entre le canal et le rudiment du cæcum, donnera l'iléon terminal, tandis que la partie supérieure donnera la plus grande partie de l'iléon, le jéjunum et le duodénum. On conçoit donc que la croissance disproportionnée de l'intestin primitif, dans ses portions sus et sous-jacentes à l'insertion du canal vitellin, soit susceptible d'amener des variations assez grandes dans la position du diverticule. S'appuyant sur ces données, certains auteurs ont même cru pouvoir admettre l'insertion du diverticule de Meckel sur le gros intestin. C'est l'opinion de SYMINGTON[2], à propos du cas de LOCKWOOD[3]. « Il s'agissait d'un homme de cinquante-sept ans, mort d'obstruction intestinale. Le cæcum était placé dans l'hypochondre droit, sous le foie ; le côlon ascendant était double, les deux conduits étant dans le même plan. Le plus rapproché de la colonne vertébrale avait au centre un très petit canal, qui semblait posséder un revêtement muqueux. Il s'ouvrait dans le côlon par une très petite ouverture; son autre extrémité se perdait dans une masse néoplasique maligne, qui englobait aussi le côlon proprement dit. Il ne contenait pas de matières, et ses parois étaient modérément épaisses. »

BOLDT[4] considère, lui aussi, comme identiques au diverticule iléal certains appendices du côlon.

Ces faits nous paraissent très discutables, du moins tant que l'embryologie ne nous montrera pas l'existence de connexions entre ce qui deviendra le gros intestin et le pédicule de la vésicule ombilicale.

Nous pensons de même que les plus grandes réserves doivent être faites en ce qui concerne l'existence de diverticules de Meckel sur le duodénum. La plupart des faits sont décrits d'une façon très incomplète, et il est probable qu'il s'agit de faux diverticules. Nous ne par-

[1] Leichtenstern. Ziemssens Handbuch, 1876, VII, 421.
[2] Symington. Cité par Fitz, *loc. cit.*
[3] Lockwood. *Brit. Med. Journ.*, 1882, II, 574.
[4] Boldt. *Inaug. Diss.* Marbourg, 1891.

lons pas, bien entendu, des diverticules périvatériens congénitaux, étudiés par LETULLE[1], dont MARIE[2], GANDY[3], LEROY[4], ont rapporté des observations. La confusion n'est possible en aucune façon : « Il s'agit ici de diverticules sacciformes ou sphériques, s'enfonçant en cône ou en tronc de cône dans la profondeur des couches de l'intestin. L'orifice, circulaire à bords nets, a de 8 à 15 millimètres de diamètre ; la profondeur, peu considérable, ne dépasse pas 15 à 16 millimètres...

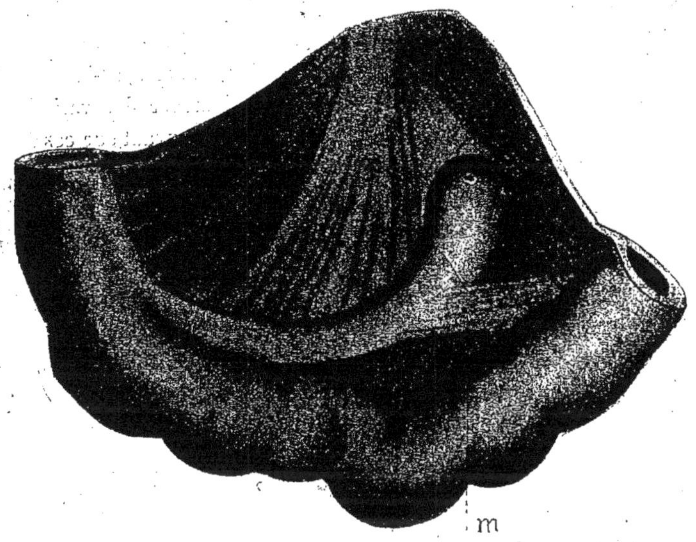

Fig. 16. — Diverticule de Meckel implanté sur le bord mésentérique ; *m*, petit méso (d'après I. Antonelli).

Quelquefois multiples, ils se dirigent vers la face latérale gauche du duodénum et semblent s'enfoncer dans la tête du pancréas... Les couches musculaires du duodénum s'arrêtent brusquement à l'entrée. » Les diverticules périvatériens ont aussi une origine congénitale, mais en rapport avec les premiers temps du développement des bourgeons hépatiques et pancréatiques, aux dépens de l'intestin primitif.

[1] Letulle. Malformations duodénales ; diverticules périvatériens. *Bull. Soc. An. de Paris*, 1898, LXXIII, 807-811.

[2] Marie. *Bull. Soc. An. de Paris*, 1899, LXXIV, 982-984.

[3] Gandy. *Ibid.*, LXXV, 691.

[4] Leroy. *Journal des Sc. Méd. de Lille*, 1901, II, 593-597.

Quoi qu'il en soit de son siège exact sur l'iléon, le diverticule se détache presque toujours de la face convexe de l'intestin, opposée à l'insertion du mésentère. Mais il n'est pas absolument rare de le voir s'implanter sur une des faces latérales de l'intestin, plus ou moins près du bord mésentérique. Il en était ainsi dans quatre des cas rapportés par Mitchell [1], et dans les observations de Lardennois [2], Lande [3], Carles et Laffargue [4], Hœddeus [5], Hunter [6], Webster [7], Kern [8]. Parfois même on le trouve sur la face concave, auquel cas il peut être intra-mésentérique. Cette disposition se retrouve dans les cas de Gelez [9], Körte [10], Barnes [11], Bell [12], Bland-Sutton [13], Braun [14], Roth [15].

Ce n'est pas encore la variabilité de la position latérale du diverticule qui pourra fournir des arguments contre l'origine vitelline des diverticules libres. En effet, Bland-Sutton, J. Bell, ont vu un diverticule fixé à l'ombilic par une bride fibreuse, et se détachant de l'iléon près du bord mésentérique. Dans les cas de Kern, Carles et Laffargue, un diverticule ouvert à l'ombilic s'implantait d'autre part sur la face latérale de l'iléon. Il s'agissait également dans le cas de Körte d'un diverticule ouvert, dont l'extrémité proximale naissait de l'iléon tout près du bord mésentérique. L'implantation du diverticule sur l'une des faces de l'intestin ou sur son bord mésentérique ne prouve donc rien contre son origine vitelline, puisqu'il s'agissait évidemment dans les cas ci-dessus de diverticules ayant conservé avec l'ombilic les mêmes connexions que le canal omphalo-mésentérique.

Son implantation se fait ordinairement à angle droit. Dans quelques cas cependant, il en est autrement : dans l'observation rapportée par

[1] Mitchell. *Loc. cit.*

[2] Lardennois. *Bull. Soc. An.*, 1894, p. 295.

[3] Lande. *Journal de Méd. de Bordeaux*, 1903, XXXIII, 252.

[4] Carles et Laffargue. *Gaz. hebd. des Sc. Méd. de Bordeaux*, 1900, XX, 259-261.

[5] Hœddeus. *Berl. Klin. Woch.*, 1891, n° 21, p. 513.

[6] Hunter. *Journal An. a. Phys. Lon.*, 1891-1892, XXVI, 93.

[7] Webster. *Ann. of Surgery, Phil.*, 1902, XXXV, 503.

[8] Kern. *Beitr. z. Klin. Chir.*, 1897, XIX, 353.

[9] Gelez. *Bull. Soc. An. de Paris*, 1843, 251-259.

[10] Körte. *Deutsche Med. Wochenschr.*, 1898, XXIV, 103.

[11] Barnes, *In* Fitz, *loc. cit.*

[12] J. Bell. *Montreal Med. Journal*, 1898, XXVII, 387.

[13] Bland-Sutton. *Brit. Med. Journ.*, 1891, I, 343.

[14] Braun. *In* Boldt. *Inaug. Diss.* Marbourg, 1891.

[15] Roth. *Loc. cit.*

AMYAND[1], « le diverticule formait un angle aigu à son ouverture dans l'intestin, déterminant le cours des matières dans son intérieur et obstruant leur descente dans le conduit naturel. » Dans un cas de BURT[2], « le diverticule formait un angle très aigu avec le cours naturel de l'intestin ».

C'est probablement à quelques variations dans la position latérale du diverticule que doivent être rapportés les faits décrits sous le nom de *duplication de l'intestin grêle*, dont FITZ[3] a rapporté plusieurs exemples. Un des plus intéressants est la pièce 732 du Warrens Museum, due au Dr STEDMANN. Elle provenait d'un enfant de huit à

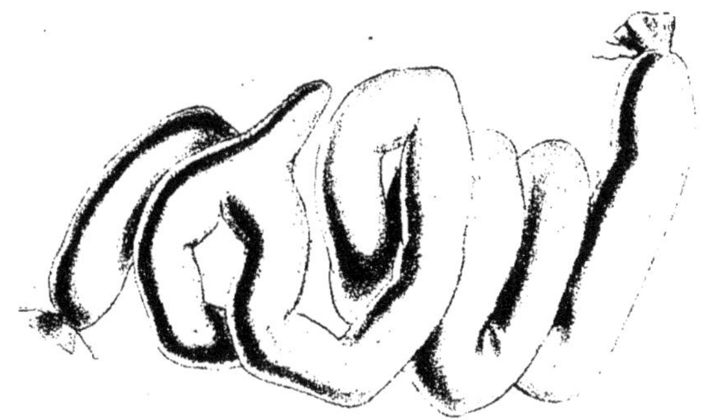

Fig. 17. — Diverticule libre (Augier).

dix mois mort d'obstruction intestinale, et représente un cas de duplication intra-mésentérique de l'intestin. « Deux tubes intestinaux plus ou moins parallèles, coupés transversalement, sont contenus dans un mésentère commun. Le diamètre du tube extérieur (par rapport à la racine du mésentère), est relativement uniforme de part en part, tandis que celui de l'intérieur, quelque peu plus étroit, se dilate dans le voisinage immédiat d'une ouverture, à travers laquelle ils communiquent l'un avec l'autre. Les parois contiguës des deux tubes sont très rapprochées pendant la plus grande partie de leur trajet, et sont fusionnées près de l'ouverture de communication. Chacun d'eux est constitué par les trois tuniques séreuse, musculeuse et muqueuse. La muqueuse du tube extérieur présente des plis transversaux, peu mar-

[1] Amyand. *Philosophical Trans.*, *Lon.*, 1744-1745, XLIII, 369.

[2] Burt, *Lancet*, *Lon.*, 1852, I, 73.

[3] Fitz. *Loc. cit.*

qués au voisinage de l'ouverture, tandis que celle du tube intérieur est relativement lisse. Des villosités et des cryptes glandulaires existent dans les deux. L'ouverture de communication est arrondie, à bords nets, de 8 millimètres de diamètre et semble être recouverte de muqueuse. » Il est possible qu'il s'agisse en pareil cas d'un diverticule de Meckel intra-mésentérique, couché parallèlement à l'iléon. Mais il est regrettable que la description et aussi le dessin qui accompagnent la pièce, ne soient pas plus démonstratifs.

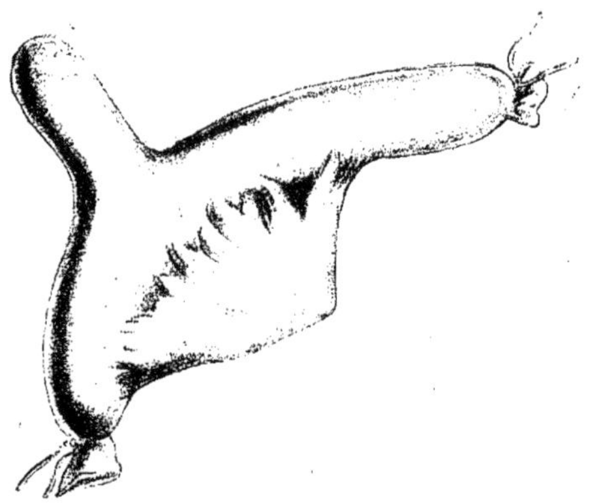
Fig. 18. — Diverticule libre (Augier).

3° **Dimensions.** — La longueur du diverticule de Meckel est très variable. Parfois, il s'agit, comme dans plusieurs cas de Rolleston, de simples culs-de-sac à peine profonds de 2 ou 3 centimètres; parfois la longueur atteint ou dépasse celle d'un doigt d'adulte. La longueur moyenne est assez difficile à préciser, en particulier dans les diverticules fixés à l'ombilic, qui s'effilent insensiblement en un cordon fibreux. En ce qui concerne les diverticules libres, on peut l'évaluer à 8 à 10 centimètres. Les diverticules de 15 centimètres ne sont pas rares. On en a observé de 18 centimètres (Fehre [1], Trendelenburg [2]), de 23 centimètres (Guinard [3], Hohlbeck [4]), de 24 centimètres (Tédenat [5]), de 25 centimètres (Routier [6]).

Sur 304 diverticules dont la longueur a été indiquée, 115, soit 38 p. 100 ont une longueur de 2 à 5 centimètres; 130, soit 43 p. 100, ont de 5 à 10 centimètres; 43, soit 14 p. 100, de 10 à 15 centimètres;

[1] Fehre. *Deutsche Zeitschr. f. Chir.*, 1905, LXXVIII, Bd I, 169.
[2] Trendelenburg. *Münch. Med. Woch.*, 1904, p. 780.
[3] Guinard. *Bull. et Mém. Soc. de Chir. de Paris*, 1898, XXIV, 189.
[4] Hohlbeck. *Arch. f. Klin. Chir.*, 1900, LXI, 1-11.
[5] Tédenat. *Loc. cit.*
[6] Routier. *Bull. et Mém. Soc. de Chir. de Paris*, 1897, XXIII, 645.

10, soit 3 p. 100, de 15 à 20 centimètres; 5 atteignent de 20 à 25 centimètres, et un seul dépasse 25 centimètres pour atteindre 90 centimètres.

Nous reproduisons ici les détails du cas particulièrement remarquable de Bilton Pollard[1], dont l'auteur a bien voulu nous adresser lui-même la relation : « A une distance de 24 pouces (60 centimètres) du pylore, l'intestin bifurque. Les deux segments sont également pourvus de mésentère, de sorte que c'est seulement en les suivant que le véritable intestin et le diverticule peuvent se distinguer. Le diverticule après une course de *36 pouces* (*90 centimètres*) atteint l'ombilic, au delà duquel il se terminait à l'origine en un grand cul-de-sac dans le cordon ombilical. L'autre segment de l'intestin se termine à la valvule iléo-cæcale, après une course de 63 pouces (1^{m},60). Il n'y avait pas d'autre malformation. La pièce, qui a été déposée au Musée du Collège royal des Chirurgiens, provenait d'un enfant de quelques semaines. »

La largeur est aussi très variable : dans nombre de cas, elle est égale à celle de l'intestin, parfois même elle lui est supérieure, surtout lorsque le diverticule est distendu par des matières ou des gaz. Assez souvent, le diverticule se présente sous l'aspect d'une anse intestinale de calibre un peu réduit. Plus rarement, les dimensions transversales sont encore plus restreintes : plume d'oie (Ch. E. Bell[2], Gally[3], Southey[4], Demeaux[5]).

IV. — CONFIGURATION ET RAPPORTS

Cazin distingue dans sa description anatomique le diverticule iléal et le diverticule iléo-ombilical. A l'exemple de Meckel, il s'étend fort peu sur ce dernier, dont il ne connaît que la forme ouverte à l'ombilic, se traduisant au dehors par une fistule entéro-ombilicale diverticulaire. En réalité, l'aspect du diverticule est beaucoup plus varié : tantôt il est absolument libre et flottant dans la cavité abdominale, tantôt il se présente fixé soit en divers points de cette cavité, soit aux

[1] Bilton Pollard. A diverticulum ilei of unusual length and position. Commun. pers. et *Trans. Pathol. Soc. Lon.*, 1895-1896, XLVII.

[2] Ch.-E. Bell. *Brit. M. Journ.*, 1901, II, 1340.

[3] Gally. *Arch. Prov. de Chir.*, 1898.

[4] R. Southey. *Clin. Soc. Trans.*, 1872, V, 159.

[5] Demeaux. *Bull. Soc. An.*, 1839.

viscères. Evidemment, il s'agit dans certains cas d'adhérences inflammatoires, mais il n'en est pas toujours ainsi, et ce n'est pas là un des points les moins intéressants de son histoire. L'étude de ces faits nous permettra de montrer clairement que tous les intermédiaires existent, entre le diverticule flottant et le diverticule qui a gardé avec l'ombilic ses connexions primitives : aussi bien ces formes extrêmes que les formes intermédiaires de diverticules iléaux doivent être décrites sous le nom de diverticule de Meckel.

1° **Etude statistique.** — Si l'on parcourt les observations d'autopsies de sujets morts d'une affection quelconque, en dehors de tout accident diverticulaire, on est frappé du nombre considérable de diverticules libres. C'es ainsi que sur 104 observations, 84 diverticules sont entièrement libres, 9 sont fixés à l'ombilic par un cordon fibreux, 8 sont fixés à l'iléon, au mésentère, au péritoine pariétal, 3 sont intra-mésentériques. Les proportions sont exactement inverses si l'on fait entrer en ligne de compte les diverticules qui ont occasionné des accidents. C'est ainsi que parmi les 233 diverticules ayant occasionné des accidents d'occlusion, on ne compte que 19 diverticules libres et 184 fixés, dont 56 fixés à l'ombilic. Si nous faisons porter maintenant notre étude sur tous les cas réunis, abstraction faite des cas de diverticulite (au nombre d'une cinquantaine environ), pour éliminer dans une certaine mesure les diverticules fixés par adhérences inflammatoires, voici ce que nous obtenons : 542 observations, dont 46 sans renseignements précis ; sur les 496 qui restent, on compte 206 diverticules libres, 162 fixés à l'ombilic (on y comprend le diverticule ouvert), et 128 fixés en un autre point de l'abdomen, surtout au mésentère et à l'intestin grêle. En dehors de quelques cas exceptionnels, les diverticules fixés à l'ombilic le sont congénitalement. Il n'en est pas de même pour tous les autres, dont un certain nombre a pu contracter secondairement des adhérences inflammatoires ; de ceux-là nous n'avons pas à nous occuper pour le moment ; nous ne retiendrons que les cas où la fixation du diverticule en un point autre que l'ombilic est due incontestablement à la persistance d'une disposition embryonnaire.

2° **Diverticule libre.** — En dehors de toute altération pathologique, le diverticule libre est la forme de beaucoup la plus fréquente. On l'a encore appelé appendice iléal, digital, digitiforme, en doigt de gant, processus intestinal ou iléal. CAZIN[1] en a décrit quatre types principaux, qu'il a ainsi classés par ordre de fréquence : ils sont *cylindriques* ; *coniques, à grosse extrémité dirigée du côté de l'intestin* ; *coniques, avec une disposition inverse* : enfin *globuleux*, mais alors jamais pédiculés. Contrairement à l'opinion de CAZIN, le type cylindrique nous paraît plutôt rare, ainsi d'ailleurs que le type globuleux, qui se rencontre plutôt dans les faux diverticules. Les diverticules *courts* affectent le plus souvent la forme conique ; tantôt la grosse extrémité est libre ; tantôt elle constitue au contraire la base d'implantation. Les diverticules *longs* ont assez souvent une forme en fuseau, avec une portion dilatée comprise entre deux points de moindre calibre, l'un au voisinage de la base, l'autre à l'extrémité libre. Parfois il existe plusieurs points rétrécis, ce qui donne au diverticule, dans son ensemble, un aspect moniliforme. L'implantation sur l'intestin ne se fait pas toujours de la même façon : tantôt l'intestin semble se soulever sur sa face convexe en un cône tronqué, dont le sommet répond au point rétréci qui marque souvent l'origine du diverticule, et se constate déjà sur le canal vitellin à la quatrième semaine (voir fig. 2) ; tantôt au contraire, le diverticule se confond insensiblement avec l'intestin, qui peut même paraître rétréci. GENNET[2] a vu l'anse iléale, d'où provenait le diverticule, présenter, en un point de son bord mésentérique diamétralement opposé à l'origine de celui-ci, un rétrécissement semi-circulaire. Dans le cas de BUCHANAN[3] on observait au-dessus du diverticule, sur une portion d'intestin longue de 35 centimètres, cinq rétrécissements distincts, avec 4 dilatations intermédiaires ; le rétrécissement le plus marqué se trouvait en

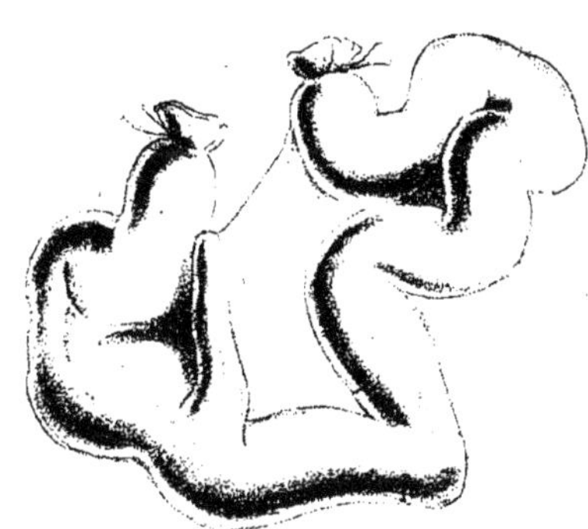

Fig. 19. — Diverticule libre (Augier).

[1] Cazin. *Loc. cit.*, p. 17.
[2] Gennet. *Soc. An.*, 1894, p. 439.
[3] Buchanan. *Journ. An. a. Phys., Lon.*, 1892-1893, XXVII, 559-563.

face de la base du diverticule. Le sommet est tantôt effilé, tantôt arrondi en dôme, il peut être recourbé, et former un angle avec la direction générale du diverticule. « Il n'est pas rare d'y observer des

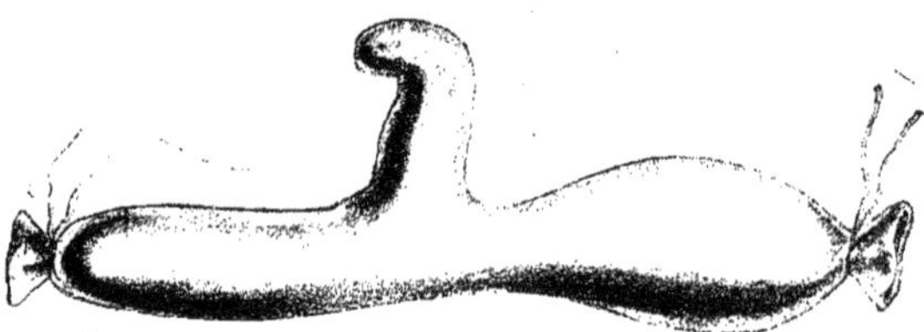

Fig. 20. — Diverticule libre (Augier).

bosselures inégales qui ne sont que des hernies de la muqueuse, des diverticules faux entés sur des diverticules vrais (Cazin). » C'est probablement une exagération de cet état qui a été décrite par Hyrtl[1]. Cet auteur, tout en reconnaissant que les diverticules branchés sont extrêmement rares, en a vu un, de 2^{cm},5 de longueur. provenant d'un monstre hémicéphale, qui était divisé en 5 parties (Fitz).

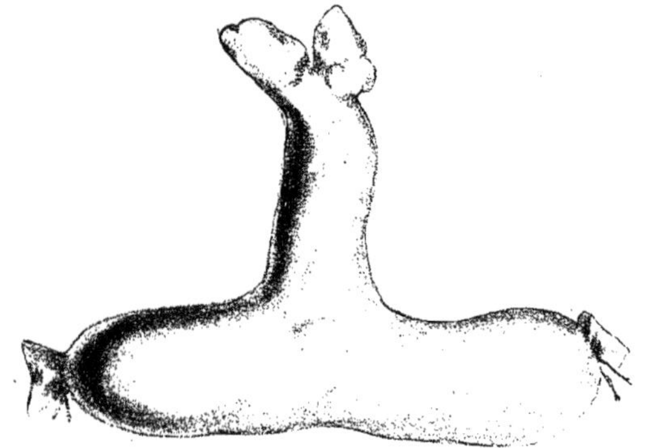

Fig. 21. — Diverticule libre, dont le sommet porte plusieurs faux diverticules (Augier).

Dans un cas de Mitchell, le sommet était renflé en marteau. Certains observateurs ont signalé la présence au sommet d'un cordon fibreux, de longueur variable, qui paraît dans quelques cas avoir été flottant dans la cavité abdominale ; le plus souvent, cependant, ce cordon fibreux, lorsqu'il existe, est implanté sur un des organes abdomi-

[1] Hyrtl. Handbuch der topographischen Anatomie, 1860, I, 642.

naux. Mais il ne faut pas tirer de son absence un argument contre l'origine vitelline du diverticule libre, car Lamb[1], sur 185 diverticules qu'il a étudiés spécialement à ce point de vue, ne l'a trouvé que dans 22 cas, soit 12 p. 100.

Certains auteurs ont constaté, à l'extrémité de diverticules libres, l'existence, soit d'un pancréas accessoire, soit de petites franges graisseuses, véritables petits lipomes sous-séreux. Bize[2] a récemment réuni 12 cas, dont deux personnels, de pancréas accessoires situés à l'extrémité d'un diverticule, et pense avec Neumann[3] que dans ces cas le diverticule est développé secondairement à la suite des tractions exercées sur les parois intestinales par la glande accessoire. Il est permis de se demander comment il se fait, dans le cas de Schirmer[4], par exemple, qu'un pancréas du volume d'un haricot ait pu amener par son poids la formation d'un diverticule de 8 centimètres de longueur.

Stubenrauch[5] a vu un diverticule qui portait à son extrémité libre un corps ovale du volume d'un haricot, formé de graisse et de péritoine. Dans le cas de Zum Busch[6], le diverticule portait à sa pointe un lipome sous-séreux. Doit-on penser que dans ces cas aussi le diverticule est une formation secondaire? Mais alors, que dire du cas de Braun[7], dans lequel une petite masse de tissu graisseux sous-séreux existait *au milieu de la longueur du diverticule ?*

N'est-il pas plus rationnel de voir dans les pancréas accessoires qui se trouvent accidentellement à l'extrémité des diverticules des formations contemporaines du diverticule : au moment où se fait la rupture du conduit omphalo-mésentérique, les bourgeons pancréatiques viennent à peine de se fusionner, et leur épithélium d'origine entodermique n'est pas différent dans les premiers stades de celui que revêt le tube digestif embryonnaire et le canal vitellin qui le prolonge. Cette communauté d'origine pourrait, nous semble-t-il, expliquer l'existence des pancréas accessoires en connexion avec les diverticules. Neumann s'était d'ailleurs demandé si le pancréas accessoire ne s'était pas formé au moment où la pointe du diverticule était encore

[1] Lamb. *Am. Journ. of the Med. Sc.* Philad., 1893, n. s. CV, 633-641.
[2] Bize. *Revue d'Orthopédie*, 1904, XV, 150-159.
[3] Neumann. *Arch. der Heilkunde*, XI, 1870.
[4] Schirmer. *Inaug. Diss.* Bâle, 1893, 68-69.
[5] Stubenrauch. *Congr. allem. de Chirurgie.* Berlin, 1898.
[6] Zum Busch. *Trans. Clin. Soc. of London*, 1903, XXXVI, 213.
[7] Braun. *In* Boldt. *Inaug. Diss.* Marbourg, 1892.

adhérente à l'ombilic. Plus tard, le déplacement du diverticule aurait entraîné en même temps le pancréas accessoire.

Quoi qu'il en soit, ni la présence des pancréas accessoires, ni celle de lipomes sous-séreux, ne peuvent être considérées comme des arguments suffisants contre l'origine vitelline des diverticules libres.

Le diverticule libre peut être pourvu d'un mésentère, qui se détache du mésentère commun : nous en figurons un très bel exemple personnel, où le méso avait un grand développement. Mais cette disposition est loin d'être constante : les cas où le mésentère atteint l'extrémité du diverticule sont fort rares : plus fréquemment, il n'arrive qu'à la moitié de sa longueur, ou même il est à peine esquissé. Les diverticules courts n'ont pas en général de méso, mais cette règle n'est pas absolue, témoin le cas de Gilis[1].

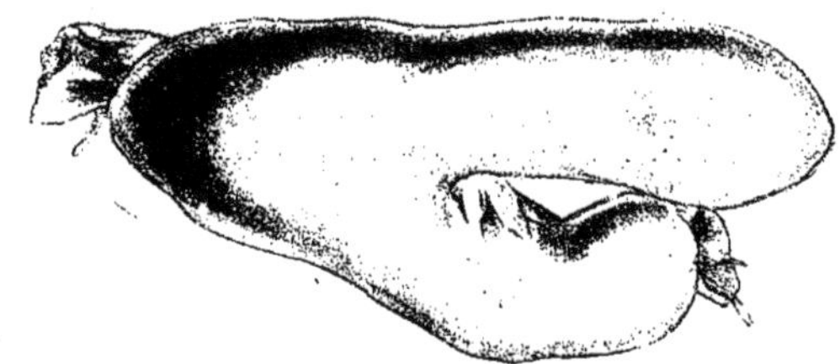

Fig. 22. — Diverticule libre (Augier).

Mobiles avec l'intestin grêle, les diverticules libres peuvent occuper dans la cavité abdominale des positions diverses. Cependant, en général, leur siège dans l'iléon terminal fait qu'ils occupent de préférence le cadran inférieur droit de l'abdomen, plus ou moins près de la fosse iliaque. On a cependant constaté la présence du diverticule en d'autres points : le diverticule décrit par Armand[2] était situé dans la fosse iliaque gauche ; celui de Clarkson et Collard[3] dans la région ombilicale. Coupland[4] a vu à l'autopsie d'un homme de quarante-un ans, mort de pneumonie, la curieuse disposition suivante : « dans la moitié droite de l'abdomen, une anse de l'iléon passait au-dessus et en avant du grand épiploon, allant vers la partie supérieure de la cavité abdominale. De sa convexité partait un diverticule intestinal d'une longueur

[1] Gilis, *Montpellier Médical*, 1898, VII, 505-507.

[2] Armand. *Bull. de la Soc. d'An. et Phys. de Bordeaux*, 1896, XVII, 277-279.

[3] Clarkson et Collard. *Loc. cit.*

[4] Coupland, *Journ. An. a Phys., Lon.*, 1875-1876, IX, 617.

de 11 centimètres, ne contenant que des gaz, mobile, et atteignant le cartilage xyphoïde. Il s'étendait sur la surface du lobe gauche du foie, en juxtaposition au ligament falciforme. Il existait sur le foie un léger

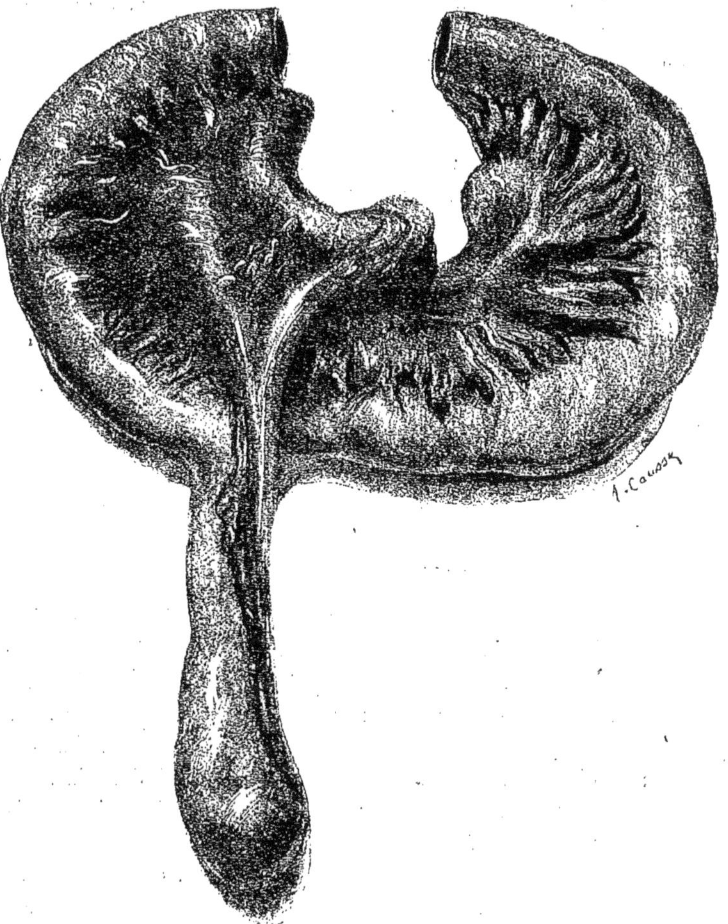

Fig. 23. — Diverticule libre, pourvu d'un méso très développé (cas personnel).

sillon produit par son passage..... Il se détachait de l'iléon à un mètre de la valvule iléo-cæcale. » LARREY[1] a présenté à la Société Anato-

[1] Larrey. *Bull. de la Soc. Anatomique*. Paris, 1830 p. 80.

mique un diverticule « qui touchait l'anneau inguinal *gauche*, et qui aurait pu s'engager aisément dans un sac herniaire. »

3° Diverticule fixé à l'ombilic. — Au point de vue purement

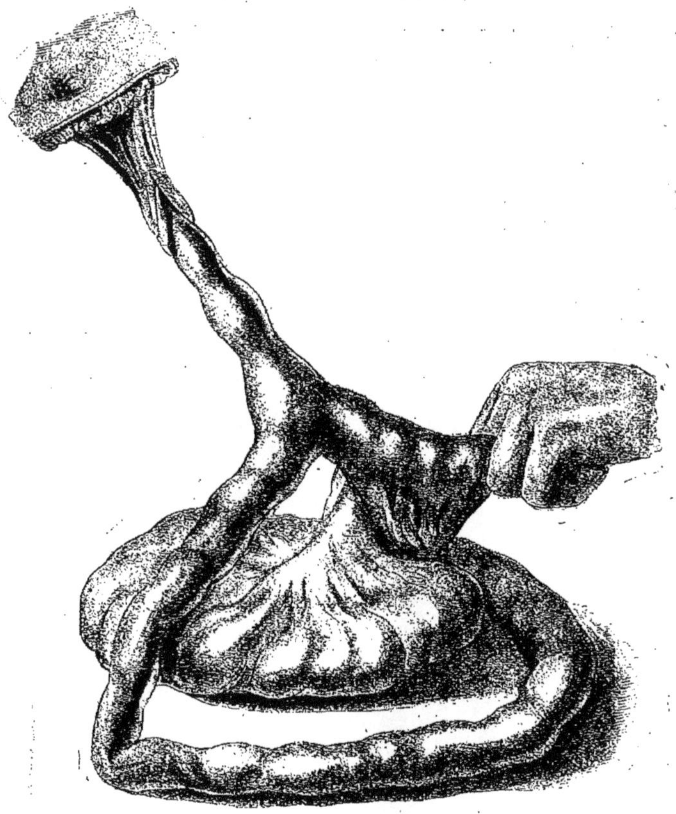

Fig. 24. — Diverticule fixé à l'ombilic (d'après Roy).

descriptif, on peut comprendre sous cette dénomination et le diverticule ouvert, et le diverticule relié à l'ombilic par un cordon fibreux. Nous n'insisterons pas sur la description du diverticule ouvert, que nous retrouverons aux fistules entéro-ombilicales diverticulaires. Quant au diverticule fixé à la face profonde de l'ombilic, il faut distinguer deux cas. Tantôt c'est le diverticule lui-même qui reste fixé à la paroi : il en est ainsi dans les cas où une fistule ombilicale a existé dès la naissance, puis s'est tarie (Jones[1], Pitts[2]) ; le diverticule diminue insensiblement de calibre de l'intestin jusqu'à l'ombilic.

Tantôt le diverticule a la forme et l'aspect général du diverticule libre, mais de son extrémité part un cordon fibreux qui va s'attacher à la face profonde de l'ombilic et représente les vestiges des vais-

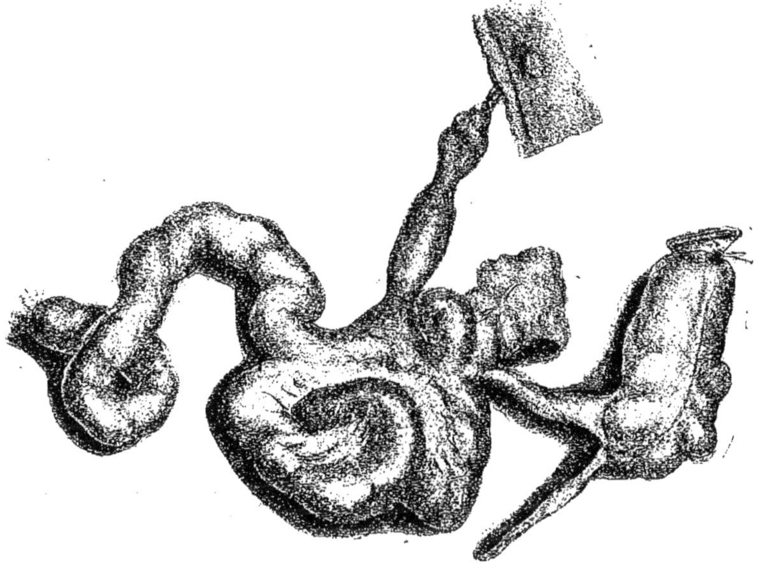

Fig. 25. — Diverticule fixé à l'ombilic (Auffret).

seaux omphalo-mésentériques. Dans certains cas cependant, le cordon fibreux qui aboutit à l'ombilic apparaît nettement comme constitué par deux parties distinctes, l'une provenant de l'oblitération du canal vitellin lui-même, l'autre, de la transformation fibreuse des vaisseaux omphalo-mésentériques.

Il en est ainsi dans le cas de Homans[3]. Il s'agissait d'un jeune homme de vingt et un ans chez lequel une fistule entéro-ombilicale diverticulaire s'était formée depuis deux ans seulement. « Le diverti-

[1] Jones. *Brit. Med. Journ.*, 1882, I, 541.
[2] Pitts. *Lancet*, 1882, I, 607.
[3] Homans. Cité par Fitz, *loc. cit.*

cule de 10 centimètres de long et 13 millimètres de diamètre, était fixé à l'ombilic par son extrémité distale, dont les parois étaient très épaissies. Un cordon tendineux de la dimension d'une aiguille à repriser et de 10 centimètres de long, sortait du mésentère le long du diverticule, et se perdait au pourtour de l'anneau ombilical. Dans son trajet le long du diverticule, il semblait comme engainé. »

4° Restes des vaisseaux omphalo-mésentériques. Leur rôle dans la fixation du diverticule en d'autres points que l'ombilic. — Suivant Kölliker [1], les deux artères omphalo-mésentériques, qui vont de l'aorte à la vésicule ombilicale, sont bientôt réduites à une seule. Dans le fœtus de cinq semaines, déjà l'artère droite seule persiste. Elle donne l'artère mésentérique supérieure, qui naît d'abord sous la forme d'une petite branche, mais devient plus tard le tronc principal. De même, les deux veines omphalo-mésentériques du début se réduisent rapidement à une seule, la veine omphalo-mésentérique gauche, qui reçoit une petite branche venant du tube intestinal rudimentaire ; cette dernière deviendra plus tard le tronc de la veine mésentérique supérieure. Les vaisseaux omphalo-mésentériques sont contenus dans un repli péritonéal qui, émané du mésentère commun, se prolonge le long du canal vitellin jusqu'à son entrée dans le cordon ombilical. Lors de la régression de l'appareil vitellin, ils peuvent se comporter de différentes façons.

Tantôt on peut les suivre jusqu'à l'ombilic, quoique transformés en un cordon fibreux ; ils longent alors le diverticule à une certaine distance, et peuvent rester inclus dans le méso persistant. Dans le cas de Greenhow [2], le diverticule fixé à l'ombilic possédait un méso anormalement développé, dont le bord libre renfermait un cordon « de l'épaisseur d'une corde à fouet » allant au mésentère en passant au-dessus de l'iléon.

Dans celui de Chassevent [3], le diverticule était fixé un peu à droite et au-dessous de l'ombilic par un repli du mésentère large de 4 centimètres, et contenant un vaisseau oblitéré. Bayle [4] a vu un diverticule fixé à l'ombilic et qui, libre en avant, recevait à sa face postérieure

[1] Kölliker. *Embryologie.*

[2] Greenhow. *Clin. Society's Trans.*, 1881, XIV, 24.

[3] Chassevent. *Bull. Soc. An.*, 1890, 302.

[4] Bayle. *Arch. de Méd. et Pharm. Mil.*, 1894, 109.

une expansion mésentérique venant du mésentère de l'iléon. Dans une observation de Herbing[1], où il s'agit d'un diverticule ouvert, un fin mésentériole transparent s'étendait sur la surface supérieure du diverticule et atteignait l'ombilic. Dans les cas de Thérémin[2], Wernher[3], Wolff[4], le méso existait, moins développé.

L'existence d'un méso n'est donc pas spéciale aux diverticules libres, et cette formation peut se rencontrer, avec un développement variable, dans les diverticules fixés à l'ombilic. Encore un argument de plus, s'il en était besoin, en faveur de l'origine vitelline commune.

Il est plus fréquent de voir les vaisseaux simplement accolés au diverticule; Lacasse[5] a observé, chez un fœtus à terme, un diverticule de Meckel fixé à l'ombilic, dont le sommet, effilé et terminé en cul-de-sac, est distant de quelques millimètres de la paroi postérieure de l'anneau ombilical, à laquelle il se relie par un pédicule grêle; un des vaisseaux omphalo-mésentériques est encore visible, sillonnant longitudinalement le diverticule, et allant se perdre dans le petit diverticule. Ils peuvent être restés perméables : Verneuil[6] a vu sur un nouveau-né « un diverticulum fixé à l'ombilic par un tractus fibreux dans lequel on distinguait manifestement un petit canal artériel distendu par l'injection dont on avait rempli les vaisseaux du sujet ». Auvard[7], à côté d'un diverticule ouvert, a vu un cordon mince, blanchâtre, qui, partant de la partie supérieure de l'anneau ombilical, vient se rendre à la base du mésentère, dans laquelle il se perd. Dans un cas de Thérémin[8] on voit partir de la face inférieure du mésentère un vaisseau oblitéré, formant un cordon très fin complètement isolé, du calibre d'un fil ordinaire, non tendu, qui se rend vers l'ombilic en passant sur le diverticulum, pour se perdre dans les tissus de l'anneau ombilical. Il a une longueur totale de 8 ^{cm},5.

Mais la fixation du diverticule ne se fait pas toujours à la face profonde de l'ombilic, abstraction faite, bien entendu, de toute question

[1] Herbing. *Centralbl. f. Chir.*, 1901, 1193.
[2] Thérémin. *Rev. Mens. des Mal. de l'Enfance*, 1885, 560.
[3] Wernher. In Weiss, *Inaug. Diss.* Giessen. 1868.
[4] Wolff. *Mediz. Zeitung.* Berlin, 1835, p. 159.
[5] Lacasse. *Bull. Soc. Anat.*, 1904, 65.
[6] Verneuil. *Bull. Soc. Anat.*, 1851, 368.
[7] Auvard. *Travaux d'obstétrique*, I, 331.
[8] Thérémin. *Loc. cit.*

d'adhérences inflammatoires. Dans le cas de Parise [1] rapporté dans la thèse de Patoir, il est fixé un peu au-dessous de l'ombilic et à droite; on l'a vu aboutir : à deux doigts de l'ombilic et à gauche (Dexpers [2]) ; à droite de l'ombilic (J. Bell [3]) ; à la paroi abdominale près de l'ombilic (Blair Bell [4]) ; à 2^{mm},5 au-dessous de l'ombilic (Beale et Williams [5]). Son insertion peut même se faire plus bas sur la paroi abdominale antérieure : Allen [6] l'a vue à 4 centimètres à droite et au-dessous de l'ombilic ; Chassevent [7] à 4 centimètres au-dessous et 1 centimètre à droite de l'ombilic ; Southey [8], à 5 centimètres au-dessous de l'ombilic ; Burrows [9], à 6 centimètres au-dessous.

Kelynack [10] a vu chez un homme de trente-quatre ans, mort de pneumokoniose, un diverticule de 14 centimètres de long fixé par un cordon d'apparence fibreuse au péritoine pariétal, « juste un peu derrière et en dessous de la vessie. » Dans un cas de Cahier [11], le diverticule de la grosseur d'un dé à coudre était fixé aux parois du bassin, au voisinage du détroit supérieur, par une bride fibreuse de la grosseur d'un porte-plume, et d'une longueur de 10 à 12 centimètres.

Parfois c'est sur l'intestin lui-même que vient se fixer le cordon fibreux émané du sommet du diverticule, à une distance variable du point d'implantation de celui-ci (fig. 26). Le diverticule décrit par Rolleston [12], du même calibre que l'intestin, portait à son extrémité borgne un cordon fibreux qui allait s'insérer sur l'iléon à 6 centimètres plus loin. Dans une observation d'Eschricht [13], le filament fibreux qui terminait un diverticule de 8 centimètres allait s'insérer sur l'intestin près de la naissance de celui-là. Fawssett et Jowers [14] ont décrit un mince cordon

[1] Parise. *In* Th. Patoir, Paris, 1869.
[2] Dexpers. *Rec. de Mém. de Méd. mil.*, 1867, 195.
[3] J. Bell. *Montreal Med. Journal*, 1898, XXVII, 387.
[4] W. Blair Bell. *Liverpool Med. Journal*, 1901, XXI, 148.
[5] Beale et Williams. *Lancet*, 1856, II, 459.
[6] Allen. *Medical News*, 1892, LXI, 177.
[7] Chassevent. *Bull. Soc. Anatomique*, 1890, 302.
[8] R. Southey. *Clin. Society's Trans.*, 1872, V, 159.
[9] Burrows. *Lancet*, 1852, I, 72.
[10] Kelynack. *Journal An. a. Phys.* Lon., 1891-1892, XXVI, 554.
[11] Cahier. *Bull. et Mém. Soc. de Chir.*, 1898, XXIV, 1066.
[12] Rolleston. *Loc. cit.*
[13] Eschricht. *Müller's Arch. f. Anat. u Phys.*, Berl., 1834.
[14] Fawssett et Jowers. *Lancet*, 1900, I, 1585.

partant de l'extrémité d'un diverticule, et venant de nouveau se fixer sur l'intestin.

Plus fréquemment, l'extrémité distale du diverticule est fixée au mésentère. HILTON FAGGE[1] a publié deux observations de diverticules fixés à la racine du mésentère par un cordon solide, arrondi, partant de leur extrémité aveugle. Dans un cas de HENNERICI[2], le cordon qui réunissait l'extrémité du diverticule au mésentère avait 3 centimètres de long et l'épaisseur d'une plume. VIGNARD et PINATELLE[3] ont vu un

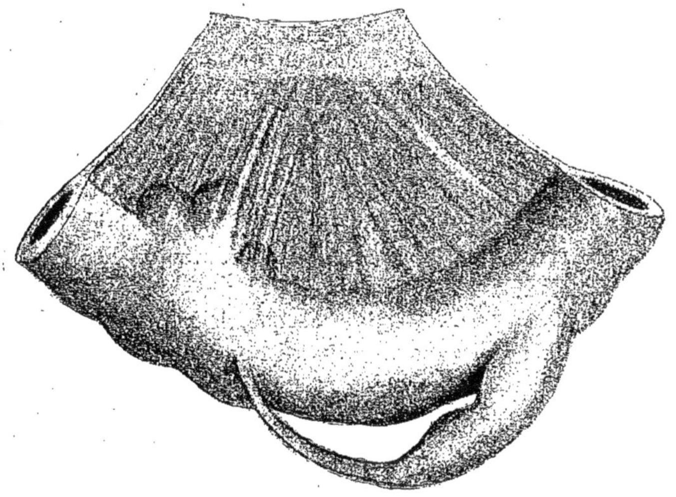

Fig. 26. — Diverticule de Meckel fixé à l'intestin grêle par son filum terminale (I. Antonelli). On voit sur le bord concave de l'iléon 3 faux diverticules, intramésentériques.

diverticule de 11 centimètres fixé au mésentère de la dernière anse iléale par un petit cordon plein. Parfois même le cordon est vasculaire et l'on peut plus ou moins nettement constater ses connexions avec les vaisseaux mésentériques. Dans le cas de TOWNSEND[4] « un diverticule de 8 centimètres 5 de longueur se continue directement jusqu'à la surface supérieure du mésentère par un cordon qui s'amincit graduellement, et dont la longueur est de 2^{cm},5, la largeur de 5 à 3 millimètres, cette dernière au niveau de son insertion mésentérique, à

[1] Hilton Fagge. *Guy's Hosp. Rep.*, 1869, XIV, 361.

[2] Hennerici. *Corr. bl. der ärtzlichen Ver. im Rheinland*, 1885, p. 24.

[3] Vignard et Pinatelle. *Bull. Médical*, 1903, I, 375-376.

[4] Townsend. Cité par Fitz, *loc. cit.*

3 centimètres de l'intestin. Ce cordon est composé de péritoine, de tissu graisseux et fibreux. Il se continue vers le haut et vers la racine du mésentère, mais à l'intérieur de celui-ci, comme on peut en juger par une élévation linéaire, large et circonscrite. Une branche de l'artère mésentérique, disséquée à partir de son tronc d'origine, près de la racine du mésentère, fut trouvée correspondre à l'élévation linéaire décrite. Elle entrait ensuite dans le cordon fibreux

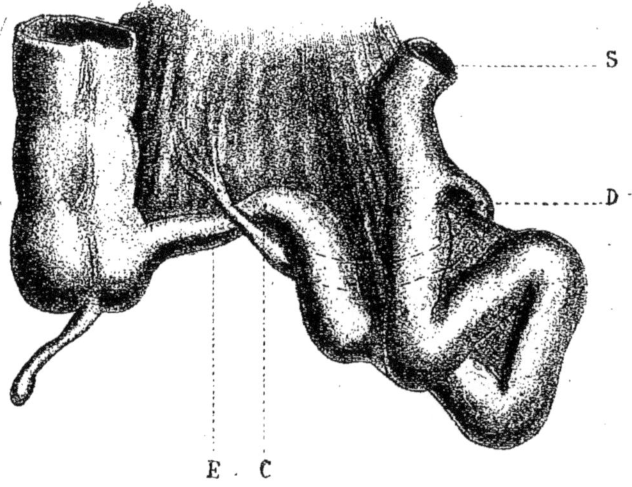

Fig. 27. — Diverticule fixé au mésentère (d'après Bérard et Delore).

S. Bout supérieur de l'anse iléale; D. Diverticule; E. Extrémité du diverticule, fixé au mésentère; C. coudure de l'iléon sur le diverticule.

unissant l'extrémité du diverticule au mésentère; on put suivre facilement son trajet, et l'introduction d'un fin stylet démontra qu'elle était perméable. » DUJARIER [1] a vu chez un enfant de dix-neuf mois un diverticule de Meckel d'une longueur de 4 centimètres, « de la pointe duquel partait un tractus assez résistant, long de 2^{cm},5 qui se fixait sur le péritoine pariétal. L'axe de ce tractus était une artère, doublée de volume par l'injection, qui provenait de la mésentérique supérieure. »

Un diverticule décrit par HALSTEAD [2] était en connexion avec le mé-

[1] Dujarier. *Bull. Soc. Anatomique*, 1901, 607.

[2] Halstead. *Ann. of Surgery*, 1902, XXXV, 471.

sentère par un cordon fibreux de 8 centimètres de long, qui contenait une veine emplie de sang, semblant communiquer avec la veine mésentérique. Dans un des cas de NEUMANN[1], « le diverticule, de 6cm,5 de longueur, est rattaché au mésentère par un cordon fibreux arrondi de 45 millimètres de longueur et 2 millimètres d'épaisseur. La structure du cordon comprend : une enveloppe péritonéale doublée de tissu graisseux, lâche, au milieu duquel chemine un faisceau vasculaire de l'épaisseur d'une aiguille à tricoter ordinaire. Ce faisceau contient une artère et une veine. Les deux vaisseaux sont imperméables. Le premier se laisse facilement poursuivre, depuis le point d'attache du cordon, dans le tissu conjonctif du mésentère, dans la direction de la racine de ce dernier. Il s'abouche à ce niveau, après un trajet de deux centimètres et demi, dans une grosse branche de l'artère mésentérique supérieure, de 2 millimètres de diamètre. » Mais une autre fois le même auteur a vu, dans un cordon de 2 centimètres de longueur et de 1mm,5 d'épaisseur, un fin vaisseau artériel perméable, venant de la mésentérique supérieure. Nous citons enfin THOMPSON[2] : « le diverticule, de 4 centimètres de longueur, était bifurqué à son extrémité... De la pointe d'une des cornes apicales, un cordon mince et court allait dans le mésentère presque au-dessus de l'artère iliaque commune droite. Ce cordon contenait une artère, aussi grande qu'une digitale, qui battait fortement. »

Nous pourrions multiplier les citations, mais nous croyons avoir suffisamment démontré la possibilité de la persistance des vaisseaux omphalo-mésentériques, en connexion avec le diverticule, soit encore perméables, soit réduits à un simple cordon fibreux.

D'ailleurs l'existence des vaisseaux omphalo-mésentériques, leur relation avec le conduit vitellin et leur persistance occasionnelle étaient bien connues de Meckel, et si nous y avons insisté quelque peu, c'est pour montrer combien est erronée l'opinion des auteurs qui persistent à considérer le diverticule fixé à l'ombilic comme seul émané du conduit vitellin. Toutes les formes que nous avons décrites s'expliquent parfaitement par l'involution du système omphalo-mésentérique, à ses divers degrés. S'agit-il d'expliquer la fixation du diverticule sur la paroi abdominale antérieure, à 5 ou 6 centimètres au-des-

[1] Neumann. Cité par Franchomme.

[2] Thompson. *Annals of Surg.*, 1898, 448.

sous de l'ombilic ? Nous citerons le cas intéressant de SPANGENBERG[1], qui a pu chez un sujet de vingt ans déterminer dans la paroi abdominale antérieure le trajet suivi par les vaisseaux omphalo-mésentériques persistants : « le vaisseau descendait de l'ombilic entre les veines épigastriques, sur la surface postérieure du péritoine, auquel il était uni par du tissu fibreux, jusqu'à peu près mi-chemin entre l'ombilic et le pubis ; puis quittant la paroi de l'abdomen sous la forme d'un cordon mince, arrondi, et traversant sa cavité parmi les anses grêles, il passait vers l'épine dorsale, plutôt à gauche, et se déversait dans une bifurcation du tronc principal de la veine mésentérique supérieure. Ce vaisseau était entièrement libre pendant toute sa course. Il était perméable jusqu'à 5 centimètres de l'ombilic, et renfermait un peu de sang fluide venu de la veine mésentérique supérieure. Il n'avait pas de branches, et sa texture ressemblait sous tous les rapports à celle de la veine ombilicale. Celle-ci fut trouvée perméable sur la moitié de son parcours. » Quoiqu'il ne s'agisse dans ce cas que de la persistance isolée d'un vaisseau omphalo-mésentérique, il nous permet néanmoins de comprendre comment le canal vitellin ayant perdu ses connexions avec l'ombilic, peut rester attaché à la paroi abdominale antérieure par les vaisseaux omphalo-mésentériques.

Voulons-nous expliquer la fixation du diverticule au mésentère par un cordon fibreux, résultat de l'oblitération des vaisseaux omphalo-mésentériques, ou par ces vaisseaux eux-mêmes encore perméables ? Reportons-nous au cas de FALK, que LEICHTENSTERN a interprété, en y ajoutant un cas personnel : nous y voyons que le diverticule était fixé, d'une part à l'ombilic, par un cordon fibreux, et d'autre part au mésentère, par un cordon qui n'était évidemment que la continuation du premier. La partie ombilicale disparaissant, le diverticule reste fixé au mésentère, en un point voisin de son sommet.

Il en résulte qu'il prend une direction toute différente. A l'état embryonnaire, en effet, le canal et les vaisseaux omphalo-mésentériques convergent vers l'ombilic, et restent séparés par une certaine distance au voisinage du mésentère, comme on peut d'ailleurs s'en rendre compte d'après les cas précédemment cités où cette disposition a persisté. Les diverticules libres pourvus d'un méso vasculaire pen-

[1] Spangenberg. *Deutsches Arch. f. die Phys.*, 1819, V, 88.

dent ordinairement dans l'abdomen, ainsi d'ailleurs que ceux qui sont dépourvus de méso. Mais lorsque les vaisseaux omphalo-mésentériques persistent seuls et que s'est faite la résorption du méso, le sommet du diverticule se trouve peu à peu attiré vers le mésentère par leur rétraction progressive, conséquence de leur transformation fibreuse plus ou moins complète. Aussi observe-t-on souvent en pareil cas la disposition signalée par Neumann[1], dans deux diverticules fixés au mésentère par un cordon fibreux. Dans le premier cas, le diverticule, long de 5 centimètres, se coude brusquement à angle droit, à 2 centimètres de l'insertion intestinale, et va se fixer au mésentère par son filum terminale; pas de méso. Dans le second cas, l'axe du diverticule n'est pas rectiligne, mais décrit un arc en s'écartant de sa direction, qui à l'origine est perpendiculaire à l'axe de l'intestin. Il se recourbe en se dirigeant vers le côté gauche du mésentère, où il se fixe par son cordon fibreux.

Ruge[2] dit avoir vu souvent chez des nouveau-nés, des filaments flottants dans l'abdomen, aux extrémités arrondies, soit près de l'ombilic, soit dans le mésentère. Ce seraient les restes du conduit vitellin ou des vaisseaux omphalo-mésentériques. Leichtenstern[3] admet que, lors du détachement de l'ombilic du cordon omphalo-mésentérique, « l'extrémité libre de ce cordon, sous des conditions favorables, peut de nouveau s'implanter en différentes parties de l'abdomen, sur le mésentère, l'intestin grêle, les organes pelviens ». Il n'y a là rien d'irrationnel, si l'on veut bien remarquer que la portion du canal vitellin restée attachée à l'intestin va s'accroître comme celui-ci. Et nous y trouvons une explication des adhérences congénitales du diverticule en divers points de la cavité abdominale, dont nous avons rapporté des exemples.

La persistance isolée des vaisseaux omphalo-mésentériques, sans traces de diverticule de Meckel, est beaucoup plus rare, mais il en existe des exemples incontestables, à ajouter au cas de Spangenberg, précédemment rapporté. Ahlfeld[4] a montré à la Société d'Obstétrique de Leipzig une préparation provenant d'un fœtus, et consistant en un vaisseau délicat, empli de sang, qui pouvait être suivi de la

[1] Neumann. Cité par Franchomme, *loc. cit.*
[2] Ruge. *Zeitschr. f. Geburtsh. u Gyn.*, 1877, I, 7.
[3] Leichtenstern. *Loc. cit.*
[4] Ahlfeld. *Arch. f. gyn.*, 1875, VIII, 363.

vésicule ombilicale dans tout le cordon et à travers la cavité abdomi-

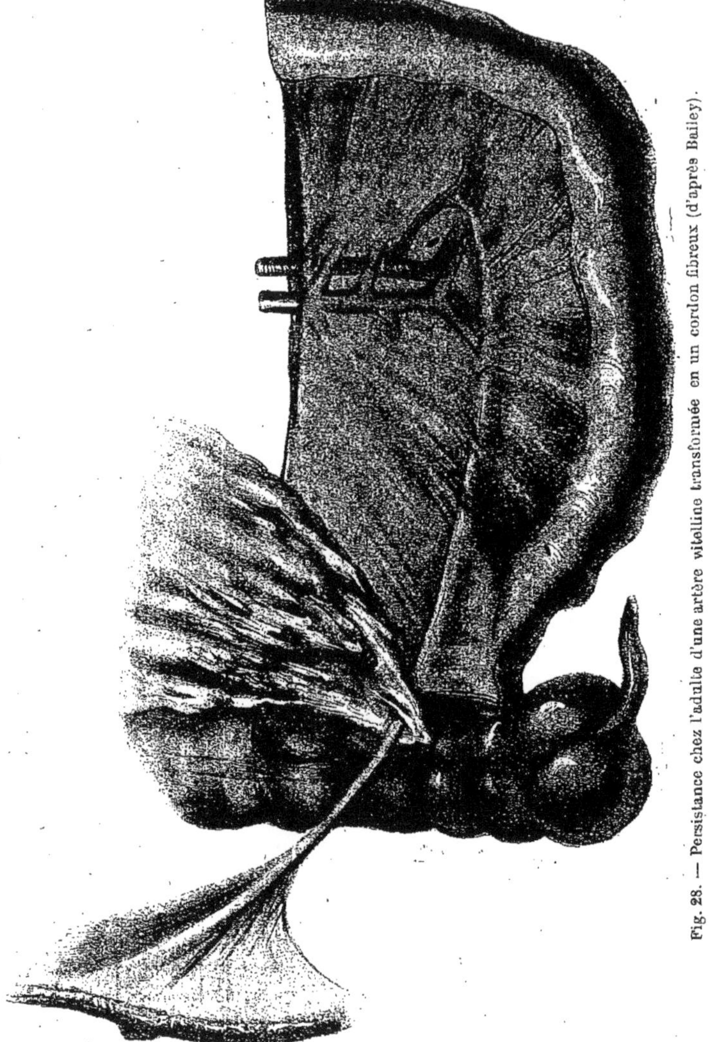

Fig. 28. — Persistance chez l'adulte d'une artère vitelline transformée en un cordon fibreux (d'après Bailey).

nale jusqu'au mésentère. Ruge [1] a vu dans le corps d'un nouveau-né

[1] Ruge. *Loc. cit.*

un cordon de l'épaisseur d'un fil à coudre étendu entre le mésentère de l'intestin grêle et l'anneau ombilical. Le cas de Mahomed [1], décrit par Sheen [2] comme persistance du canal vitellin, n'est pas autre chose que la persistance des vaisseaux omphalo-mésentériques transformés en cordon fibreux, puisqu'il s'agissait d'un cordon étendu du mésentère à l'ombilic. Un très bel exemple de persistance d'une artère vitelline a été publié par Bailey [3], dont nous reproduisons la description, et le dessin qui l'accompagne (fig. 28) : « La pièce a été trouvée chez un homme adulte, à la salle d'autopsie de Saint-Bartholomew's Hospital. A l'ouverture de l'abdomen, on voit une forte bride venant de l'ombilic. Par une dissection plus approfondie, on vit qu'il s'agissait d'une corde fibreuse, provenant du côté droit de l'une des branches inférieures de l'*artère* mésentérique supérieure, à peu de distance du tronc principal. Elle se dirigeait ensuite à droite, croisant transversalement la veine mésentérique supérieure en passant au-devant d'elle, et restant toujours comprise entre les deux feuillets du mésentère. Plus loin, elle croisait encore la jonction iléo-cæcale, maintenue en arrière de l'intestin par le péritoine, qu'elle soulevait sur son trajet. Elle apparaissait ensuite sous forme d'un cordon arrondi, libre et recouvert d'une gaine séreuse complète, qui se dirigeait vers l'ombilic en traversant le grand épiploon au voisinage de son bord libre, par un orifice arrondi. Elle était enfin comprise entre deux feuillets péritonéaux qui la fixaient à la paroi abdominale antérieure au niveau de l'ombilic..... Il est intéressant de noter qu'il n'existait pas de trace de diverticule de Meckel. »

D'après Trèves, on aurait pu voir dans certains cas, en l'absence de diverticule, un cordon fibreux s'étendant du mésentère au bord concave de l'iléon terminal. Les faits manquent pour affirmer qu'il s'agissait bien de persistance partielle des vaisseaux omphalo-mésentériques.

Enfin, nous ne ferons que signaler à titre documentaire le détachement du canal omphalo-mésentérique au voisinage de l'intestin. Dans ce cas, d'après Leichtenstern, la portion libre peut aussi s'implanter secondairement et donner ainsi naissance à des cordons s'étendant

[1] Mahomed. *Pathol. Society's Trans.*, Lon., 1875, XXVI, 117.

[2] Sheen. *Bristol M. Surg. Journal*, 1901, XIX, 310.

[3] Bailey. *Proc. of the Anatom. Soc. of Great Britain and Ireland.*, in *Journal of Anatomy and Phys.*, 1903, XXXVII, p. LXIV, LXV.

de l'ombilic à différentes parties de l'abdomen. Nous n'en avons point trouvé d'exemple net. En tout cas, cette portion du canal vitellin ne paraît pas avoir été rencontrée sous une autre forme ni avec un développement plus considérable.

Ces considérations morphologiques nous paraissaient nécessaires pour démontrer l'unité d'origine du diverticule de Meckel, quelle que soit la forme sous laquelle il se présente : diverticule libre, diverticule ouvert, diverticule fixé à l'ombilic, diverticule fixé en un point quelconque de la cavité abdominale par des brides congénitales.

5° **Configuration intérieure du diverticule.** — La configuration intérieure rappelle exactement celle de l'intestin dont il émane. La cavité diverticulaire est de forme variable : dans les diverticules libres, elle est ordinairement assez large et se termine à l'extrémité soit en pointe, soit en formant une ou plusieurs cavités secondaires, de forme sphérique, qui répondent à autant de faux diverticules. Dans les diverticules ouverts à l'ombilic, elle va ordinairement en se rétrécisssant jusqu'à la paroi, et s'ouvre au dehors par un orifice généralement étroit, presque toujours bordé d'un bourrelet muqueux. Lorsque le diverticule est simplement fixé à l'ombilic par un cordon fibreux, sa cavité arrive à une distance variable de la paroi ; dans ces cas, il n'est pas rare de la voir considérablement réduite sur une grande étendue, au point de n'admettre par exemple que l'extrémité d'un crayon.

La muqueuse diverticulaire peut présenter des valvules conniventes, mais elles ont habituellement un développement bien moins considérable que sur l'intestin. On trouve quelquefois, à l'entrée du diverticule, une valvule muqueuse plus ou moins développée et de conformation variable. Mais cette disposition est loin d'être constante. Meckel a vu l'orifice rétréci en haut et en bas par une valvule. Phœbus, cité par Cazin, a vu un diverticule s'ouvrir à l'intestin par deux orifices séparés par un pont muqueux. Enfin l'intestin lui-même peut présenter au voisinage de la base du diverticule soit de simples valvules muqueuses, soit un degré plus marqué de cloisonnement ou de sténose. Nous avons figuré plus haut ces divers aspects, à propos des cas de Bland-Sutton.

On ne trouve pas ordinairement de plaques de Peyer dans la cavité diverticulaire. Cependant, on en a signalé, exceptionnellement. Les villosités existent dans toute l'étendue, mais souvent moins développées que dans l'iléon.

V. — STRUCTURE DU DIVERTICULE

Au point de vue structural, nous retrouvons exactement les quatre tuniques de l'intestin, séreuse, musculeuse, sous-muqueuse et muqueuse. La séreuse enveloppe étroitement le diverticule, lui formant parfois un méso plus ou moins développé qui, ordinairement, laisse au diverticule une grande liberté, mais, dans certains cas rares, peut le rattacher d'une façon étroite au mésentère général. Vers l'extrémité, au niveau des faux diverticules, elle revêt directement la muqueuse herniée à travers la musculeuse. Celle-ci présente comme sur l'intestin une couche de fibres longitudinales, superficielle, et une couche de fibres circulaires sous-jacente. Auffret a bien étudié leur disposition : « Il y a continuité entre les fibres longitudinales de l'intestin et les fibres longitudinales du diverticulum. Voici du reste comment elles se comportent : les fibres longitudinales du bord libre du bout supérieur de l'intestin montent sur le bord droit du diverticule, passent sur le fond en décrivant des courbes et redescendent sur la face opposée pour aller se continuer sur la partie inférieure du bord gauche, avec les fibres longitudinales qui tapissent le bord libre du bout inférieur. Ces faisceaux sont très épais, très condensés. Quant aux fibres longitudinales des faces antérieure et postérieure, elles sont la continuité des fibres des faces antérieure et postérieure de l'intestin et aussi du bord adhérent ; elles décrivent des courbes allongées sur les deux faces du diverticule. En relevant avec soin la couche musculaire longitudinale, qui se laisse très facilement isoler, on observe la couche des fibres circulaires, qui forment une série d'anneaux perpendiculaires à l'axe du diverticule. Ceux-ci étant arrivés au point d'insertion du diverticule sur l'intestin, on constate un départ oblique des fibres circulaires, s'inclinant les unes sur le bord supérieur, les autres vers le bord inférieur de l'intestin, et ne tardant pas à affecter bientôt une disposition exactement perpendiculaire à l'axe intestinal. »

Parfois il arrive que les fibres musculaires sont plus ou moins clairsemées sur le diverticule, et qu'on observe en plusieurs points des faux diverticules entés sur le diverticule vrai. Dans le cas de

Buchanan[1] un diverticule libre de 9 centimètres de longueur s'implantait sans méso, sur le bord convexe de l'iléon, à $1^{m},35$ du cæcum. Des fibres musculaires, circulaires et longitudinales, pouvaient être vues, mais elle étaient très rares. Dans celui de Pacinotti[2] un diverticule fixé à l'ombilic présentait une tunique musculaire incomplète, avec tendance de la muqueuse à s'ectasier à travers les fibres musculaires. On a voulu conclure de ces faits que l'existence de la tunique musculaire de l'intestin ne pouvait pas constituer un caractère essentiel des diverticules vrais. Il nous semble qu'une telle affirmation manque de preuves suffisantes : on sait en effet depuis Meckel que la tunique musculaire des diverticules iléaux est quelquefois incomplète, mais il suffit qu'elle existe pour que les quatre couches de l'intestin se trouvent représentées, ce qu'on n'observe que d'une façon tout à fait exceptionnelle dans les faux diverticules, encore faut-il pour cela qu'ils soient de petite dimension et situés sur le bord mésentérique.

Il n'y a rien de particulier à signaler pour la tunique celluleuse, qui se continue avec celle de l'intestin.

La muqueuse possède parfois des valvules conniventes assez bien développées, mais il est fréquent de les voir simplement indiquées par des élevures transversales de la muqueuse. Nous n'insisterons pas sur sa structure, qui rappelle exactement celle de la muqueuse intestinale : épithélium cylindrique à plateau strié, glandes de Lieberkühn plus ou moins bien développées, follicules clos. Galton, Chauffard, Vaughan ont vu des plaques de Peyer dans des diverticules pathologiques. Leurs dimensions étaient beaucoup plus restreintes que celles des plaques de l'intestin.

Dans un cas de Bayle[3], les villosités étaient très développées, jusqu'à l'extrémité du diverticule, au fond du cul-de-sac. L'épaississement des tuniques décrit en ce point par certains auteurs est un fait pathologique.

Quant à la structure du cordon qui relie le diverticule à l'ombilic, elle est variable : tantôt on peut y reconnaître les tuniques intestinales plus ou moins transformées, tantôt c'est un simple cordon fibreux. Dans le cas de Hartmann[4], où il y avait coexistence d'une tumeur

[1] Buchanan. *Journal An. a. Phys.*, Lon., 1892-1893, XXVII, 559-563.
[2] Pacinotti. *Gaz. d. osp. e d. clin.*, 1894.
[3] Bayle. *Arch. de Méd. et Pharm. Mil.*, 1894, 109.
[4] Hartmann. *Bull. Soc. de Chir.*, 1898, XXIV, p. 202-205.

adénoïde sans perméabilité du conduit, le cordon qui rattachait le diverticule à l'ombilic était constitué par des couches musculaires concentriques : « la couche externe est formée de fibres parallèles à la direction du cordon, c'est la plus épaisse ; la couche interne est formée de fibres circulaires. Dans ces deux couches, les fibres musculaires sont beaucoup plus abondantes que les tractus fibreux. Le centre du cordon est formé d'un amas glandulaire constitué par de gros tubes tapissés par un épithélium cylindrique à cellules très volumineuses. La lumière de ces conduits gandulaires est large, il y a très peu de tissu cellulaire interposé entre eux ». Auffret [1] a minutieusement décrit le cordon fibreux qui rattachait le diverticule à l'ombilic : « L'intervalle entre le cul-de-sac diverticulaire et l'ombilic était comblé par un repli péritonéal, dépendance de la séreuse qui recouvrait le diverticule. On sentait dans l'épaisseur de ce repli un petit cordon qui semblait aller prendre insertion à l'ombilic. Nous avons incisé longitudinalement l'un des feuillets du repli péritonéal, et en l'étalant nous y avons constaté la présence de ce cordonnet que nous sentions par pression et dont il nous a été très facile d'éparpiller les éléments. C'était un composé de petites cordes très fines élastiques, au nombre de dix environ, réunies entre elles par un tissu cellulaire lâche, puis, au fur et à mesure qu'elles s'approchaient de l'ombilic, se dissociant, s'anastomosant en formant réseau, et allant se perdre dans le tissu cellulaire sous-péritonéal, mais pas une ne se rendant à l'ombilic. Ce cordonnet était croisé dans sa direction par un cordon plus dur, plus fort, non dissociable, allant se fixer directement et par une très forte adhérence à la face profonde de la cicatrice ombilicale : c'était l'ouraque. Nous avons été curieux de rechercher l'autre extrémité du lien diverticulaire. La majeure partie des éléments qui le composaient allaient se fixer au cul-de-sac du diverticule, mais deux ou trois des principaux longeaient, sous le péritoine, le bord droit du diverticule et allaient se perdre sous les faisceaux musculaires longitudinaux vers la partie moyenne de cet appendice. Nous avons examiné ces petits liens au microscope : ils se composaient de fibres élastiques fines mélangées de quelques fibres musculaires lisses. »

Quant au cordon fibreux qui rattache fréquemment au mésentère le sommet du diverticule, nous avons vu qu'on y avait décelé la

[1] Auffret. *Arch. de Méd. Nav.*, 1875, 24-34.

présence des vaisseaux omphalo-mésentériques plus ou moins transformés.

Lorsque le diverticule est pourvu d'un méso, il reçoit ses vaisseaux par l'intermédiaire de celui-ci. Dans le cas contraire, ils cheminent directement sur ses tuniques, après avoir dépassé l'anse iléale. Les artères viennent de la mésentérique supérieure, les veines se rendent à la grande mésaraïque, et leur distribution ne présente rien de particulier.

Il ne semble pas que les lymphatiques et les nerfs aient été spécialement étudiés. Augier a vu un petit ganglion lymphatique au sommet du diverticule. Bayle a vu sur sa face postérieure un ganglion du volume d'une amande.

Contenu du diverticule. — Si la plupart des comptes rendus d'autopsie mentionnent que le diverticule a été trouvé flottant au-dessus des anses, « pointant vers la tête », et distendu par des gaz, il n'en est pas toujours ainsi. Il n'est pas douteux que le contenu intestinal puisse y pénétrer, plus ou moins facilement suivant le siège du diverticule, et aussi suivant son angle d'implantation sur l'intestin. Lorsque ses dimensions sont assez considérables et son ouverture béante, il peut devenir particulièrement dangereux : des corps étrangers, des vers intestinaux, des concrétions stercorales peuvent s'y engager ou s'y former, et devenir la source d'accidents plus ou moins graves. Augier fait remarquer qu'à l'état normal, les gaz accumulés dans le diverticule ont un rôle de protection des plus efficaces, en le forçant à rester érigé et dirigé en haut.

Physiologie du diverticule. — Le diverticule ouvert se traduit à l'extérieur par une fistule entéro-ombilicale diverticulaire, dont nous n'avons pas à nous occuper ici. Quant au diverticule libre ou fixé, il concourt, pour une part variable suivant son état de régression, aux phénomènes mécaniques et chimiques de la digestion intestinale. Par suite de la présence de fibres musculaires dans la plus grande partie de son étendue, il peut faire refluer dans l'iléon les matières qui auraient pénétré dans sa cavité. Toutefois, cette musculature n'est pas toujours très forte et elle exerce son action dans un sens perpendiculaire à la direction du courant intestinal ; il y a là deux conditions qui prédisposent à l'engouement du diverticule.

Quant à la muqueuse, elle constitue une surface de sécrétion et d'absorption au même titre que la muqueuse intestinale.

VI. — COEXISTENCE DU DIVERTICULE DE MECKEL ET D'AUTRES MALFORMATIONS

Cette question a été différemment jugée par les auteurs. Meckel[1] et ses contemporains pensaient qu'il est fréquent de rencontrer d'autres malformations en même temps que le diverticule. « Souvent on trouve cette malformation en même temps que d'autres dans le même organisme... Je l'ai remarquée une fois avec un bec-de-lièvre et un utérus bicorne, une fois avec un spina bifida lombaire, une hernie ombilicale, et un trou de Botal persistant, une autre fois avec un arrêt d'ossification du crâne et la persistance du trou de Botal. Mon père l'a vue avec un bec-de-lièvre, une fissure du voile du palais, et un utérus double. Sandifort l'a vue coexister avec un bec-de-lièvre, une gueule-de-loup, une hernie ombilicale, un spina bifida, un arrêt de développement du rein, et la persistance du trou de Botal. Otto a trouvé le diverticule chez un anencéphale qui présentait en même temps d'autres malformations du tube digestif. Rosenmüller, Isenflamm et moi, chez des monstres acéphales. Dupuytren l'a trouvé avec une exstrophie vésicale, l'absence d'une artère ombilicale, du centre aponévrotique du diaphragme, un bec-de-lièvre avec division de la voûte palatine ». (Meckel). Nous écourtons à dessein cette énumération de Meckel, qui signale encore d'autres faits non moins curieux : coexistence d'un diverticule ouvert à l'ombilic et d'une exstrophie vésicale, présence d'un diverticule dans quelques cas d'inclusion fœtale. Cazin[2] se contente de reproduire à ce sujet l'opinion de Meckel. Augier[3] fait remarquer que la coïncidence d'autres malformations est loin d'être constante ; pour sa part, il ne l'a jamais rencontrée. Mitchell[4], qui a soigneusement décrit 35 diverticules, n'a trouvé aucune autre malformation sur les sujets qui en étaient porteurs.

Dans l'ensemble des faits que nous avons réunis, il est possible

[1] Meckel. *Arch. f. die Phys.*, *Halle*, 1809, IX, 421-453.

[2] Cazin. *Loc. cit.*

[3] Augier. *Loc. cit.*

[4] Mitchell. *Journ. An. a. Phys.*, Lon., 1897-1898, XXXII, 675.

cependant de retrouver quelquefois cette coïncidence signalée par MECKEL. RAMÉ[1] a constaté l'absence de l'appendice cæcal, qui n'était représenté sur la face interne du cæcum que par une petite dépression linéaire. MORESTIN[2], chez un homme de trente ans, mort de tuberculose pulmonaire, a vu coïncider le diverticule avec une anomalie du gros intestin : « le cæcum, petit, arrondi, sans bosselures, pourvu d'un long méso, flotte dans l'abdomen au milieu des anses intestinales... Le côlon ascendant est flottant et muni d'un long méso. Arrivé à la vésicule biliaire, où il adhère, il se continue avec le côlon transverse, puis avec le côlon descendant ; mais celui-ci, arrivé dans la fosse iliaque gauche, au lieu de descendre vers le pelvis, se dirige vers la ligne médiane, puis, passant en arrière du cæcum, remonte dans le flanc droit jusqu'à la face inférieure du foie, d'où il redescend, en formant un nouveau coude, dans la fosse iliaque droite et le bassin. Le rectum est à droite ». ROSTOVTZEFF[3], chez un sujet porteur d'un diverticule, mort à quarante-huit ans, d'un cancer de l'intestin, a pu constater une anomalie très rare, consistant en un arrêt de développement au troisième mois de la vie fœtale, par défaut de torsion de l'anse vitelline. « Le duodénum était libre, et se continuait directement avec le jéjunum. Le cæcum était situé dans la fosse iliaque gauche, dans une position invertie, de sorte que sa face antérieure normale était postérieure. Le côlon ascendant était à gauche, le côlon descendant à droite ». ROTH[4] a vu en même temps un hypospadias ; J. T. FOX[5], une fente du voile du palais ; CAZIN[6], un bec-de-lièvre ; de FONT-RÉAUX[7], un abouchement anormal du rectum à la vulve, et une absence de vésicule biliaire ; FRÉDÉRICK[8], un ouraque perméable.

Mais il ne faut pas exagérer l'importance de ces constatations. En effet, dans un grand nombre de cas, il est fait mention de la non-existence d'autres malformations congénitales. Pour les autres, si beaucoup d'observations sont muettes sur ce point, elles n'en sont pas moins

[1] Ramé. *Bull. Soc. Scient. et Méd. de l'Ouest*, 1902, XI, 112-123.
[2] Morestin. *Bull. Soc. Anatomique de Paris*, 1896, LXXI, 34-36.
[3] Rostovtzeff. *Roussky Archiv. Patologyi*, avril 1902.
[4] Roth. *Arch. f. Pathol. An.*, 1881, LXXXVI, 371-390.
[5] J.-T. Fox. *Lancet*, 1898, I, 227.
[6] Cazin. *Bull. Soc. de Chir.*, 1881, p. 210.
[7] De Font-Réaux. *Bull. Soc. Anat.*, 1864, 101.
[8] Frédérick. *Amer. Journ. of Obst.*, 1901, XLIV, 683.

prises avec un tel soin qu'il est permis de penser qu'elles n'auraient pas manqué de signaler tout autre fait anormal.

Nous croyons donc pouvoir conclure, contrairement à ce que pensait Meckel, que non seulement le diverticule ne coïncide pas fréquemment avec d'autres vices de conformation, mais encore que cette coïncidence est plutôt rare, sans qu'il soit possible d'en évaluer les proportions. En tout cas, comme le font remarquer Bérard et Delore[1], le seul fait qui nous importe, la coïncidence habituelle d'une malformation apparente avec le diverticule, est rien moins que prouvé.

[1] Bérard et Delore. *Rev. de Chirurgie*, 1899, p. 597.

DEUXIÈME PARTIE

PATHOLOGIE DES RESTES OMPHALO-MÉSENTÉRIQUES

Il y a à peine un peu plus d'un demi-siècle que Gelez [1], présentant à la Société Anatomique un volumineux diverticule de Meckel, ajoutait: « Si cet intestinule se montrait plus souvent et avec de telles dimensions, ne vous semble-t-il pas qu'il arriverait plus d'une fois de vérifier la justesse de cette assertion, à savoir que toute la pathologie de l'appendice cæcal est entièrement applicable aux appendices de l'iléon? En effet, des intestinules anormaux de ce genre ne peuvent-ils pas être tout à fait libres, flottants, mobiles dans l'intérieur du péritoine, faciles par conséquent à se hernier, soit isolément, soit avec d'autres intestins ou d'autres viscères, dans un sac propre ou commun? Ou bien ne peuvent-ils pas contracter des adhérences avec d'autres points de la cavité abdominale, et des organes qui s'y trouvent contenus, des adhérences même multiples, constituant des brides, des anneaux plus ou moins étroits, et fort dangereux sous le rapport de l'étranglement interne. Les plaies, les corps étrangers, les perforations spontanées, les oblitérations partielles, les invaginations, les dégénérescences, les inflammations qui frappent si souvent la fin de l'iléon, tout ce cortège de maladies est possible. Je ne veux point poursuivre plus longtemps avec l'imagination cette espèce de pathologie théorique, réalisable sans doute, comme tout porte à le croire; attendons plutôt les observations; les événements pathologiques sont si variés qu'il se pourra bien faire qu'on tombe sur un de ceux indiqués ici. »

Les observations sont venues, et la pathologie théorique de Gelez s'est réalisée, ou, pour parler plus exactement, les interventions abdominales aseptiques nous ont permis de la connaître et d'en déterminer

[1] Gelez. Note sur les appendices du tube digestif chez l'homme. *Bull. de la Société Anatom.* Paris, 1843, p. 251-259.

les divers aspects. Mais elles nous ont montré aussi qu'il était nécessaire d'élargir singulièrement le cadre précédemment esquissé.

C'est qu'en effet les accidents que peut entraîner la persistance de restes omphalo-mésentériques se présentent sous deux aspects cliniques bien différents : tantôt, le plus souvent, tout se passe à l'intérieur de l'abdomen, et la symptomatologie est intestinale ou intestino-péritonéale ; tantôt au contraire c'est la région ombilicale qui est en cause. Cependant, on ne peut pas dire qu'il existe entre ces deux ordres de faits une limite nette : l'anatomie nous en a donné les raisons, et l'étude des moyens thérapeutiques nous montrera que, pour être rationnelle, mainte intervention commencée sur l'ombilic devra se terminer sur l'intestin. Quoi qu'il en soit, cette division, essentiellement clinique, mérite d'être conservée.

Nous décrirons donc en premier lieu l'occlusion intestinale par le diverticule de Meckel, avec ses diverses variétés, l'invagination et le volvulus du diverticule, l'inflammation du diverticule, ou diverticulite, les entérokystomes d'origine diverticulaire, ainsi que les hernies du diverticule, ou hernies de Littre, tous faits qui se rattachent évidemment à la pathologie intestinale. Les hernies ombilicales diverticulaires, le diverticule ouvert, les tumeurs adénoïdes diverticulaires, certaines tumeurs de l'ombilic, que nous étudierons ensuite, forment un chapitre, à la fois des plus importants et des plus intéressants de la pathologie de la région ombilicale.

LIVRE PREMIER

PATHOLOGIE ABDOMINALE DES RESTES OMPHALO-MÉSENTÉRIQUES

CHAPITRE PREMIER

OCCLUSION INTESTINALE PAR LE DIVERTICULE DE MECKEL

Le diverticule de Meckel, forme de beaucoup la plus fréquente de persistance partielle du canal omphalo-mésentérique, peut produire des accidents d'occlusion intestinale par les mécanismes les plus divers. Exceptionnellement, ces accidents sont dus à la persistance des restes omphalo-mésentériques sous forme de simples brides fibreuses.

Historique. — Le travail de Falk [1] est considéré à tort par nombre d'auteurs comme mentionnant pour la première fois l'étranglement interne par le diverticule iléal. En 1744, bien avant les travaux de Meckel, Amyand [2] en avait publié une observation détaillée : « Le 15 septembre 1739, un garçon d'à peu près dix ans, de parfaite santé apparente, après avoir bu de la petite bière aigre, se plaignit d'une violente colique, laquelle augmentant, avec une grande tension du ventre et des vomissements continuels d'excréments, il mourut trois jours après, de *miserere*, se terminant en gangrène des boyaux enflammés. On crut à un empoisonnement, et on appela M. Mc Kullogh pour l'autopsie. On trouva le gros intestin vide, jusqu'à un appendice ou protubérance hernieuse dans l'iléon, d'à peu près 3 pouces de long ($7^{cm},5$) et de mêmes dimensions que l'intestin lui-même, qui était tellement contracté et fermé par un spasme, que toutes les

[1] Falk. De ileo e diverticulis, adjecta morbi historia. *Inaug. Diss.*, Berlin, 1835.

[2] Amyand. Of an iliac passion occasionned by an appendix in the ilion. *Philosoph. Trans.*, Lond., 1744-1745, XLIII, 369-370.

matières étaient retenues au-dessus... Cet appendice de l'iléon, plus grand et plus long que celui que l'on observe généralement dans le cæcum, n'étant pas soutenu par le mésentère, était lâche et flottant. *A son ouverture dans l'intestin, il faisait un angle aigu, déterminant le cours des matières dans son intérieur, et obstruant leur descente dans le conduit naturel.* »

Un autre cas est signalé par VAN DOEVEREN[1], en 1765 : « Dans la fosse iliaque droite, on trouva un paquet d'anses intestinales étranglées ; l'agent de l'étranglement était un diverticule long de deux pouces, ouvert largement du côté de l'intestin, et fixé d'autre part par une extrémité pointue à la face latérale gauche du cæcum. »

A l'Académie royale de Chirurgie, DUVIGNAUD[2] publie en 1768 un exemple d'étranglement vrai par un diverticule iléal.

En 1793, SANDIFORT[3], après avoir décrit un appendice naissant de l'iléon, dont l'extrémité était unie à la partie supérieure du mésentère par un fil étroit et solide, ajoute que cette formation aurait pu donner naissance à de grands troubles si l'enfant qui en était porteur avait vécu, car une bride semblable avait été trouvée dans le corps d'hommes atteints d'ileus.

MECKEL[4], faisant allusion aux cas de VAN DŒVEREN et de MONRO[5], les considère et les décrit comme des *hernies internes*, « se produisant dans des ouvertures anormales, qui résultent d'adhérences partielles entre des parties qui devraient être séparées. Ces adhérences peuvent s'établir... au sommet d'un diverticule de l'iléon, surtout au moyen du filament qui y existe encore, et qui est formé par les vaisseaux omphalo-mésentériques non entièrement détruits. »

Enfin, d'autres cas isolés avaient été signalés par BOUGON[6], REGNAULT[7], MARTIN[8], RAYER[9], WAGNER[10], ESCHRICHT[11], lorsque parut en

[1] Van Dœveren. *Spec. observat. Acad. Gröning et Lugd. Bat.*, 1765, p. 79.

[2] Duvignaud. *Mém. Acad. Royale de Chirurgie*, 1768, IV, 236.

[3] Sandifort. *Museum Anatomicum*, 1793, I, s. III, 121.

[4] Meckel. *Manuel d'Anatomie générale, descriptive et pathologique*, 1825. Trad. fr. de Jourdan et Breschet, t. III, p. 727.

[5] Monro. The morbid anatomy of the human Gullet, Stomach and Intestine, 1811, 538.

[6] Bougon. *Bull. de la Fac. de Méd. de Paris.* 1816

[7] Regnault. *ibid.*

[8] Martin. *Dictionnaire des Sc. Médicales.* Paris, 1818, t. XXIII, p. 563.

[9] Rayer. *Archives générales de Médecine*, 1824, V, 68.

[10] Wagner. *Med. Jahresber. der KK. Oesterr. St.*, 1833, p. 206.

[11] Eschricht. *Müller's Arch. f. Anat. u. Physiol.* Berlin, 1834.

1835 le travail de FALK, dans lequel cet auteur déclare que les diverticules ne produisent généralement pas par eux-mêmes des troubles fonctionnels; mais, ajoute-t-il, « quand les vaisseaux ombilicaux sont encore adhérents et pendent sous la forme de fils dans la cavité abdominale, ils peuvent adhérer aux organes de l'abdomen, et causer ainsi des accidents. »

PARISE[1], en 1851, essaie de préciser le mécanisme de l'étranglement par le diverticule libre, et décrit deux variétés de « nœuds diverticulaires », en s'appuyant sur 5 observations.

En 1862, CAZIN[2] peut grouper dans sa thèse 24 observations d'étranglement par diverticule adhérent et 7 d'étranglement par diverticule libre.

Bientôt après, avec l'avènement de l'antisepsie et les progrès de la chirurgie abdominale, les observations se multiplient.

Pour ne citer que les statistiques, FRANCHOMME[3] peut déjà en réunir 70 dans sa thèse de 1893.

BÉRARD et DELORE[4], HALSTEAD[5], ont aussi écrit sur ce sujet des mémoires intéressants.

HILGENREINER[6], dans son important travail de 1902, a réuni 183 cas d'occlusion intestinale par le diverticule de Meckel, mais il y comprend le prolapsus intestinal à travers le diverticule ouvert à l'ombilic, et MILES F. PORTER[7], dans sa statistique de 1905, n'en compte que 130 cas, en y comprenant l'invagination et le volvulus.

Grâce à nos recherches personnelles, puisées aux sources originales, et à ces diverses statistiques, nous arrivons à réunir 287 observations d'étranglement interne par diverticule (dans ce chiffre sont compris 33 cas d'invagination et 21 de volvulus).

[1] Parise. Mémoire sur le mécanisme de l'étranglement intestinal par nœud diverticulaire. *Bull. Acad. de Médecine*, Paris, 1850-1851, XVI, 373.

[2] Cazin. Thèse Paris, 1862.

[3] Franchomme. Thèse Paris, 1893-1894, n° 71.

[4] Bérard et Delore. De l'occlusion intestinale par le diverticule de Meckel. *Revue de Chirurgie*, 1899.

[5] Halstead. Intestinal obstruction from Meckel's diverticulum. *Annals of Surgery*, 1902, XXXV, 471-494.

[6] Hilgenreiner. Darmverschluss durch das Meckelsche Divertikel. *Beitr. zur Klin. Chir.*, 1902, XXIII, 702-830.

[7] Miles F. Porter. Abdominal crises caused by Meckel's diverticulum. *Journal of the Amer. Med. Assoc.*, 23 septembre 1905.

ÉTIOLOGIE

1° **Fréquence.** — La fréquence *absolue* de l'occlusion intestinale occasionnée par le diverticule de Meckel, sans être très grande, est cependant moins rare qu'on ne serait tenté de le supposer, si l'on considère que Franchomme[1] n'en réunit pas plus de 70 cas en 1893, et que depuis, plus de 150 cas nouveaux ont été publiés. Quant à sa fréquence par rapport aux autres variétés d'occlusion, elle est d'une appréciation malaisée. Nous reproduisons ici, à titre d'indication, un tableau de Fitz[2], résumant diverses statistiques, desquelles il résulte que le diverticule devait être incriminé dans 6 p. 100 des cas d'occlusion intestinale aiguë.

NOMS D'AUTEURS	NOMBRE des cas de la statistique.	INVAGINATION	BRIDES et adhérences.	NOEUDS et déplacements.	DIVERTICULE	APPENDICE	COMPRESSION par tumeurs, abcès, autres organes.	HERNIE diaphragmatique.	HERNIE mésentérique.	HERNIE omentale.	AUTRES HERNIES internes.
		p. 100	p. 100	p. 100	p. 100	p. 100	p. 100	p. 100	p. 100	p. 100	p. 100
Haven	163	39	24	11	6	»	3	5	3	3	6
Duchaussoy . .	347	39	19	6	6	5	6	18			
Brinton. . . .	481	54	17	10	7	3	»	»	6	3	»
Leichtenstern .	1134	39	9	6	6	4	4	19	»	5	7

2° **Causes prédisposantes.** — On a noté la persistance d'un diverticule de Meckel chez plusieurs personnes d'une même famille, ce qui pourrait faire penser que *l'hérédité* est susceptible de jouer un certain rôle dans la production de cette variété d'occlusion. Rieckfohl[3] raconte en effet que les 3 enfants d'une femme, qui avait souffert de troubles digestifs quelques années auparavant, moururent aux environs du quatrième mois, après avoir présenté de la constipation opiniâtre, des douleurs abdominales, un ténesme torturant pendant les selles. Les deux derniers furent autopsiés, et l'on trouva chez chacun d'eux un diverticule de Meckel. Toutefois, comme le fait remarquer Schmauser, il n'est pas spécifié clairement que le diverticule fut la cause des accidents.

[1] Franchomme, *Loc. cit.*

[2] Fitz. *Loc. cit.*

[3] Rieckfohl. *Berliner Klin. Wochenschr.*, 1894, p. 21.

Age. — Sans dire avec LEICHTENSTERN que l'occlusion par le diverticule de Meckel est une rareté au delà de quarante ans, il faut reconnaître pourtant que c'est surtout une affection des jeunes.

Voici les chiffres donnés par BOLDT :

De 1 à 10 ans	6 cas
De 10 à 20 —	9 —
De 20 à 30 —	13 —
De 30 à 40 —	6 —
De 40 à 50 —	2 —
De 50 à 70 —	2 —

Le maximum de fréquence serait donc de vingt à trente ans.

HILGENREINER précise davantage, et donne le tableau suivant :

AGE	1 à 10 ans.		10 à 20 ans.		20 à 30 ans.		30 à 40 ans.		40 à 50	Au-dessus de 50	TOTAL des cas
	jusqu'à 5 ans.	6 à 10	11 à 15	16 à 20	21 à 25	26 à 30	31 à 35	36 à 40			
Nombre de cas.	20	16	7	24	16	13	9	12	13	7	137
Totaux.	36		31		29		21		13	7	137
			23		40		22				

Il en ressort que le maximum de fréquence de l'occlusion par le diverticule se rencontre de quinze à vingt-cinq ans (40 cas), contre 23 de cinq à quinze ans et 22 de vingt-cinq à trente-cinq ans. La grande fréquence relative chez les jeunes enfants jusqu'à cinq ans (20 cas), s'explique par le fait que HILGENREINER a fait figurer dans sa statistique les cas d'occlusion par prolapsus de l'intestin à travers un diverticule ouvert à l'ombilic, ce qui ne se voit guère que dans le tout jeune âge.

Voici maintenant les chiffres que nous avons trouvés dans notre statistique, portant sur 287 cas, dans lesquels ne sont pas compris les prolapsus de l'intestin à travers le diverticule ouvert.

Sur ces 287 cas, 44 fois l'âge n'a pas été indiqué d'une façon précise; restent donc 243.

AGE	1 à 10 ans.		10 à 20 ans.		20 à 30 ans.		30 à 40 ans.		40 à 50 ans.		50 à 60 ans.		Au dessus de 60	TOTAL des cas
	jusqu'à 5 ans.	6 à 10	11 à 15	16 à 20	21 à 25	26 à 30	31 à 35	36 à 40	41 à 45	46 à 50	51 à 55	56 à 60		
Nombre de cas	34	33	22	39	33	24	13	16	8	9	1	6	5	243
Totaux . . .	67		61		57		29		17		7		5	
		55		72		37		24		10		11		

A bien considérer ce tableau, on remarque que la fréquence des accidents d'occlusion paraît diminuer progressivement depuis la naissance jusqu'à la vieillesse, du moins si l'on s'en tient aux totaux de la première colonne horizontale. Mais si l'on fait ces totaux par périodes de dix ans, en partant, non plus de la naissance, mais de l'âge de cinq ans, on constate, comme Hilgenreiner, que la période de plus grande fréquence s'étend de quinze à vingt-cinq ans, avec 72 cas.

L'occlusion intestinale par le diverticule de Meckel est donc une affection du jeune âge : il est facile de voir que 185 cas sur 243, soit 76 p. 100, se rapportent à des sujets au-dessous de trente ans.

Mais, si le maximum de fréquence correspond à la période décennale de quinze à vingt-cinq ans, on ne l'en a pas moins vue fréquemment chez les tout jeunes, beaucoup plus rarement au delà de cinquante ans. Odenius[1] en a vu un cas chez un homme de soixante-dix ans, Ochsner[2], chez un homme de quatre-vingt-un ans.

Le *sexe* masculin est beaucoup plus souvent atteint. Bérard et Delore, sur 75 observations, avaient rencontré 66 hommes et 9 femmes. Halstead trouve 44 hommes et 16 femmes. Notre statistique, qui comprend 287 cas, dont 27 sans détails à ce sujet, compte pour les 260 restants 214 hommes et 46 femmes (1 femme environ pour 5 hommes !). Quoi qu'en disent Franchomme, Bérard et Delore, il semble que cette fréquence plus grande des accidents dans le sexe masculin doive être expliquée en partie par la fréquence plus grande

[1] Odenius. *Jahresb. über der Fortschr. d. ges. Med.*, 1884, II, 197.

[2] A.-J. Ochsner. *In* M. F. Porter, *loc. cit.*

de persistance du diverticule. Nous avons suffisamment développé ce point dans la première partie pour qu'il soit inutile d'y revenir ici. Il est juste cependant de reconnaître avec ces auteurs, que le sexe masculin est plus exposé aux écarts d'hygiène ou de régime (efforts violents, ingestions de liquides et d'aliments en excès) susceptibles de réaliser l'occlusion.

3° **Causes déterminantes.** — Elles ne sont en aucune façon spéciales à cette variété d'occlusion. Aussi nous ne nous y attarderons pas. Quels que soient la forme et les rapports du diverticule, adhérent ou non, les accidents ne se produiront pas, tant que le cours des matières se fait normalement. Ils pourront se produire soudainement, s'il survient une cause, externe ou interne, qui augmente brusquement le contenu intestinal, ou qui exagère le péristaltisme des anses. Ce n'est pas autrement qu'agissent dans bon nombre de cas les écarts de régime : repas copieux, boissons abondantes, les efforts violents ou répétés, l'administration intempestive d'un purgatif, l'exposition au froid.

Le rôle d'une inflammation de la muqueuse intestinale a été mis en avant par plusieurs auteurs. Il serait plus juste, à notre avis, de faire intervenir la diverticulite antérieure. Mais il faut s'entendre sur ce point, et reprendre une discussion déjà fort ancienne, les uns ne voyant dans les adhérences du diverticule que des adhérences congénitales, les autres ne voulant y voir que des adhérences inflammatoires. Fitz, après avoir cité de nombreux exemples de fixation congénitale du diverticule à l'ombilic, à la paroi abdominale, au mésentère, à l'intestin ajoute : « Bien qu'on puisse facilement penser que, par suite de processus inflammatoires, le diverticule puisse devenir adhérent à diverses parties de l'abdomen, il en existe fort peu de preuves... Au contraire, il est très probable que la plupart des cas qui ont été rapportés comme diverticule adhérent doivent leur état à la persistance des vaisseaux omphalo-mésentériques ouverts ou fermés, se continuant à partir du diverticule sous la forme de cordons ou de brides. » Bérard et Delore ont adopté cette manière de voir : « Pendant longtemps on a incriminé les brides de péritonite chronique qui, à un moment donné, venaient fixer le diverticule, libre jusque-là, sur le mésentère, ou à la paroi, ou aux anses voisines. Nous ne répéterons pas une fois de plus qu'il s'agit presque toujours là d'adhérences congénitales, et qu'en réalité la péritonite adhésive ne survient ici, comme dans l'étranglement herniaire, que lorsque l'obstacle est déjà constitué. » MAUCLAIRE[1], a récemment soutenu des idées entièrement opposées : « On peut se demander avec MOREAU et BERTHERAND, PICQUÉ et GUILLEMOT, BLANC, si même la plupart des cas d'étranglement interne par diverticule ne sont pas déterminés par des diverticules infectés, de telle sorte que *la diverticulite précéderait souvent l'occlusion intestinale* survenant par nœud, par torsion du mésentère, par coudure. Il nous a semblé que le rôle de cette diverticulite préliminaire ou prémonitoire n'est pas assez mis en relief dans les travaux récents sur l'occlusion intestinale diverticulaire... Il est certain qu'on ne comprend pas très bien comment un diverticule sain, souple et libre, pourrait produire tous les accidents mécaniques qu'on lui a attribués. »

La vérité est entre ces deux opinions opposées : *le diverticule libre et normal produit rarement des accidents d'occlusion ; au contraire les accidents se produisent surtout quand le diverticule est primitivement fixé en un point quelconque de l'abdomen ; cette fixation primitive du diverticule n'est pas presque toujours congénitale, comme le voulaient Bérard et Delore, ni presque toujours inflammatoire, comme le soutient Mauclaire. Il semble cependant, autant qu'il est possible d'en juger, qu'elle est beaucoup plus souvent congénitale que pathologique.*

Veut-on des preuves de ces affirmations ? Sur 104 diverticules trouvés à l'autopsie d'individus, ayant succombé à une affection quelconque, non diverticulaire, on en trouve 84 libres, 9 fixés à l'ombilic par un cordon fibreux, 2 à l'iléon, 3 au mésentère, 3 au péritoine pariétal (3 étaient intra-mésentériques). Sauf deux, tous les diverticules fixés l'étaient par des brides dont la nature congénitale ne fait aucun doute.

S'agit-il des diverticules ayant occasionné des accidents d'occlusion? Sur 214 cas où les rapports du diverticule ont été précisés, on trouve seulement 19 diverticules libres, 11 fixés en un point non déterminé, et 184 fixés à l'ombilic, à la paroi, au mésentère ou aux viscères.

En ce qui concerne les adhérences à l'ombilic par un cordon fibreux, la nature congénitale n'est pas douteuse. Elle l'est d'autant moins

[1] Mauclaire. Diverticulite de Meckel avec péritonite généralisée. La diverticulite prémonitoire de l'occlusion. *Bull. Soc. Anatomique*, 1903, 809-813.

qu'il existe des cas de diverticule ouvert produisant de l'occlusion par bride (Homans, cité par Fitz), d'autres, où le diverticule est resté longtemps ouvert, dans l'enfance (Jones[1]), d'autres enfin où l'on observe la coexistence à l'ombilic d'une tumeur adénoïde diverticulaire (Sheen[2], Theinhaus[3]). Et les cas sont absolument exceptionnels où un diverticule primitivement libre est venu contracter des adhérences inflammatoires avec la paroi abdominale au voisinage de l'ombilic. D'ailleurs leur aspect est tout autre, et il est impossible de s'y tromper.

De même nous avons cité dans la première partie de nombreux exemples montrant que la fixation du diverticule au mésentère ou aux autres organes peut s'expliquer dans bon nombre de cas, sinon dans le plus grand nombre, par la persistance partielle de restes omphalo-mésentériques, ayant subi une involution incomplète, ou s'étant secondairement fixés, après leur rupture à l'ombilic.

Mais il ne faut pas pour cela méconnaître le rôle de la diverticulite dans la production des adhérences du diverticule, de même qu'il ne faut pas, à l'exemple d'Italo Antonelli[4], vouloir lui faire jouer un rôle presque exclusif. La diverticulite est loin d'être exceptionnelle et, dans ses formes à rechutes, elle détermine souvent la production d'adhérences susceptibles de modifier dangereusement les rapports du diverticule.

ANATOMIE PATHOLOGIQUE ET MÉCANISME DE L'OCCLUSION PAR DIVERTICULE

Blanc décrit 4 grandes variétés : *l'occlusion par le diverticule fixé à l'ombilic*, qu'il dit rare, *l'occlusion par le diverticule libre, ou secondairement fixé par des adhérences inflammatoires*, *l'invagination du diverticule*, *le volvulus du diverticule*. Il n'admet que la diverticulite comme facteur de fixation du diverticule en un autre point que l'ombilic.

Bérard et Delore, au contraire, admettent que la fixation du diverticule est presque toujours congénitale, et proposent la classification

[1] Jones. *Brit. Med. Journal*, 1882, I, 541.
[2] Sheen. *Bristol Med. Journal*, 1901.
[3] Theinhaus. *New York Med. Journal*, 1902.
[4] Italo Antonelli. *Loc. cit.*

suivante : 1° *Obstruction par le diverticule libre*, avec, par ordre de fréquence, les subdivisions ci-après : *Invagination, nœuds diverticulaires, torsion du mésentère, coudures.* 2° *Obstruction par le diverticule fixé*, qui comprend aussi 4 variétés : *Traction directe et coudure de l'anse, écrasement de l'intestin sous le diverticule tendu, obstruction par torsion du mésentère et par nœud de l'intestin, obstruction par bride formant anneau.*

Tout en soulignant la rareté de l'occlusion par le diverticule libre, HALSTEAD n'en conserve pas moins la grande division de BÉRARD et DELORE, en la complétant. C'est ainsi que dans l'occlusion par diverticule libre, il distingue 5 variétés : *nœuds diverticulaires, coudure par traction, torsion de l'intestin sur son axe longitudinal, inflammation chronique du diverticule et rétrécissement inflammatoire de l'intestin, invagination.* Dans l'occlusion par le diverticule fixé, ou adhérent, il en distingue 6 : *bride diverticulaire agissant sur l'intestin : volvulus d'une anse engagée sous le diverticule ; volvulus du diverticule ; étranglement sur le diverticule tendu; coudure par traction ; obstruction par torsion du diverticule.*

Avec HILGENREINER, la classification se complique. Cet auteur ne distingue pas moins de 10 variétés, dont certaines comprennent plusieurs sous-variétés. En voici les grandes lignes : 1° *Etranglement par le diverticule fixé ;* 2° *Nœuds diverticulaires du diverticule libre ;* 3° *Compression de l'intestin ;* 4° *Sténose de l'intestin ;* 5° *Torsion de l'intestin ;* 6° *Coudure par traction ;* 7° *Invagination du diverticule ;* 8° *Evagination à travers le diverticule ouvert à l'ombilic ;* 9° *Occlusion d'origine inflammatoire ;* 10° *Etranglements divers du diverticule lui-même ;* enfin, *cas complexes*, où plusieurs modes peuvent se trouver associés.

Nous ferons remarquer dès maintenant que le prolapsus de l'intestin à travers le diverticule ouvert doit être logiquement décrit avec celui-ci ; quant à l'occlusion d'origine inflammatoire, telle que la comprend HILGENREINER, elle se rattache nettement à l'histoire de la diverticulite. Cela étant dit, il nous paraît que l'on peut sans inconvénients essayer de simplifier quelque peu cette classification. Tout d'abord, il résulte des chiffres cités plus haut que l'occlusion par le diverticule libre est assez rare. La non-fixité du diverticule ne peut donc pas servir de base à une classification. D'autre part, en dehors de cas exceptionnels, le diverticule ne produit pas les accidents d'occlusion d'une autre façon que les agents habituels de ces accidents : brides diverses, tumeurs, etc. Nous croyons donc qu'il est plus simple de conserver ici la division classique de PEYROT[1], qui distingue les occlusions : A. *par vices de position ;* B. *par compression ;* C. *par obstruction ;* D. *par rétrécissement cancéreux ou non.* En l'espèce, ce sont les deux premières variétés qui fournissent, et de beaucoup, le plus grand nombre de cas, ainsi qu'en témoigne le tableau ci-contre :

MÉCANISME DE L'ÉTRANGLEMENT

VICES DE POSITION				COMPRESSION		OBSTRUCTION	RÉTRÉCISSEMENT de l'intestin.	CAS complexes.	CAS à mécanisme non précisé.	TOTAL des cas réunis.
Invagination.	Volvulus	Torsions	Coudures.	Nœuds diverticulaires.	compression par brides ou anneaux					
33	21	7	46	11	144	0	3	8	44	287

A. **Vices de position.** — 1° INVAGINATION. — L'invagination occasionnée par un diverticule de Meckel n'est pas absolument rare, puisque nous en avons réuni 33 cas[2]. C'est HELLER[3] qui l'a le premier signalée dans la thèse de BECKER, en 1885. Mais il en existait une pièce au musée de Saint-Bartholomew's Hospital de Londres. Voici la description du catalogue, qui date de 1846 : « Invagination d'une grande partie de l'iléon et de l'appendice à l'intérieur du cæcum et du côlon ascendant. — C'est un diverticule de l'iléon, qui est passé à l'intérieur du côlon avec l'iléon invaginé, mais qui s'est retourné, et a passé de nouveau dans l'iléon, produisant ainsi une double invagination de l'iléon dans le côlon et du diverticule dans l'iléon. A la partie supérieure de la préparation se trouve le cæcum avec un commencement d'invagination, et le diverticule inversé. A la partie inférieure était la totalité de l'iléon invaginé, qui était d'une couleur brun

[1] Peyrot. De l'intervention chirurgicale dans les obstructions de l'intestin. Thèse d'agrégation, Paris, 1880.

[2] Nous devons à M. Guyot, de Bordeaux, une trente-quatrième observation, dont nous avons eu connaissance trop tard pour pouvoir la faire figurer dans notre statistique générale. Il s'agissait d'un enfant de dix ans, opéré par M. Guyot au cinquième jour d'une occlusion. Trouvant une invagination impossible à réduire, il fit une entéro-anastomose, l'état du petit malade ne permettant pas une intervention plus complète. Mort le lendemain. L'autopsie montra une invagination iléale par diverticule, avec gangrène de la portion invaginée.

[3] Heller. In Becker, *Inaug. Dissertation*, Kiel, 1885.

sombre, les vaisseaux étant injectés. — Il s'agissait d'un homme de trente-six ans, qui six mois avant sa mort avait eu souvent des douleurs abdominales. Il mourut de péritonite avec obstruction. »

Nous avons vu dans la première partie que l'observation publiée par Valleix en 1850 ne devait pas être regardée comme un cas d'invagination par diverticule *vrai*; il s'agissait de deux diverticules sans fibres musculaires. Trèves a rappelé qu'il en existait une pièce au Musée de Guy's Hospital, et depuis d'autres observations ont été publiées.

Dans le cas de Ingle [1], « un jeune enfant de cinq mois fut pris de douleurs abdominales, de vomissements, et mourut au cinquième jour, après avoir rendu par l'anus des mucosités sanguinolentes. A aucun moment on n'avait pu découvrir de tumeur abdominale, et le ventre n'avait pas été douloureux. Après la mort, l'invagination, qui était de la variété commune (iléo-cæcale), fut trouvée juste au-dessous de l'estomac, le diverticule étant à 2 ou 3 pouces plus haut dans l'iléon. Le professeur Humphry considérait comme à peine probable que le diverticule fût pour quelque chose dans l'invagination. » Mais le rôle du diverticule est suffisamment démontré dans les cas qui suivent.

Nous distinguerons 3 degrés dans l'invagination produite par le diverticule : dans un *premier degré*, le diverticule s'est retourné en doigt de gant, et pend librement à l'intérieur de l'iléon, sa surface muqueuse étant en contact avec la muqueuse intestinale, c'est *l'invagination du diverticule seul*; dans un *deuxième degré*, le diverticule ainsi invaginé entraîne à sa suite l'iléon sus-jacent à son point d'implantation, et l'attire plus ou moins loin dans le bout inférieur, c'est *l'invagination iléale par diverticule*; dans un *troisième degré*, le diverticule entraînant à sa suite l'iléon arrive à la valvule iléo-cæcale, la franchit, et pénètre plus ou moins loin dans le cæcum ou le côlon ascendant : *c'est l'invagination iléo-cæcale ou iléo-colique par diverticule.*

a. *Invagination du diverticule seul.* — C'est la variété la plus rare; elle ne figure que 6 fois sur les 33 observations. Mac Farland, cité par M.-F. Porter, rapporte qu'un homme de soixante ans mourut après avoir présenté des symptômes d'obstruction partielle. A l'autop-

[1] A. Ingle. *British Med. Journ.*, 1888, I, 648.

sie, on trouva le diverticule tordu sur lui-même, et en partie invaginé dans l'iléon. Une femme de quarante-deux ans, observée par Ewald[1], fut prise d'accidents d'occlusion intestinale. « Une débâcle s'étant produite après quelques jours, on crut à la guérison, mais les accidents se renouvelèrent et emportèrent la malade. L'autopsie montra l'existence d'un diverticule retourné en doigt de gant dans l'intestin. En ce point s'était intallée une sténose inflammatoire, laissant à peine passer un crayon : au centre de la portion enflammée existe une perforation intestinale. »

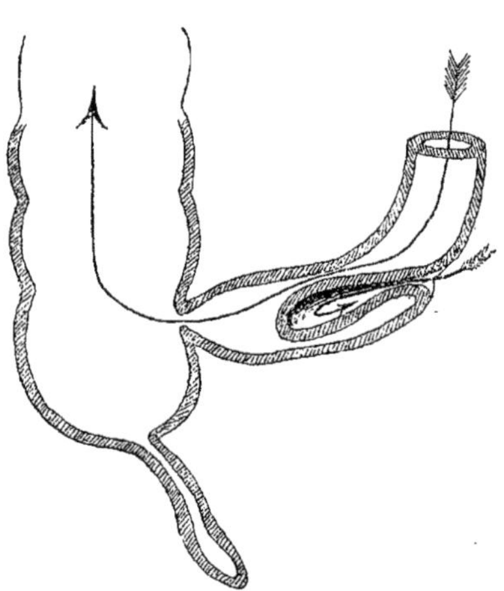

Fig. 29. — Invagination du diverticule seul (Morison).

Nous devons à Heller[2] deux cas particulièrement intéressants. « Un homme de cinquante-six ans avait souffert longtemps de troubles digestifs attribués à un carcinome de l'estomac. On trouva à l'autopsie, en outre d'une grosse tumeur stomacale perforante, un pancréas accessoire dans la paroi de l'intestin ; un diverticule vrai inverti, avec un pancréas accessoire à son extrémité, et un petit polype intestinal.... Le diverticule se présentait sous la forme d'un cordon cylindrique, long de 2 centimètres et mobile librement dans la lumière de l'intestin. Si l'on considère la surface extérieure de l'intestin, on voit, partant du mésentère, un petit ligament péritonéal, large d'environ 1 centimètre, qui, arrivé sur l'intestin, plonge dans une petite fossette en entonnoir. Ce petit méso se tend lorsqu'on exerce des tractions sur le cordon inverti, dont la surface muqueuse est semblable à celle de l'intestin. » Heller fait remarquer qu'il s'agit sans aucun doute d'un diverticule inverti, comme le prouve l'infundibulum séreux dans lequel disparaît le méso. Le fait que la cavité séreuse ne se prolonge pas jusqu'à l'extrémité libre ne saurait sur-

[1] Ewald. *Berliner Klin. Wochenschr.*, 1897, n° 8.

[2] Heller. In Schmauser, *Inaugural Dissertation*, Kiel, 1891.

prendre, si l'on se représente avec quelle facilité se soudent les surfaces péritonéales mises en contact. Dans une autre observation [1] du même auteur, « un homme de soixante-six ans, mort de pyonéphrose, présentait, à environ $1^{m},80$ de la valvule iléo-cæcale, un corps d'environ 10 centimètres de longueur, vermiforme, pendant librement dans la cavité intestinale. C'était un cordon solide, recouvert d'une muqueuse. Au centre du cordon, se trouvent des fibres musculaires et du tissu conjonctif, mais pas de lumière.... Sur la surface péritonéale de l'intestin, au point correspondant à la base d'implantation de ce cordon, se trouve une légère dépression en forme d'entonnoir..... Du mésentère se détache un petit méso qui y aboutit. » On conçoit que des diverticules de petit volume peuvent ainsi n'occasionner que fort peu de troubles intestinaux. MARONI [2] opère pour iléus un jeune homme de vingt-six ans. « Malgré la réduction d'un volvulus, les accidents continuent et la mort survient. On trouve à l'autopsie une occlusion complète de la partie inférieure de l'iléon, déterminée par l'inversion d'un diverticule de Meckel dans la lumière intestinale. Cette inversion avait été occasionnée par un polype de la grosseur d'une cerise, né sur le fond du diverticule, et consistant en un tissu conjonctif riche en vaisseaux. » KÜTTNER [3] a pu constater le début de l'invagination iléale : il opéra au quatrième jour des accidents une femme de quarante-neuf ans, qui mourut trois jours après. « A environ 90 centimètres au-dessous de l'origine du jéjunum, on trouva que la lumière de l'intestin était obturée par un corps de forme polypoïde, long de 7 centimètres environ, large à sa base d'un pouce et à son extrémité d'un petit doigt. L'examen montre que cette saillie polypoïde part du bord mésentérique, remplit la lumière de l'intestin, et ne présente pas de ligament terminal. On voit qu'on a affaire à un diverticule intestinal retourné en doigt de gant. Au niveau de son émergence, la circonférence de l'intestin est un peu rétrécie, *une partie de la paroi intestinale s'étant invaginée avec le diverticule.* La muqueuse du jéjunum est rouge noirâtre, et on aperçoit sur la portion obstruée 3 petites perforations, du volume d'une tête d'épingle. »

b. *Invagination iléale par diverticule.* — Mais il arrive souvent que le diverticule, surtout lorsqu'il est volumineux, entraîne à sa suite la

[1] Heller. In Becker, *In. Diss.*, Kiel, 1885.
[2] Maroni. In Küttner. *Virch. Hirschf. Jahresber.*, 1887, II, 515.
[3] Küttner. *Beiträge zur Klin. Chir.*, XXI, 289.

portion d'iléon sus-jacente à son point d'implantation, et dès lors se produit une invagination iléale, avec ses caractères ordinaires, sur lesquels nous n'insisterons pas. Sur 33 cas, 16 appartiennent à cette deuxième variété. La longueur d'iléon invaginée est variable : elle atteint 6 centimètres (Wainwright [1]) ; 10 centimètres (De Quervain [2]), 12 centimètres (Rutherford Morison [3]) ; 15 centimètres (Strauch [4]) ; elle peut être beaucoup plus considérable : 30 centimètres (Terry [5]) ;

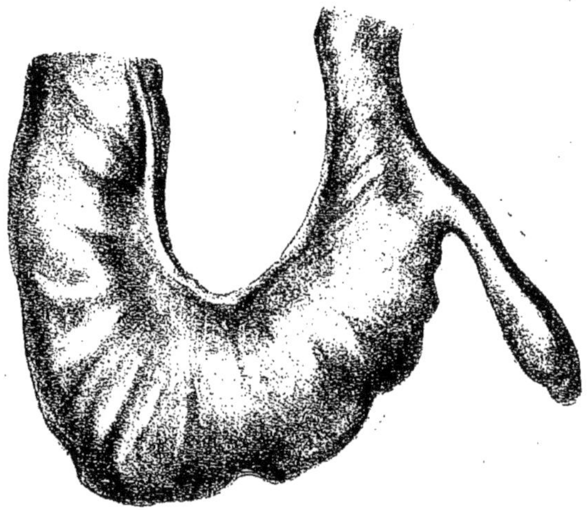

Fig. 30. — Élimination par les selles de la portion d'iléon invaginée, avec le diverticule. Guérison spontanée (O'Connor).

50 centimètres (Weil et Fränkel [6]). A signaler la curieuse observation de O'Connor [7] : « un enfant âgé de treize ans avait présenté des accidents d'occlusion intestinale. Au huitième jour, il eut une grande selle qui le soulagea beaucoup, En examinant cette selle, je vis que la plus grande partie était de l'intestin.... C'était une anse d'iléon, avec le diverticule de Meckel, longue de 28 centimètres. Le bout supérieur était invaginé dans le bout inférieur, et tout le diverticule dépassait l'ori-

[1] Wainwright. *Ann. of Surg.*, 1902, XXXV, 32-35.
[2] De Quervain. *Centralbl. f. Chir.*, 1898, 839.
[3] Rutherford Morison. *Lancet*, 1902, I, 1689.
[4] Strauch. *Centralbl. f. Chir.*, 1900, 225.
[5] H.-G. Terry. *Lancet*, 1903, I, 961.
[6] Weil et Fränkel. *Bull. Soc. Anatomique*, 1896.
[7] O'Connor. *Brit. Med. Journ.*, 1894, II, 123,

fice inférieur. » Le petit malade guérit. Un fait est important à signaler dans tous ces cas, c'est la *précocité* et la *gravité* des lésions du diverticule et de l'intestin, qui peuvent de plus intéresser une grande longueur d'iléon : il en résulte que, pour si précoce que soit l'intervention, on est souvent amené à opérer en pleine péritonite, et à pratiquer de larges résections intestinales.

c. *Invagination iléo-cæcale et iléo-colique par diverticule.* — Dans ce troisième degré, l'iléon invaginé à la suite du diverticule inverti lui-même, ne s'arrête pas à la valvule iléo-cæcale ; il la franchit, et pénètre ainsi plus ou moins loin dans le gros intestin qu'il entraîne à son tour. Sur les 33 cas que nous avons étudiés, on trouve 6 invaginations iléo-cæcales, et 5 iléo-coliques. Dans le cas de Brünner[1], on trouva un pancréas accessoire à l'extrémité du diverticule ; 20 centimètres d'iléon étaient invaginés dans le cæcum. Dans celui de Hohlbeck[2] la portion invaginée était de la même longueur ; le diverticule était très altéré ; sa muqueuse, détachée de la musculeuse, flottait dans l'intestin. Chez le malade de Zum Busch[3], les lésions étaient telles, qu'il fallut réséquer un mètre d'iléon, qui s'était invaginé dans le cæcum. Carwardine[4] a publié une observation de « triple invagination télescopique ». Il s'agissait d'un enfant de treize mois opéré par lui au second jour des accidents. « On trouva une invagination de l'iléon inférieur, qui avait penétré dans le côlon. Elle fut réduite avec quelques difficultés, mais on en trouva une autre à son intérieur. Celle-ci réduite à son tour, apparut enfin un diverticule de Meckel inverti, et qui fut réduit. Il y avait donc 3 invaginations, l'une dans l'autre, à la manière d'un télescope. » Mort. L'intestin présentait de

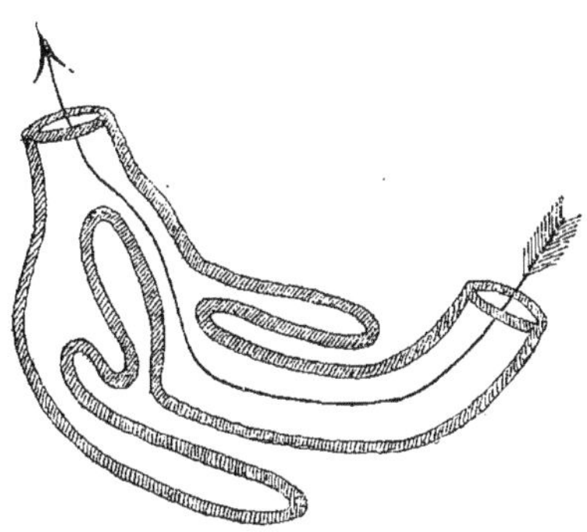

Fig. 31. — Invagination par diverticule (3e degré) : le diverticule a entraîné l'iléon à sa suite dans le cæcum (Morison).

[1] Brünner. *Beiträge zur Klin. Chir.*, XXV, 351.

[2] Hohlbeck. *Arch. f. Klin. Chir.*, 1900, LXI, 1-11.

[3] Zum Busch. *Clin. Society's Trans.*, 1903, XXXVI, 213.

[4] Carwardine. *Lancet*, 1904, I, 505.

larges plaques de gangrène. BAYER[1] a vu l'iléon invaginé, ainsi que le cæcum, dans le côlon ascendant, sur une longueur de 20 centimètres. L'appendice n'avait pas été entraîné, et pendait librement sur le côté de la portion engainante. Seul le diverticule était très altéré.

Mais, *quelle que soit la variété de l'invagination par diverticule, il faut de toute nécessité que le diverticule soit entièrement libre dans la cavité adbominale, pour pouvoir entraîner à sa suite l'iléon*. Un méso, même assez développé, ne gêne pas l'inversion du diverticule; il apparaît alors, à l'intervention ou à l'autopsie, sous la forme d'un petit repli péritonéal disparaissant dans une fossette séreuse qui s'enfonce elle-même dans la cavité de l'intestin.

Quel est le mode de production de l'invagination ? Pour KÜTTNER, elle commence à la base du diverticule, sous l'influence de ses propres mouvements péristaltiques. DE QUERVAIN[2] croit que la progression rapide du contenu intestinal peut à un moment donné déterminer dans le diverticule une pression négative, une sorte d'aspiration. Pour DOBSON[3], les choses se passent de la façon suivante : « un corps irritant par son contact pénètre dans le diverticule et provoque quelques contractions spasmodiques de ses parois. Dans ses efforts pour chasser la matière irritante, la pointe du diverticule est prise par les fibres circulaires, et attirée dans l'iléon. L'invagination du diverticule se produit en entier. Dès lors, il agit comme un polype et par son poids détermine l'invagination de l'iléon. » Les faits incontestables d'invagination du diverticule seul, et en particulier l'observation de KÜTTNER, où l'on pouvait voir le début de l'invagination de l'iléon, montrent que l'invagination du diverticule est toujours primitive. Plusieurs fois on a signalé à l'extrémité du diverticule soit un pancréas accessoire, soit un petit polype qui, d'après certains auteurs, joueraient un rôle dans l'invagination primitive du diverticule.

BLANC admet que l'invagination peut encore se produire d'une autre façon, le diverticule étant entraîné dans l'intestin sans que ses parois soient retournées. « Dans ces cas, ajoute-t-il, il ne nous semble pas possible d'admettre d'autre explication que celle dont on se contente pour nombre d'invaginations intestinales, c'est-à-dire l'existence de l'inertie musculaire sous-diverticulaire et du spasme sus-diverticu-

[1] Bayer. *Centralblatt für Chirurgie*, 1900, XXVII, 1138.

[2] De Quervain. *Loc. cit.*

[3] Dobson. *Lancet*, 1900, I, 1161.

laire. » Mais il faut bien reconnaître que ces cas sont tout à fait exceptionnels : nous n'avons trouvé que celui de STUBENRAUCH [1] qui puisse répondre à cette description.

Les troubles circulatoires sont ordinairement peu marqués tant que le diverticule est seul invaginé. Ils s'accentuent considérablement dès que l'iléon s'invagine à son tour. Comme toujours, les lésions seront plus précoces et plus graves sur le boudin invaginé et sur le diverticule qui en occupe le fond. Elles ne présentent d'ailleurs rien de spécial.

2° VOLVULUS. — Le volvulus du diverticule de Meckel n'est guère bien connu que depuis ces dernières années. Nous avons pu en réunir 21 observations. Il se caractérise par la torsion du diverticule sur son axe longitudinal, torsion qui peut atteindre un, deux ou plusieurs tours, et effacer ainsi plus ou moins sa lumière, en déterminant dans la paroi de graves troubles circulatoires. Dans certains cas, plus rares, la torsion ne s'arrête pas au diverticule, et intéresse aussi l'anse iléale. Enfin, si les diverticules libres sont surtout sujets au volvulus, on a pu l'observer sur des diverticules primitivement fixés, soit à l'ombilic, soit dans un sac herniaire, soit en un autre point de l'abdomen.

a. *Volvulus du diverticule seul.* — C'est la variété qui a été le plus souvent observée. ANSCHÜTZ [2], pratiquant la laparotomie au troisième jour chez un enfant atteint de graves symptômes d'iléus, vit un diverticule de 10 centimètres de long, adhérent au mésentère, qui était étranglé par un pseudo-ligament ferme, en même temps que quelques anses intestinales. « L'étranglement avait divisé le diverticule en deux parties reliées seulement par un pont épais de quelques millimètres. La partie du diverticule distale paraissait en outre s'être tordue sur son axe. » Dans un cas de Trendelenburg, rapporté par FEHRE [3], il s'agissait d'une jeune fille de quinze ans présentant depuis quatre semaines des troubles abdominaux, dont l'aggravation nécessita une intervention. « Après la laparotomie médiane, on put extraire de la profondeur, du côté du Douglas, un diverticule de Meckel gangréneux et fortement tendu, complètement

[1] Stubenrauch. Congrès allemand de Chirurgie. Berlin, 1898.

[2] Anschütz. *Allgem. Med. Centr. Zeit.*, 1902, n° 15.

[3] Fehre. Zwei Fälle von volvulus des Meckel'schen Diverticulum. *Deutsche Zeitschr. f. Chir.*, 1905, LXXVIII, Bd I, 169.

tordu autour de son axe longitudinal à son insertion sur l'intestin. Il était fixé dans le bassin par de légères adhérences. Il avait la forme d'une saucisse, *18 centimètres de longueur, 6 centimètres de large en son plus grand diamètre*, et se terminait librement. Pas de méso. L'intestin, d'où il provenait, n'était ni coudé ni étranglé, et nullement altéré, si bien que le passage des matières n'avait pas été arrêté. L'examen du diverticule enlevé ne montre nulle part de perforation. Mais, dans sa moitié distale, la muqueuse était en partie gangrénée. Il était rempli d'un abondant contenu intestinal, sanguinolent. Pas de corps étrangers. Guérison. » Tregelles Fox[1] a fait l'autopsie d'un enfant de cinq ans chez lequel « un diverticule très dilaté, à extrémité piriforme libre et logée sous le côlon transverse, s'était tordu au niveau de son pédicule, ce qui avait amené la gangrène de son extrémité libre, avec perforation et péritonite mortelle. » L'enfant présentait en outre une division congénitale du voile du palais. Roth[2] a décrit, parmi ses « entérokystomes », un cas de volvulus d'un diverticule libre. Un enfant de seize mois présentait des troubles gastro-intestinaux depuis environ un mois. Une aggravation se produit, et il meurt en quelques jours. Voici ce qu'on trouva à l'autopsie, en outre d'un hypospadias et d'anomalies artérielles de la crosse aortique : « Au-dessous de l'ombilic se trouve, placée devant le mésentère de l'intestin grêle, une tumeur, ovale à grand diamètre transversal, rougeâtre, modérément tendue, qui mesure 62 millimètres dans le sens transversal, 53 verticalement, 36 dans le sens sagittal. Elle est adhérente à l'épiploon. A droite et en bas de la tumeur, un *pédicule* long de 11 millimètres s'en va vers la *face concave* de l'iléon, tout près de l'insertion du mésentère, à 66 centimètres de la valvule iléo-cæcale. Ce pédicule se compose de deux parties, l'une en forme de cône, large à l'iléon de 11 millimètres et à la tumeur seulement de 4, tordue de droite à gauche, et d'un cordon vasculaire et graisseux dépendant du précédent, qui va se perdre dans le mésentère, représentant ainsi le méso de la tumeur. Il y a de la péritonite. Si l'on examine maintenant la tumeur, on voit qu'elle se tend fortement par l'insufflation de l'intestin. A l'ouverture, pratiquée sur sa face postérieure, on voit sortir de l'air et 32 centimètres cubes d'un liquide épais, rouge brun, mêlé de mucus et de débris rougeâtres.

[1] J. Tregelles Fox. *Lancet*, 1898, I, 227.

[2] Roth. *Arch. f. Pathol. An.*, 1881, LXXXVI, 371-390, 1 pl.

Ce liquide se compose presque exclusivement de globules de pus, à côté de globules sanguins frais et décolorés. On y trouve mêlées quelques cellules cylindriques. On reconnaît que les débris rougeâtres étaient de petits morceaux de muqueuse intestinale, infiltrée par hémorragie, traversée par de grands trous réguliers (glandes). Il y avait en outre quelques débris alimentaires. La paroi atteint une épaisseur de 2 millimètres, partout plus développée que celle de l'iléon. Sa surface intérieure est en partie ulcérée, revêtue dans presque toute son étendue d'une membrane tachetée de rouge sombre, molle ou villeuse.

Elle montre au microscope un revêtement de cellules cylindriques et, dans le chorion de la muqueuse, infiltré de globules sanguins jusqu'au sommet des villosités, se trouvent engagées des glandes de Lieberkühn bien conservées. En allant vers l'extérieur, on reconnaît ensuite sur la coupe la muscularis mucosæ, la sous-muqueuse, la couche musculaire circulaire très fortement développée, tandis que les fibres longitudinales ne sont marquées que par des faisceaux isolés et minces. Dans le tissu cellulaire sous-séreux se trouvent de gros vaisseaux et de la graisse, puis apparaît la séreuse très nettement délimitée. A l'extrémité inférieure de la tumeur, on remarque une ouverture, de la grosseur d'une lentille, presque complètement obturée par une muqueuse boursouflée, rouge sombre, par laquelle on peut avancer la sonde jusque dans l'iléon.

L'orifice de communication du pédicule conique de la tumeur avec l'iléon n'est pas tout à fait de la grosseur d'un haricot; son axe longitudinal est parallèle à celui de l'intestin, et situé tout près du point d'attache du mésentère, sur le bord concave de l'intestin. En bas, cette ouverture est limitée par un léger repli muqueux, en haut, par un repli fortement proéminent, occupant à peu près le tiers de la circonférence de l'intestin. » On retrouve donc dans les cas de volvulus du diverticule les mêmes lésions que dans les tumeurs à pédicule tordu. A ce point de vue, l'observation de Riedel[1] est intéressante : « Chez une fillette de quatorze ans, on trouva à la laparotomie une formation rouge brun, d'environ 6 centimètres de long, 1 cm, 5 d'épaisseur, cylindrique, qui prenait naissance sur une anse iléale, en face de l'insertion du mésentère, et était tordue plusieurs fois en cet endroit même.

[1] Riedel. Congrès allemand de Chirurgie, 1902.

L'extrémité distale présentait une large adhérence fibrineuse sous la vessie. Cette formation fut enlevée; elle était complètement solide et avait l'air, d'après la coupe, d'un thrombus en organisation, après ligature des vaisseaux. » L'auteur admet que la torsion du diverticule se serait produite très lentement, déterminant ainsi un infarctus hémorragique sans gangrène.

TAYLOR[1] opère une jeune fille de six ans, sujette à des douleurs abdomi-

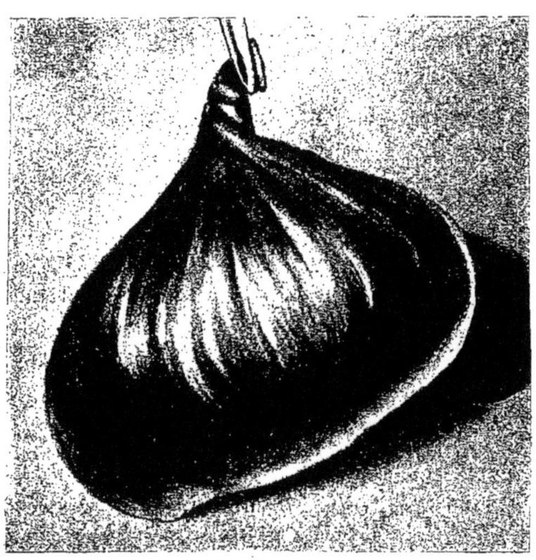

Fig. 32. — Volvulus du diverticule (Taylor).

nales, quarante-huit heures après le début d'accidents aigus. La laparotomie permit de saisir « une tumeur kystique de couleur sombre, presque gangrenée qui, examinée de près, se trouve être un diverticule de Meckel, naissant sur la paroi de l'iléon du côté opposé au mésentère et à environ 35 centimètres du cæcum. A 2[cm],5 de l'intestin, le pédicule du diverticule s'était enroulé 3 fois complètement sur lui-même, amenant ainsi la gangrène par ischémie. L'extrémité distendue du diverticule avait à peu près la forme d'une pomme de terre (voir fig. 32) et était entièrement libre, sauf à son point d'attache à l'iléon, qui se faisait par un pédicule de la grosseur d'un crayon. Pas de traces

[1] W.-J. Taylor. *John's Hopkins Hosp. Bull.*, Baltimore, 1901, XII, 326-329.

de filum terminale ni des vaisseaux omphalo-mésentériques. Aucune adhérence périphérique, mais le kyste remplissait tout le pelvis ». SAILER et FRAZIER[1] ont observé un volvulus du diverticule chez un jeune homme de vingt-six ans atteint de fièvre typhoïde. A l'opération, « on trouva une petite masse, du volume de la vésicule biliaire modérément distendue, qui adhérait au péritoine pariétal près de la ligne médiane, dans le voisinage de l'ombilic. Au delà, du côté de l'intestin le diverticule présentait 4 tours de spire, ce qui le faisait ressembler à un cordon ombilical. L'adhérence pariétale semblait ancienne. Le séro de Widal avait été positif, et l'autopsie montra de la psorentérie et de légères ulcérations à la fin de l'iléon, rien dans le diverticule. » Les auteurs pensent que le volvulus aurait existé antérieurement, et que les accidents ne se seraient produits qu'à l'occasion de la dothiénentérie.

Dans les cas qui suivent, le volvulus intéresse le diverticule primitivement fixé. Chez un jeune homme de vingt et un ans opéré par TRENDELENBURG[2] « le diverticule, adhérent à l'ombilic était tourné de 360° autour de son axe longitudinal, si bien qu'il s'était produit un étranglement à son insertion sur l'intestin, et aussi à celle sur l'ombilic. Il existait un petit méso fortement tendu. Nulle part de coudure ni de torsion de l'intestin. Après l'opération, la mort survint par sténose intestinale. » Dans un cas de NAUMANN[3], le pédicule du diverticule était tordu une fois et demi, et, sur lui, cinq anses grêles s'étaient étranglées. Il y avait de la péritonite par gangrène du diverticule, fixé à l'ombilic.

A l'autopsie d'un vieillard de soixante-dix ans, mort au troisième jour d'une hernie crurale étranglée, avec péritonite, CAMPBELL[4] a observé l'intéressante disposition que voici : « Dans le canal crural gauche, on trouva, à l'intérieur d'un sac herniaire, un fragment d'intestin étranglé, mais pas d'une façon très serrée, juste au-dessous de l'arcade de Fallope, et adhérent au sac... L'abdomen ouvert, on vit que ce fragment d'intestin joignait l'iléon à angle droit, sur sa face inférieure et antérieure, à environ un mètre du cæcum. Un peu plus petit que l'intestin, il mesurait 10 centimètres de longueur environ. Juste à l'endroit

[1] Sailer et Frazier. *Univ. Penns. M. Bull.*, Philad., 1903-1904, XVI, 314-318.
[2] Trendelenburg, *in* Fehre. *Loc. cit.*
[3] Naumann. *Inaug. Diss.* Leipzig, 1901.
[4] Campbell. *Brit. Med. Journal*, 1901, I, 1263.

où le diverticule était étranglé par le ligament de Gimbernat, il existait un sillon de constriction net, avec une légère torsion sur l'axe. Au-dessus, venait une portion très congestionnée, d'à peu près 5 centimètres de long, limitée par une autre constriction où le diverticule était enroulé une fois et demie sur son axe longitudinal. La partie du diverticule comprise entre les deux volvulus était tout à fait noire, mais luisante encore. L'extrémité proximale du diverticule était congestionnée à un degré moindre.

b. *Volvulus du diverticule et de l'intestin.* — Le volvulus du diverticule peut intéresser l'intestin. Von Kryger[1] a vu chez un garçon de cinq ans opéré quarante heures après le début des accidents, « un diverticule du volume du poing, situé à 40 centimètres du cæcum, adhérent au mésentère par un cordon de l'épaisseur d'une plume d'oie, et dont le pédicule était tordu et coloré en jaune gris; le diverticule lui-même était noir. Au-dessous de lui, l'intestin grêle était étranglé, et il existait déjà de la péritonite. » De même, dans le cas de Philippovicz[2], l'intestin commençait à être intéressé : « l'anse intestinale sous-jacente au diverticule fixé à l'ombilic s'était rabattue sur lui et l'avait ainsi tordu de 180° sur son axe, si bien que la lumière de l'intestin était sténosée à son point de départ. Il existait un début de péritonite. Dugan, cité par Porter, dit que « l'intestin était tordu à l'origine du diverticule qui était également tordu sur sa base ». Le cas de Carwardine[3] est un curieux exemple de volvulus du diverticule s'étant produit pendant la vie intra-utérine. Il s'agissait d'un enfant âgé de deux jours qui fut opéré pour des accidents d'occlusion intestinale, sans qu'il fût possible de faire autre chose qu'un anus sur une anse intestinale énorme, occupant l'hypochondre et le flanc droits. Mort vingt-quatre heures après. « L'autopsie montre qu'on a ouvert une cavité kystique contenant du méconium et ayant pour origine un volvulus de 3 tours du diverticule de Meckel, qu'un fin cordon imperméable unissait à l'intestin sous-jacent tandis qu'une tige mince admettant une soie de porc l'attachait à l'intestin distendu sus-jacent (bout afférent), la jonction ayant la forme d'un T renversé (⊥). Les derniers 30 centimètres de l'intestin grêle étaient vides et tortueux, et le côlon petit et non sacculé. Le méconium n'y était point parvenu. » Ici, le volvulus transmis à l'in-

[1] Von Kryger. *Münchn. Med. Wochenschr.*, 1902, n° 7.

[2] Philippovicz. *Arch. f. Klin. Chir.*, 1903, LXX, 734.

[3] Carwardine. *Brit. Med. Journ.*, 1897, II.

testin a empêché le complet développement de celui-ci. ELLIOT[1] a vu une tumeur « paraissant être de l'intestin distendu et gangrené, mais sans mésentère. Ce segment intestinal partait de la surface convexe de l'iléon et était complètement tordu sur son axe à son point d'attache.... L'iléon lui-même était tordu sur son axe et fixé dans cette position anormale par des adhérences. La lumière n'était pas complètement obstruée par la torsion. »

Dans le cas de KÖHLER[2], « à une anse intestinale plusieurs fois tordue, à 30 centimètre du cæcum, pendait un diverticule de Meckel fortement tordu à son point d'insertion sur l'intestin, comme un cordon ombilical. La pointe du diverticule présentait une adhérence récente avec la vessie; en outre, un cordon mince et ferme allait à la ligne innominée. » Les faits de LILLEY[3], LANCE[4], sont un peu plus complexes. LILLEY dit que le diverticule, distendu, « était tortillé sur lui-même, et jeté en travers de l'iléon, comprimant et déplaçant l'intestin et paralysant son action. » LANCE rapporte qu'un diverticule de Meckel « inséré sur le bord libre de l'iléon à 30 centimètres du cæcum, *entoure en entier le mésentère pour venir, par une extrémité dilatée, s'insérer sur le mésentère de l'anse d'où il est parti. Seule échappe à l'étranglement une longueur de 20 centimètres de jéjunum, au-dessous de l'angle duodéno-jéjunal.* Le diverticule a une longueur de 15 à 16 centimètres, la grosseur du petit doigt, et se termine par une extrémité renflée de la grosseur d'une petite noix, qui adhère au mésentère par des adhérences fibreuses solides. *A son point d'implantation sur l'intestin, il est tordu deux fois sur lui-même.* »

Pour expliquer cette disposition, LANCE admet que le volvulus qui a amené une inflammation du diverticule de Meckel, l'adhérence de son extrémité, et l'emprisonnement de la presque totalité du grêle, sont des phénomènes concomitants. Ceci nous amène à parler du mécanisme de production du volvulus du diverticule.

Comme le fait remarquer KELLY[5] à propos du cas de TAYLOR, c'est une erreur commune que de chercher à expliquer la rotation de toutes

[1] Elliot. *Boston M. a. S. Journ.*, 1894, CXXX, 586.
[2] Köhler. *Fortschr. d. Med.*, 1900, n° 8, p. 141.
[3] Lilley. *Brit. Med. Journ.*, 1884, I, 57.
[4] Lance. *Bull. Soc. Anatomique*, 1902, 664.
[5] Kelly. *John's Hopkins Hosp. Bull.*, Baltimore, 1901, XII, 329.

les tumeurs par une règle unique. Plusieurs facteurs interviennent, que l'on peut ainsi classer :

1° Croissance de la tumeur, et changement en conséquence dans la dimension et la forme, nécessitant un changement de position.

2° Mouvements imprimés à la tumeur par les viscères qui l'entourent.

3° Mouvements imprimés à la tumeur par la contraction et le relâchement des parois abdominales.

4° Mouvements résultant du transport ou de la succussion du corps, comme dans la marche, les changements de position.

On conçoit fort bien l'action de ces diverses causes lorsqu'il s'agit de gros diverticules, avec pédicule mince et contenu abondant (cas de Tregelles Fox, Roth, Riedel, Trendelenburg, Taylor).

Mais, lorsqu'il s'agit d'un diverticule primitivement fixé (en dehors de toute adhérence inflammatoire), il échappe en grande partie à ces influences par sa fixité même. Fehre admet alors que les anses, pénétrant de force sous le diverticule tendu, le roulent en quelque sorte sur son axe longitudinal. Il ne semble pas cependant qu'il soit possible d'expliquer ainsi tous les autres cas. Peut-être faut-il faire jouer un rôle important, sinon à la musculature du diverticule lui-même, du moins aux mouvements péristaltiques de l'intestin accrus par la résistance à la transmission au niveau du diverticule fixé.

Quoi qu'il en soit, on a vu la gravité des lésions en pareil cas. La gangrène est la règle, plus ou moins précoce, plus ou moins étendue suivant le degré de striction; elle peut être limitée au diverticule, même en un point limité de celui-ci, ou s'étendre à l'intestin. Les perforations sont fréquentes si l'on n'intervient pas tout à fait précocement, et la péritonite s'observe souvent, même sans perforation.

3° Torsion de l'intestin. — Elle peut se produire de deux façons différentes : dans le premier cas, c'est une *torsion de l'intestin sur son axe longitudinal*, dans le second cas, c'est plutôt *une torsion du mésentère* amenant la torsion de l'intestin.

Les expériences de Reignier[1] rendent bien compte de la façon dont se fait la *torsion de l'intestin autour de son axe longitudinal*. Cet auteur

[1] A. Reignier. *Bulletin de la Société Anatomique*, 1879, 279-281.

a eu l'occasion d'observer un cas d'occlusion par ce mécanisme : « le diverticule, dilaté en ampoule par les matières intestinales liquides qu'il contient, presse sur le segment intestinal sous-jacent. Outre cette compression, *il existe une rotation de ce segment sur son axe*, rotation survenue sous l'influence du poids du diverticule engoué. En soulevant le diverticule, et en exerçant sur lui quelques pressions, il est possible de faire refluer les matières qu'il contient dans le segment inférieur de l'intestin. » C'est alors qu'il eut l'idée d'étudier ce mécanisme, à l'autopsie d'un petit enfant porteur d'un diverticule libre de 7 centimètres de longueur. « En faisant passer un courant d'eau dans l'intestin, on remarque : (a) *sous une pression modérée*, le liquide, tout en entrant dans le diverticule, qu'il dilate légèrement, passe avec facilité du segment supérieur dans le segment inférieur de l'intestin ; (b) *sous une pression forte*, on voit, sous l'influence du liquide, le diverticule se dilater considérablement, et former une grosse ampoule qui, pressant sur la partie d'intestin située au-dessous, le fait tourner sur son axe et l'aplatit, de façon à en obturer la lumière. La première expérience fait comprendre comment ces diverticules, de variété simple, peuvent rester un temps très long sans causer d'accidents, parce qu'ils gênent peu la circulation des matières. La deuxième expérience explique comment ces diverticules, quoique simples, peuvent devenir à un moment donné le point de départ d'accidents mortels d'occlusion intestinale. Pour cela, il suffit qu'ils soient engoués, et cet engouement peut s'observer à la suite d'une indigestion causée par un repas trop copieux. Dans ce cas, une quantité anormale de matières encombre l'intestin grêle et la pression y devient plus forte ; les matières pénètrent dans le diverticule, mais n'en peuvent sortir qu'avec difficulté ; alors le diverticule engoué, dilaté en ampoule, comprime et fait tourner sur son axe l'anse sous-jacente. Il peut en résulter une occlusion intestinale mortelle. »

Un cas analogue a été vu par Fauvel et décrit dans la thèse d'Augier[1] : l'étranglement, qui se trouve à 97 centimètres du cæcum est dû à un diverticule qui a basculé et s'est placé l'extrémité libre en bas, entraînant une torsion de l'intestin sur son axe. Le diverticulum est rempli de matières fécales semi-liquides qui par leur poids (30 grammes environ) ont causé le basculement de cet appendice. La

[1] Augier. *Loc. cit.*

torsion sur l'axe qui résulte du básculement entraîne l'occlusion de la lumière du tube digestif. Nous produisons l'oblitération totale du canal intestinal ou nous rétablissons le cours des matières en abaissant ou en relevant alternativement le diverticule. » Cette observation a été considérée par Bérard et Delore comme un exemple d'occlusion par

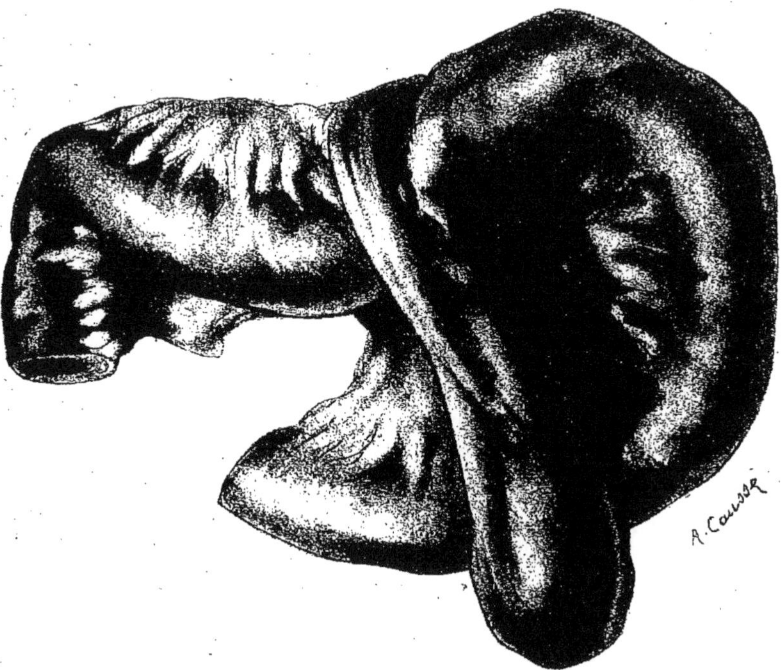

Fig. 38. — Torsion de l'intestin autour de son axe longitudinal, déterminée par la bascule du diverticule empli de matières.

torsion du mésentère. Hohlbeck[1] a vu la même disposition chez un enfant de quatre ans et demi opéré au septième jour d'une occlusion : « l'occlusion est provoquée par un diverticule de Meckel qui est adhérent à une frange épiploïque et s'est rabattu en avant et en haut autour de son axe transversal, tordant ainsi l'intestin autour de son axe longitudinal. Le diverticule était très altéré et contenait des ascarides. » Chez un homme de trente-sept ans, mort au troisième jour d'oc-

[1] Hohlbeck. *Arch. f. Klin. Chir.*, 1900, LXI, 1-11.

clusion intestinale, MACKENZIE[1] a constaté que « l'étranglement était dû à un diverticule de l'iléon long de 5 pouces environ. Il naissait du bord libre de l'iléon à 3 pouces et demi au-dessus de la valvule iléo-cæcale. Son extrémité aveugle avait contracté de fermes adhérences avec la fin de l'iléon, sur son bord libre, à 2 pouces de la valve iléo-cæcale. Le segment intestinal compris entre les deux insertions du diverticule avait pivoté sur ce diverticule pris comme axe et ainsi s'était fait l'arrêt de la circulation des matières. » Le cas de CACKOVIC[2] est des plus intéressants : « Un garçon de neuf ans tombe subitement malade d'occlusion intestinale, après avoir pris de la santonine. Il est opéré le troisième jour. On trouva, à environ 40 centimètres du cæcum, un diverticule de Meckel de 8 centimètres, placé dans le prolongement direct du bout intestinal afférent, et paraissant être sa continuation immédiate, tandis que le bout efférent, se détachant sous un angle de 90°, était tordu deux fois autour de son axe, complètement contracté et vide. Le diverticule et le bout efférent, larges d'environ 6 à 7 centimètres, étaient bourrés d'ascarides. On pratiqua la résection du diverticule, et l'on trouva quinze gros ascarides, si fortement fixés, qu'il fallut employer une certaine violence pour les retirer. » Pour l'auteur, l'étranglement se serait produit de la façon suivante : après l'administration de la santonine, les ascarides se précipitèrent vers l'issue de l'intestin, quelques-uns s'engagèrent dans le diverticule, et formèrent un obstacle pour les autres, d'ou tassement, augmentation du péristaltisme et production du volvulus.

Un exemple de la *torsion de l'intestin autour de l'axe du mésentère* nous est fourni par GIBSON HAMILTON[3]. A l'autopsie d'un garçon de six ans, il trouva, « adhérente à la paroi abdominale antérieure par des tractus récents, l'extrémité renflée en massue et dilatée d'un diverticule de Meckel, autour du pédicule duquel s'étaient tordus deux fois deux pieds et demi de l'iléon. » MORGAN CARTLEDGE[4] a opéré et guéri un homme de trente ans chez lequel il observa les dispositions suivantes : « A l'ouverture du péritoine, fit irruption hors de la plaie, une masse d'à peu près 7 pouces de long (18 centimètres), d'apparence d'une grosse saucisse... On vit qu'elle naissait sur l'intestin grêle et

[1] Mackenzie. *Pathol. Society's Trans.*, Lon., 1890, p. 127.
[2] Cackovic (M. de). *Centralbl. f. Chir.*, 1902, p. 766.
[3] Gibson Hamilton. *Lancet.* 1888, II, 6 octobre.
[4] Morgan Cartledge. *Med. Age.*, Détroit, 1895-1896, XIV, 263.

était comme lui grandement distendue. Le point d'obstruction était à environ 5 pouces *au-dessous* du diverticule et, aussi bien qu'on peut le comprendre, c'était une *torsion* qui devait avoir été produite par lui. Il existait en effet une torsion bien nette, fixée par l'adhérence d'un

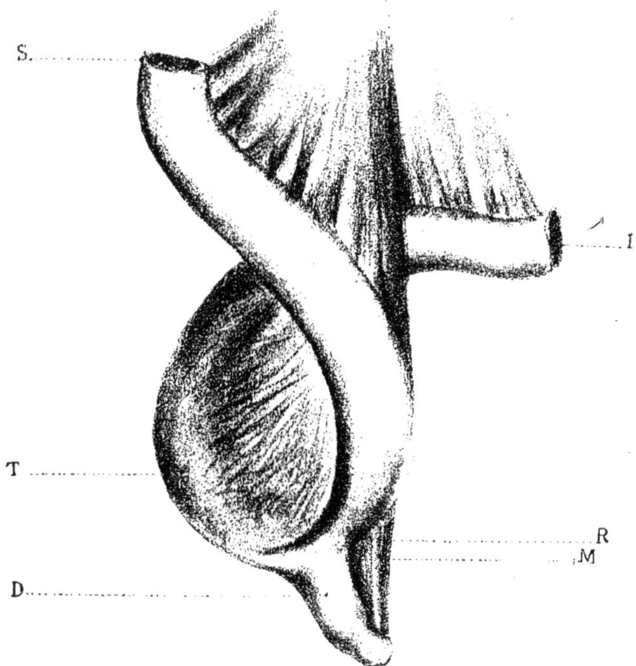

Fig. 34. — Torsion de l'intestin autour de l'axe du mésentère (d'après Bérard et Delore).
S. Bout supérieur; I. Bout inférieur; D. Diverticule, avec M son méso; R. Rétrécissement de l'intestin au-dessus du diverticule; T. Torsion de l'intestin autour de l'axe du mésentère.

des feuillets du mésentère. En séparant l'adhésion, la surface péritonéale fut nécessairement dénudée à moitié autour de l'intestin en ce point. La constriction levée, les gaz et les matières passèrent rapidement au-dessous du diverticule dans l'extrémité inférieure affaissée. »

Les cas de torsion de l'intestin sont encore assez rares. Presque toujours c'est un diverticule libre qui doit être incriminé, et son engouement en est le préliminaire obligé. Plus rarement le volvulus se fait en masse autour d'un diverticule fixé. Nous avons vu qu'il peut être secondaire à un volvulus du diverticule.

4° Coudures de l'intestin. — On doit comprendre sous cette désignation, non seulement les cas où les deux bouts de l'anse diverticulaire, sous la traction d'un diverticule alourdi ou par leur propre poids, tendent à se mettre en canon de fusil, mais aussi ceux où une ou plusieurs anses quelconques, venant reposer sur un diverticule fixé à

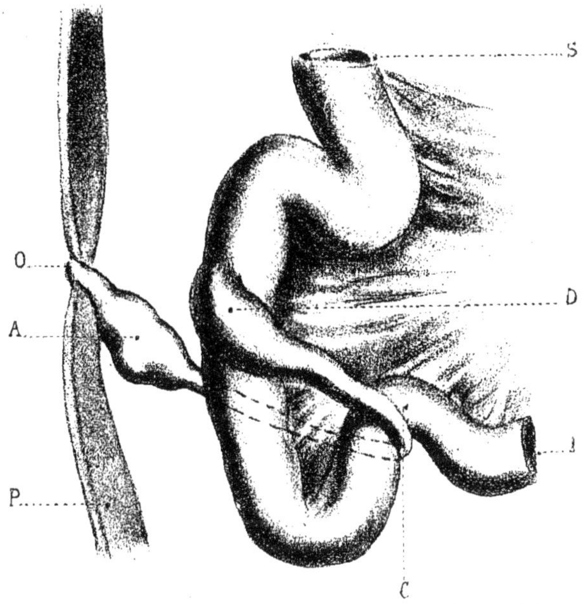

Fig. 35. — Coudure sur le diverticule tendu (d'après Bérard et Delore).

S. Bout supérieur; I. Bout inférieur de l'iléon; D, Diverticule, dilaté en ampoule A, au voisinage de l'ombilic, auquel il s'attache; C. Coudure de l'intestin sur la bride diverticulaire; P. Paroi abdominale antérieure.

l'ombilic, effacent ainsi leur lumière. Il existe de nombreux exemples de l'une et l'autre variété.

a. *Coudure des anses sur le diverticule tendu.* — Presque toujours il s'agit dans ces cas d'un diverticule fixé à l'ombilic ou dans son voisinage. Les anses grêles venant se placer au-dessus de cette corde tendue, retombent de chaque côté, et la lumière se trouve ainsi effacée. Carles et Laffargue[1] en ont publié une intéressante observation : « il s'agissait d'un jeune garçon de douze ans, qui avait fréquemment présenté des douleurs dans la région ombilicale, et un suintement de

[1] Carles et Laffargue. *Gaz. hebdom. des Sc. Méd. de Bordeaux*, 1900, XX, 259-261.

nature indéterminée au niveau de l'ombilic. Il présenta des accidents d'occlusion et fut opéré au cinquième jour. On rencontra sans grandes recherches au niveau de l'ombilic et à droite une sorte de grosse bride du volume du petit doigt, s'insérant à l'ombilic et se dirigeant dans le fond de la fosse iliaque droite. *Une anse intestinale était coudée sur cette bride*, qui paraissait constituer seule l'étranglement... Les accidents continuant après la section de la bride, on trouva à une nouvelle intervention qui eut lieu le lendemain, que le calibre de l'intestin était en un point considérablement diminué. »

La figure 35, empruntée au travail de Bérard et Delore et reproduisant un cas observé par eux, montre nettement cette disposition. Dans l'observation publiée simultanément par Auffret[1] et par Roy[2], on trouva à l'autopsie d'un jeune soldat, mort d'occlusion intestinale *en moins de douze heures*, que « tout un paquet intestinal s'était déplacé et renversé de gauche à droite sur le diverticule; celui-ci, par suite de son point d'attache à l'ombilic et du poids des intestins, était devenu une corde fortement tendue, étranglant la portion de l'intestin qui s'enroulait autour de lui. L'étranglement n'avait pas lieu seulement sur ce point d'appui, mais encore sur toutes les parties de l'intestin grêle qui avaient subi une torsion, résultant de ce renversement par dessus le diverticule. » Theinhaus, pratiquant la laparotomie pour occlusion intestinale au cinquième jour des accidents, chez un jeune homme de dix-sept ans, porteur d'une tumeur adénoïde de l'ombilic, vit à l'ouverture de l'abdomen « un cordon de la grosseur du petit doigt, allant de l'ombilic à la partie inférieure de l'iléon, et au-dessus duquel pendait une grande anse de grêle ». Comme le fait remarquer Trèves, le cours des matières est interrompu dans tous ces cas par l'effacement de la lumière de l'intestin, se produisant de la même façon qu'on peut l'observer sur un tube de caoutchouc mince placé à cheval sur un fil de fer tendu. On a encore dit que les anses intestinales se placent au-dessus du diverticule comme sur une escarpolette.

b. *Coudure par traction.* — Le plus souvent, voici comment les choses se passent : le diverticule est fixé par son extrémité distale à l'ombilic. Avant les accidents aigus, la circulation des matières se fait assez bien,

[1] Auffret. *Arch. de Méd. Nav.*, 1875, 24-34.

[2] Roy. *Rec. de Mém. de Méd. Mil.*, 1875, XXXI, 610.

[3] Theinhaus. *New-York Med. Journ.*, 1902, LXXV, 179-181.

quoique plusieurs sujets aient accusé antérieurement des douleurs abdominales péri-ombilicales. Mais, que survienne l'arrivée brusque d'une quantité considérable de liquides, de matières non digérées et même de gaz. L'anse de l'iléon ainsi distendue tombe vers les points déclives de la cavité péritonéale, et, comme elle est retenue par le diverticule, le bout supérieur tend à s'accoler par son bord concave au bord concave du bout inférieur. Il n'en faut pas plus pour supprimer la communication de l'un à l'autre, en oblitérant la lumière d'autant plus strictement que le bout supérieur s'alourdit et se distend davantage (Bérard et Delore). »

Voici plusieurs exemples de coudure de l'intestin, le diverticule étant fixé à l'ombilic : Hüber[1] a trouvé à l'autopsie d'un jeune homme de dix-sept ans, mort au deuxième jour des accidents, « un diverticule de Meckel attaché au bord antérieur de l'iléon, et dont l'autre extrémité allait se fixer à l'ombilic. Le diverticule exerçait une traction sur l'iléon, et c'est de cette manière, d'après toute vraisemblance, que l'étranglement se produisit. » Un cas de Lawrence[2] concerne un jeune garçon de dix ans mort après trente-six heures : « un diverticule long de 10 centimètres, naissant à 40 centimètres du cæcum, va s'attacher à l'ombilic à l'aide d'un cordon fibreux, long de 3cm,5. Ce cordon ligamenteux était fortement tendu, et le ballonnement de l'intestin commençait exactement au point de contact. Ce cordon était bien l'agent d'étranglement. » Wilks[3], à l'autopsie d'une jeune fille de treize ans morte au huitième jour des accidents, vit que le point d'étranglement siégeait à environ 50 centimètres du cæcum. « La portion de l'intestin au-dessus était très distendue, et celle au-dessous, contractée, pendait en bas vers le bassin, de sorte que la bride fixée en ce point tirait davantage sur elle. Cette bride se trouva être un diverticule de l'iléon, perméable sur toute sa longueur jusqu'à l'ombilic, où il se fixait et se terminait en cul-de-sac. » Un cas de Southey[4] est particulièrement intéressant, parce qu'il montre l'influence que peut avoir sur le développement de l'intestin la fixation du diverticule à l'ombilic. Il s'agissait d'une jeune fille de treize ans et demi, morte d'occlusion intestinale. A l'autopsie, « à 45 centimètres du cæcum, l'intestin est

[1] Hüber. *Petersb. Med. Wochenschr.*, 1886, p. 158.
[2] Lawrence. *Medico-Chirurgical Review*, 1842, p. 299.
[3] Wilks. *Lancet*, 1864, II, 547.
[4] Southey. *Clin. Society's Trans.*, 1872, V, 163.

subitement resserré jusqu'à un diamètre de 13 millimètres, et un diverticule de 13 centimètres de long, de calibre assez grand pour admettre le petit doigt, part de l'intestin et va s'attacher par son extrémité à l'ombilic. Au-dessous du rétrécissement, jusqu'à la valvule iléo cæcale, *l'intestin était plus petit que d'habitude.* » D'ailleurs, le rétrécissement de l'intestin s'observe fréquemment lorsque le diverticule est fixé à l'ombilic : dans un autre cas, Southey l'a vu, immédiatement au-dessus du diverticule, être si resserré qu'il admettait à peine l'extrémité du petit doigt. Un rétrécissement existait aussi chez le malade de Carles et Laffargue.

Mais la coudure de l'intestin par traction peut se produire dans d'autres conditions. Dans le cas de Gillette [1] qui a été rapporté aussi par Godet [2], le diverticule était compris dans le mésentère. « On constate, au point où l'intestin cesse d'être distendu, un rétrécissement intestinal de 2 centimètres ; la paroi intestinale est souple, sans production néoplasique. Il s'agit probablement d'un rétrécissement inflammatoire chronique. Au niveau et au-dessous de ce rétrécissement, se trouve un diverticule intestinal, long de 8 centimètres environ, affaissé comme l'anse intestinale elle-même. Ce diverticule siège à environ 20 centimètres de la valvule iléo-cæcale, vers laquelle il se trouve tendu par le mésentère. En effet, adhérent au mésentère, dans toute son étendue, ce diverticule ne forme ni un nœud autour de l'intestin, ni un pont sous lequel une anse se serait engagée. Tirant sur l'intestin, il détermine seulement une brusque coudure, augmentée encore par la distension des anses intestinales situées au-dessus de lui... L'autopsie montra que le diverticule compris tout entier dans le mésentère, est fortement tendu par lui, et que lui-même exerce une forte traction sur l'intestin. » C'était un homme de quarante trois ans, chez lequel les symptômes d'occlusion s'étaient manifestés à la suite d'une grande ingestion d'eau.

L'observation de Riecke rapportée par Cazin, est un exemple de coudure et de rétrécissement de l'intestin par fixation du diverticule dans un sac herniaire. « Dans l'intérieur de l'abdomen, à l'endroit où le diverticule se continue avec l'intestin, celui-ci est rétréci, et admet à peine l'introduction du petit doigt. Au-dessous de ce rétrécissement, il

[1] Gillette. *Union Médicale*, 1883, 3 s., XXXVI, 62-65.

[2] Godet. *Bull. Soc. Anatomique*, 1883, 389.

est vide et a perdu le tiers de son calibre, dans tout son trajet, jusqu'à l'anus. Au-dessus, il est distendu par des gaz et forme un sinus du triple du volume normal. » Ailleurs, c'est un diverticule *libre* qui, engoué ou bien ayant subi la transformation kystique, détermine par son poids la coudure de l'anse qui le porte. A l'autopsie d'une femme de quarante-

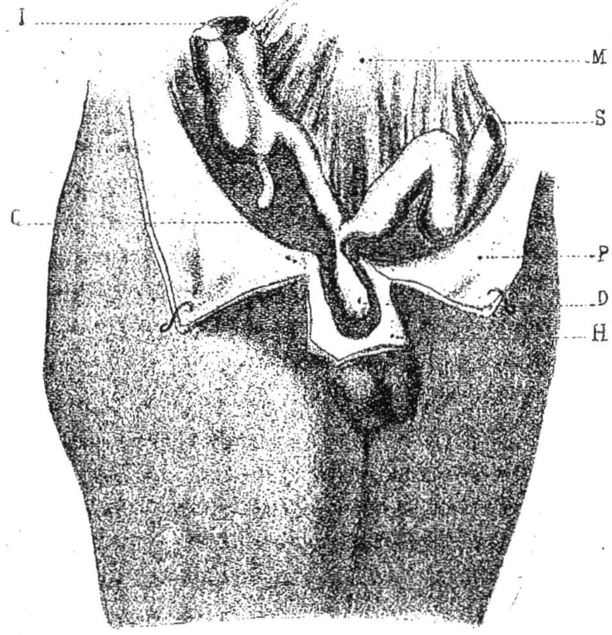

Fig. 36. — Coudure et rétrécissement de l'iléon par un diverticule fixé dans un sac herniaire H; D. Diverticule; P. Paroi abdominale (d'après Bérard et Delore).

cinq ans, morte au neuvième jour d'occlusion intestinale, W.-T. Smith[1] a vu la disposition suivante : « A 65 centimètres du cæcum on rencontra un diverticule de Meckel de 5 centimètres de longueur, 6 millimètres de diamètre à sa base, élargi à son extrémité libre. Il avait un mésentère rudimentaire. *L'intestin, à la base du diverticule, était replié longitudinalement sur lui-même, et les surfaces opposées étaient devenues adhérentes.* Le calibre de l'intestin était ainsi réduit de moitié et sa perméabilité diminuée. Il semblait que le diverticule s'était replié par

[1] W.-T. Smith. *Amer. Journ. Surg. a. Gyn.*, Saint-Louis, 1902-1903, XVI, 42.

son propre poids, quand il était plein, emportant avec lui la portion de l'iléon où il prenait son origine. L'iléon, sur une distance d'environ 65 centimètres entre ce point et la valvule iléo-cæcale, était réduit comme calibre à la dimension de la partie stricturée, et juste au-dessus de la valvule, des brides de tissu inflammatoire s'étendaient transversalement. » Enfin dans un cas de Walzberg, cité par Halstead, un diverticule libre, ayant subi la transformation kystique, déterminait par son poids une coudure de l'iléon sur lequel il était implanté.

B. **Compression de l'intestin.** — C'est le plus souvent par le mécanisme de la compression que se produit l'occlusion due au diverticule de Meckel. Tantôt le diverticule, libre, s'enroule autour des anses, formant des *nœuds diverticulaires* plus ou moins complexes ; ces faits sont rares. Dans la très grande majorité des cas, il s'agit au contraire d'un diverticule primitivement fixé, le plus souvent au mésentère. Les adhérences du diverticule sont très fréquemment congénitales, mais elles peuvent être aussi pathologiques. Quoi qu'il en soit, il en résulte la formation, soit d'un *anneau* presque complet, dans lequel l'intestin s'engagera et sera resserré, soit d'une *bride* plus ou moins tendue, susceptible de comprimer les anses voisines.

a. *Nœuds diverticulaires*. — Les nœuds diverticulaires ont été décrits par Parise, dans son *Mémoire* de 1851 à l'Académie de Médecine, d'après cinq observations. « Le diverticule, *libre de toute adhérence*, se contourne autour d'une ou deux anses intestinales, qu'il étreint par un véritable nœud, que j'appelle nœud diverticulaire, pour le distinguer du nœud intestinal.

Il existe deux formes d'étranglement par nœud diverticulaire, suivant l'état de simplicité ou de complication du nœud constricteur. Dans la première forme le diverticule saisit une anse intestinale et constitue avec elle un nœud simple à rosette ; c'est le *nœud diverticulaire à anse simple*. Dans la deuxième forme, qui constitue le *nœud diverticulaire à anse double*, deux anses sont engagées dans le nœud. Quelle que soit la forme du nœud, deux conditions anatomiques sont nécessaires, il faut : 1° que le diverticule soit long (8 à 9 centimètres) pour se nouer avec l'intestin ; 2° que son extrémité soit assez large pour se dilater en ampoule et maintenir la fixité du nœud. Cette ampoule terminale, distendue par les gaz y retenus par la compression du corps du diverticule, fait l'office de boulon ou mieux d'un nœud solide fait sur un des chefs d'un nœud coulant pour en assurer la solidité. Le mécanisme du nœud simple est facile à saisir. Quant au nœud à anse double, voici comment il se constitue : le diverticule étreint deux anses, placées l'une au-dessus, l'autre au-dessous de son origine. De ces anses, l'une est essentielle à la formation du nœud, c'est l'*anse podale* ; l'autre n'est qu'accessoire, puisqu'on peut la dégager sans détruire l'étranglement, lequel se trouve ramené à la forme simple ; c'est l'*anse rotatoire*, ainsi nommée parce qu'elle est enroulée sur son pédicule et parce qu'elle ne peut pénétrer dans le nœud qu'à la condition de cette rotation » (voir fig. 38).

Les exemples de nœuds diverticulaires tels que les comprenait PARISE sont rares. ANNEQUIN [1] a cependant vu « un diverticule de 12 centimètres de longueur sur 2 de diamètre, qui s'était enroulé circulairement autour de l'anse étranglée, puis était venu repasser au-dessous de sa propre origine et avait engagé son extrémité libre dans une éraillure du mésentère située à 5 centimètres environ au-dessus du cæcum. Cette extrémité, qui était hémisphérique, s'était dilatée en ampoule, au point de ne plus pouvoir retourner en arrière. La constriction était consolidée par quelques exsudats, aussi n'a-t-il pas été possible de dénouer le nœud diverticulaire. »

CONCATO [2], CRUVEILHIER [3], disent simplement que le diverticule formait un nœud autour de l'intestin grêle. La pièce décrite par SHAW et PERRY [4] montre « une anse d'à peu près 2 pieds et demi de long, étranglée par un diverticule situé à 30 pouces au-dessus du cæcum. Ce diverticule passe autour des parties afférente et efférente de l'intestin et forme une anse dont l'extrémité libre est prise entre l'intestin étranglé et sa propre partie terminale. » Ce dernier cas, comme celui d'ANNEQUIN, répond exactement à la description donnée par PARISE du nœud diverticulaire à anse simple : « Le diverticule saisit l'anse qui lui est supérieure ou inférieure, en contourne le pédicule, passe au-dessous de sa propre origine, en se plaçant entre elle et l'intestin qui lui a donné naissance et enfin se dilate en ampoule. » Cette dilatation en ampoule est pour PARISE la *clef de l'étranglement*. Au début, la constriction n'est pas très forte et le cours des matières n'est pas suspendu

[1] Annequin. *Dauphiné Médical*, 1895, XIX, 201.
[2] Concato. *Riv. Clin. di Bologna*, 1871.
[3] Cruveilhier. *Gazette des Hôpitaux*, 1872, 1021.
[4] Shaw et Perry. *Guy's Hosp. Reports* 1893. Lond., 1894, I, 574.

mais, le corps du diverticule se comprimant de plus en plus par l'extension de l'anse étranglée, le nœud tend à devenir de plus en plus fixe. Le diverticule jouerait donc un rôle actif. Quant aux causes qui déterminent la production du nœud, ce seraient les mêmes causes occasionnelles qui se retrouvent à l'origine de toutes les occlusions :

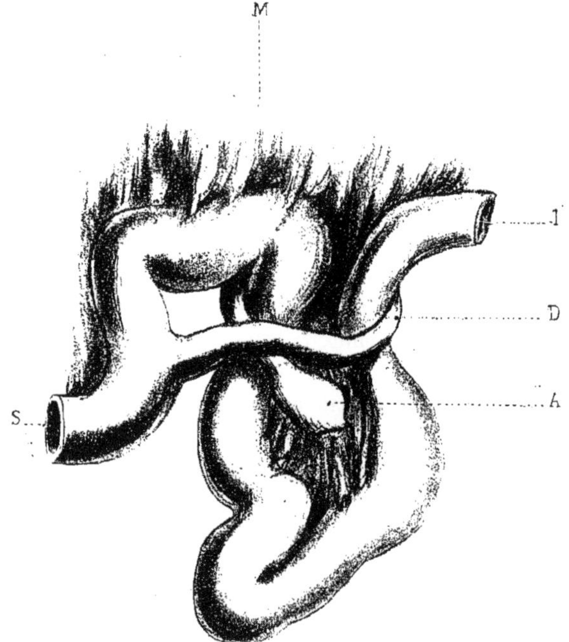

Fig. 37. — Nœud diverticulaire à anse simple (d'après Bérard et Delore).
D. Diverticule ; A. Son ampoule terminale.

mouvements tumultueux de l'intestin et du diverticule, par écarts de régime, secousses, violences portant sur la région abdominale, etc.

C'est d'après un cas unique, de Lévy [1], que Parise a décrit le *nœud diverticulaire à anse double* : « La portion de l'intestin comprise dans l'étranglement, depuis l'anneau constricteur jusqu'à sa sortie, a 2 mètres au moins de longueur ; elle comprend toute l'extrémité inférieure de l'iléon, à l'exception des 12 derniers centimètres qui tiennent à la valvule iléo-cæcale : elle se compose de deux anses à peu

[1] Lévy. *Gazette Médicale de Paris*, 1845, p. 129.

près de même longueur. Appelons *supérieure* la première anse, celle qui se continue avec le bout supérieur de l'iléon, et *inférieure*, celle qui se prolonge vers le cæcum. Ces deux anses se continuent l'une avec l'autre et sont réunies par un *nœud* qui est formé de la façon suivante : Au point de réunion des deux anses, vers le milieu de la portion étranglée, on voit naître, du bord libre de l'intestin,

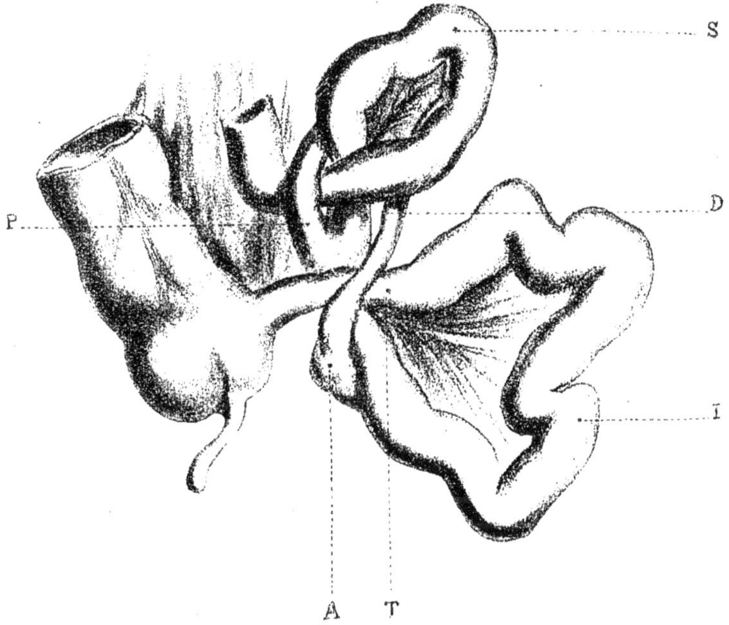

Fig. 38. — Nœud diverticulaire à anse double (d'après Bérard et Delore).
P. Bout proximal du diverticule ; D. Partie moyenne du diverticule ; A. Ampoule terminale ; S. Anse supérieure
I. Anse inférieure.

un diverticulum long de 10 centimètres, formé par toutes les tuniques de l'intestin, dont il a le calibre lorsqu'il est insufflé et se terminant en une extrémité arrondie ; mais il n'a plus cette forme lorsqu'on l'examine en place. Dilaté à son origine, il se rétrécit à sa partie moyenne en manière d'un cordon aplati et se dilate en une ampoule terminale arrondie, distendue par des gaz, au point d'égaler le volume d'un gros œuf de poule. Le diverticulum remonte vers le bout supérieur, se courbe à gauche, embrasse le pédicule de l'anse supérieure, se contourne à droite, reparaît à gauche en s'engageant dans l'angle de bifurcation qui lui a donné naissance, et se termine par une ampoule qui presse sur le côté gauche de cette bifurcation.

D'où l'on voit déjà que l'anse supérieure avec son diverticulum représente un nœud, dont l'un des chefs, le supérieur, formerait une rosette ou un nœud coulant et dont l'un des chefs serait terminé par un autre nœud solide ou mieux par un tampon destiné à maintenir la solidité du nœud coulant. En effet, si, après avoir un peu relâché le nœud, on tire sur le bout supérieur de l'intestin, on peut amener toute l'anse intestinale supérieure, défaire le nœud et détruire l'étranglement. Si au contraire on tire sur l'anse tout entière ou seulement sur son bout le plus voisin du diverticulum, on l'étreint davantage. L'extrémité renflée du diverticulum a donc joué un rôle essentiel dans l'étranglement; celui-ci eût disparu à l'instant, si elle se fût vidée des matières liquides et gazeuses qui la distendaient.

Quant à l'anse inférieure, voici sa disposition : l'intestin, après avoir formé le nœud et formé le diverticulum, continue à descendre, décrit une anse d'un mètre de long, revient vers le nœud qu'il traverse et va se terminer au cæcum après un trajet de 12 centimètres.

On ne comprend la formation de cette anse et son entrée dans le nœud, qu'en admettant qu'elle avait éprouvé sur son pédicule un mouvement de rotation de bas en haut et de droite à gauche, en vertu duquel elle a exécuté un tour sur elle-même, entraînant avec elle le diverticulum, avant que celui-ci eût embrassé l'anse supérieure.

En résumé, l'anse intestinale inférieure, après s'être enroulée sur elle-même, a saisi, au moyen de son diverticulum, l'anse d'intestin située immédiatement au-dessus, en décrivant un nœud simple ; de sorte que la constriction porte sur trois points et intercepte deux anses avec leur double pédicule mésentérique. »

L'observation de Périer [1] est un autre exemple de nœud diverticulaire, qu'il n'est pas sans intérêt de rapporter ici, comme un exemple des difficultés insurmontables que l'on pourrait avoir à lever l'étranglement lors de l'intervention. Il s'agissait d'un jeune grenadier, mort d'occlusion intestinale au troisième jour. « A l'autopsie, nous apercevons sur le mésentère un anneau étroit, contenant avec une portion du

[1] Périer. *Journal de Méd. et Chir. Militaires*, 1860, 3. s. IV, 462-475.

mésentère deux tubes de l'intestin grêle appartenant à des points de cet intestin très distants l'un de l'autre, anneau paraissant tenir réunies comme en un bouquet un certain nombre d'anses intestinales. Cet anneau, qui forme un lien circulaire complet, assujetti par un nœud, ce que l'on voit en relevant par en haut la masse intestinale étranglée, semble être formé par une partie d'intestin grêle fortement distendu et ramassé par sa torsion à l'état de corde, sa cavité devant être ainsi complètement effacée. *Le mésentère et les deux tubes de l'intestin grêle étranglés par le nœud que l'on examine, le sont à ce point qu'il est impossible de faire passer, entre eux et le nœud qui les étreint, une sonde cannelée.* On remarque qu'à côté des anses étranglées, il existe une bosselure intestinale ovoïde, située au voisinage du nœud et paraissant se terminer en cæcum. Dans l'état où se trouvent les parties, il est impossible de reconnaître les rapports anatomiques de cette portion de l'intestin. On enlève l'intestin avec son mésentère et on ponctionne le petit cæcum de forme ovoïde. C'est alors que l'on voit que cette ampoule termine un appendice partant de l'intestin grêle, et formant à lui seul le lien, cause d'étranglement. L'ampoule ovoïde assurait la solidité du nœud constricteur. La portion d'intestin étranglée était longue de $1^{m},55$; $1^{m},35$ appartenait à la partie d'intestin grêle située au-dessus du diverticule, 20 centimètres à la partie située au-dessous. Le diverticule, après avoir enveloppé les anses intestinales supérieures à son origine, à la fin de ce premier tour, était venu saisir le bout inférieur de l'intestin, à 20 centimètres au-dessous de sa propre insertion. Le mode de production de cette occlusion intestinale n'en reste pas moins une mystérieuse action, que les lois physiologiques que nous connaissons ne suffisent pas à expliquer. Les principales difficultés pour le comprendre viennent de l'inégalité de proportion qui existait entre la longueur du lien, qui n'atteignait que 10 à 12 centimètres, et le volume des parties étranglées. Pour reproduire artificiellement le nœud qui s'était formé spontanément, deux mains habiles eussent été peut-être insuffisantes. Pour tenter d'obtenir un pareil résultat, il eût été nécessaire d'étreindre fortement dans une main les parties autour desquelles le lien devait s'étendre et de procéder avec l'autre à l'enroulement fixé par un nœud simple. De quels mouvements énergiques a dû être animé le diverticule pour arriver seul à de pareils résultats ! »

Ainsi donc, pour Périer, comme pour Parisé, le diverticule est *actif* dans la formation du nœud diverticulaire. Ce n'était pas l'opinion de Grüber [1]. Pour cet auteur, le diverticule a d'abord formé une boucle, un nœud, dans lequel l'anse intestinale, seule active, s'engage peu à peu, sous l'action des mêmes causes occasionnelles. Mais Grüber n'a pas précisé les conditions de formation primitive de la boucle ou du nœud diverticulaires.

Quant à l'ampoule terminale, qui est la *clef de l'étranglement*, elle serait *primitive* pour Parise, et *secondaire* pour Grüber. Il suffit de se reporter à la description anatomique et aux figures pour voir que *normalement*, beaucoup de diverticules se terminent en ampoules et présentent même un ou plusieurs faux diverticules, qui se laisseront aisément distendre par les gaz ou les matières. Il est probable que seuls, ces diverticules seront susceptibles de produire des nœuds diverticulaires, dont l'ampoule terminale ne sera que l'exagération d'une disposition préexistante.

Comme nous venons de le voir, les nœuds diverticulaires peuvent être extrêmement serrés. On conçoit qu'en pareil cas les lésions de l'intestin seront précoces et profondes.

b. *Etranglement par brides ou anneaux formés par le diverticule fixé.* — Nous avons trouvé, sur 233 cas d'occlusion, abstraction faite de l'invagination et du volvulus ;

19 cas sans aucun détail relatif à la situation du diverticule;
19 diverticules libres;
11 — fixés, sans précision;
56 — — à l'ombilic;
64 — — au mésentère;
25 — — à l'intestin grêle;
11 — — à la paroi abdominale antérieure;
11 — — au gros intestin et ses dépendances (mésos);
8 — — au bassin;
4 — — à la paroi abdominale postérieure;
2 — — à la colonne vertébrale;
1 — — à la vessie;
1 — — à l'épiploon;
1 — intramésentérique.

[1] Grüber. *Petersb. Mediz. Zeitschr.*: 1861, n° 2.

Nous avons vu d'autre part que le diverticule fixé à l'ombilic produit le plus souvent l'étranglement par traction et angulation, ou bien par coudure de l'intestin sur le diverticule tendu. Mais, lorsque le diverticule se trouve fixé au mésentère, à l'intestin, aux parois du bassin, soit par un filum terminale, soit par des adhérences inflammatoires, reliquats de poussées de diverticulite antérieure, il en résulte la formation de brides ou d'anneaux plus ou moins complets, au-dessous desquels, sous l'influence d'une des causes occasionnelles signalées plus haut, l'intestin pourra s'engager et rester étranglé[1].

L'anneau ou la bride peuvent être formés uniquement par le diverticule lui-même fixé par son extrémité, ou bien par le diverticule prolongé par un cordon fibreux; dans le premier cas, on observera plutôt une compression large de l'intestin, dans le second, un véritable étranglement interne. Il faut bien reconnaître cependant qu'en pratique il est le plus souvent impossible de distinguer ces deux ordres de faits : car certains diverticules sont très réduits dans leurs dimensions, au point de ne pas dépasser le volume d'un crayon, d'une plume d'oie, tandis que d'autres ont le même calibre que l'intestin ; d'autre part, dans un anneau d'étranglement, il est assez malaisé de préciser la part qui revient, dans la production des accidents, au diverticule, et celle qui revient au cordon fibreux qui le fixe. Les vraies compressions larges ne s'observent guère que dans les entérokystomes, dont nous n'avons pas à nous occuper pour le moment.

Nous rappellerons ici que Grüber, tout en admettant avec Parise les nœuds diverticulaires, soutenait que le rôle actif revenait non pas au diverticule, mais à l'intestin, qui s'engagerait peu à peu dans une boucle, ou un nœud, primitivement formés par le diverticule. Les cas d'étranglement par ce mécanisme sont de beaucoup les plus nombreux. Nous décrirons quelques-uns des plus nets.

L'*anneau* peut être presque complet, l'extrémité du diverticule venant quelquefois se fixer sur l'anse même qui le porte, au voisinage de sa base. Dans le cas d'Odenius[2], « le diverticule, long de 6 centimètres, se fixait par son autre extrémité à l'iléon, à 7 ou 8 centimètres au-dessus de son implantation. Dans l'anneau ainsi formé, toute la partie supérieure de l'iléon était étranglée. » Chez le malade de

[1] Walther (*Bull. Soc. de Chir.*, 1903) dit avoir vu un diverticule fixé à une corne utérine; il s'agissait d'adhérences inflammatoires.

[2] Odenius. *Jahresb. über der Fortschr. d. Ges. Med.*, 1884, II, 197.

JACKSON[1], « le diverticule, né de l'iléon à 85 centimètres du cæcum, adhère fermement et largement par son extrémité aveugle au côté opposé du même intestin, formant ainsi un anneau où se sont engagés tous les intestins compris entre le diverticule et le cœcum. » Il s'agit évidemment dans ces cas d'adhérences inflammatoires. Mais il n'en est plus de même dans les cas suivants, où la fixation du diverticule sur l'intestin se fait par un cordon fibreux arrondi. ESCHRICHT[2] a vu un diverticule de 8 centimètres de longueur, qui, « fixé à l'iléon par un cordon fibreux très mince partant de son extrémité et venant s'insérer près de sa base, formait ainsi un anneau complet, dans lequel étaient étranglées 3 anses, fortement distendues et gangrenées. » FAWSSETT et JOWERS[3] décrivent ainsi la disposition qu'ils ont rencontrée : « On trouva une masse consistant en plusieurs anses grêles affaissées, fortement serrées par un mince cordon, qui venait de l'extrémité d'un diverticule de Meckel, et s'attachait à l'intestin, formant ainsi un anneau à travers lequel les anses avaient glissé. » Ce qui montre bien qu'il s'agissait d'une adhérence congénitale, c'est qu'ici la cavité du diverticule se prolongeait à une certaine distance dans l'intérieur de ce cordon, ce qui permit aux auteurs de faire une « diverticulostomie de décharge » en coupant l'extrême pointe du diverticule.

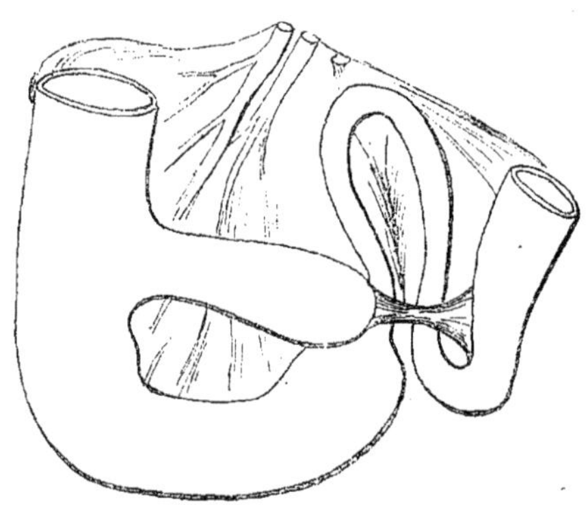

Fig. 39. — Compression de l'intestin par une bride unissant le sommet du diverticule à une anse iléale (Clutton).

Lorsque le diverticule est fixé au mésentère, l'anneau est généralement incomplet. Il en est de même lorsque la fixation est faite à la paroi ou à un autre viscère. En pareil cas, il s'agit presque toujours de brides plus ou moins tendues, au-dessous desquelles viennent s'insinuer les anses grêles. Il faut comprendre dans cette description les faits décrits par BÉRARD et DELORE sous le non d' « obstruction par écra-

[1] Jackson. Cité par Fitz, *loc. cit.*

[2] Eschricht. *Müller's Archiv. f. An. u. Phys.* Berlin, 1834.

[3] Fawssett et Jowers. *Lancet*, 1900, I, 1585.

sement de l'intestin sous le diverticule tendu. » Morton[1] a vu, chez une jeune fille de douze ans, un diverticule de 4 centimètres, qui allait se fixer à l'ombilic par un cordon fibreux arrondi. « L'intestin était étranglé au-dessous du diverticule. » A ce propos, Trèves fait remarquer que ce mécanisme est loin d'être habituel, et que, dans presque tous les cas d'étranglement au-dessous du diverticule, celui-ci était adhérent en d'autres points qu'à l'ombilic, et principalement au mésentère. Il pense que les cas publiés sous cette dénomination sont des volvulus. Cependant, il existait dans le cas précité un sillon de constriction net et limité, et aucune trace de volvulus.

Toutefois, l'adhérence au mésentère est bien de beaucoup la plus fréquente, et nous en citerons quelques cas parmi le grand nombre. Carle et Charvet[2] ont vu un diverticule de 12 centimètres qui se terminait par une bride fibreuse de 6 à 7 centimètres allant se fixer sur le mésentère. L'intestin s'était étranglé au-dessous de cette bride. Gally[3] a trouvé « une anse grêle engagée et étranglée sous une bride cylindrique de la grosseur d'une plume d'oie, dont une extrémité s'insère sur le bord libre de l'intestin grêle, tandis que l'autre représente une dilatation ampullaire qui était adhérente au mésentère, d'où formation d'un anneau où s'étaient étranglés 35 centimètres d'intestin, sphacélé par places, avec une perforation. » L'observation de Gross[4] montre un fait curieux, et que nous n'avons pas retrouvé ailleurs, l'étranglement du cæcum sous la bride diverticulaire : « par suite d'une adhérence au mésentère, le diverticule formait un anneau dans lequel étaient engagés, d'une part l'extrémité du cæcum et la partie la plus voisine de l'intestin grêle, d'autre part, et en sens inverse, une longueur d'intestin de 65 centimètres. L'étranglement a plus spécialement porté sur cette dernière, qui était sphacélée. » Dans un cas de Halstead[5], « un diverticule de 5^{cm},5 de longueur, et un peu plus grand que l'iléon, était attaché à la racine du mésentère, à une courte distance du point d'origine du diverticule, par un cordon fibreux de 7^{cm},5 de longueur, qui contenait une veine emplie de sang, semblant communiquer avec la veine mésentérique. A travers l'anneau ainsi formé,

[1] Morton. *Lancet*, 1900, I, 452.
[2] Carle et Charvet. *Province Médicale*, 1897.
[3] Gally. *Arch. Provinciales de Chirurgie*, 1898.
[4] Gross. *In* Thèse Chevalot, Nancy, 1894-1895, n° 6.
[5] Halstead. *Annals of Surgery*, 1901, XXXV, 471.

une anse s'était étranglée. » HENNERICI[1] rapporte que, « chez un jeune homme de vingt et un ans, un diverticule de 8 centimètres, situé à 1,m67 du cæcum, et fixé au mésentère par un cordon solide de 3 centimètres de long et de l'épaisseur d'une plume, avait formé un anneau dans lequel s'était étranglée toute la partie de l'intestin comprise entre l'origine du diverticule et le cæcum. »

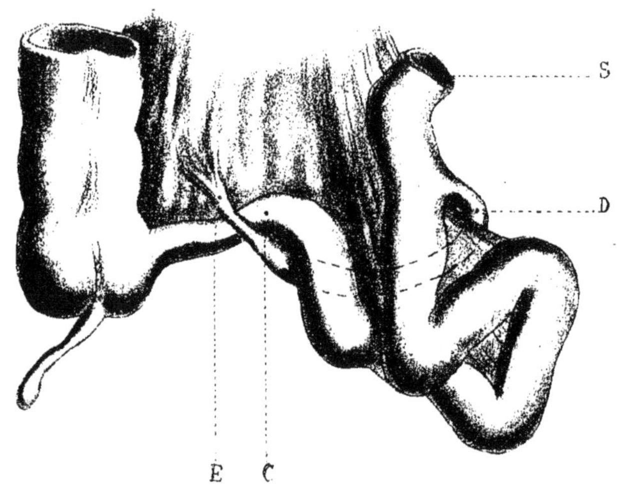

Fig. 40. — Occlusion par le diverticule fixé au mésentère (d'après Bérard et Delore).

Les cas de MOORE[2], ODERFELD[3], TOWNSEND[4], sont d'autres exemples du même mode d'occlusion.

Dans les observations de GUINARD[5], HALLÉ[6], JAMAIN[7], MOREAU[8], PITTS[9], l'étranglement se faisait encore au-dessous du diverticule qui était fixé, respectivement, au mésocôlon iliaque près du rectum, par

[1] Hennerici. *Corr. Blatt der ärtzl. Ver. im Rheinland*, 1883, p. 24.
[2] Moore. *Journ. Amer. Med. Assoc.*, Chicago, 1902, XXIX, 810-813.
[3] Oderfeld. *Gaz. Lekarska*, cité *in* Lancet, 1892, I, 273.
[4] Townsend. Cité par Fitz.
[5] Guinard. *Bull. Soc. de Chirurgie*, 1898, XXIV, 189.
[6] Hallé. *In* Th. Cazin, *l. c.*, p. 73.
[7] Jamain. *Bull. Soc. Anatomique*, 1841, XVI, 74.
[8] Moreau. *Journ. de Méd. et de Chir., Mil.*, 1860, 3. s. IV, 476.
[9] Pitts. *Lancet*, 1882, I, 607.

un cordon dur; à la paroi abdominale, un peu au-dessus de l'anneau inguinal du côté droit; aux appendices épiploïques du côlon descendant; au côlon ascendant; au cæcum. Citons également le cas curieux de MAC ARTHUR, rapporté par MILES F. PORTER, dans lequel l'appendice, étranglé seul par le diverticule, s'était perforé, déterminant une péritonite qui amena la mort malgré l'intervention.

Dans certains cas, il semble que ce soit le filum terminale qui joue le principal rôle dans la production de l'étranglement. Chez l'opéré de ERDMANN[1], le diverticule de 6 centimètres, était fixé à l'ombilic par une longue extension fibreuse, « qui était littéralement liée autour de l'intestin malade ». Chez celui de GANGOLPHE[2], « le diverticule se terminait par un filament long, qui avait étranglé en l'entourant le pédicule d'une anse voisine. Celle-ci était en partie sectionnée, et les matières commençaient à s'en échapper ». Avec HOHLBECK[3], « on voit à 40 centimètres du cæcum, une anse iléale étranglée par un cordon enroulé autour de son pédicule. Vers le bas, le cordon formant le nœud se trouve en communication avec un diverticule long de 23 centimètres, dont les parois sont tendues au maximum, et la séreuse colorée en noir, ainsi que celle de l'anse étranglée ».

Ailleurs, c'est le diverticule lui-même qui semble avoir été transformé dans son entier en une bride, agent de l'étranglement. MINTZ[4] nous dit simplement qu'un diverticule, situé à 80 centimètres du cæcum, était converti en une bride solide, qui joignait l'iléon au-dessus de l'endroit emprisonné. MACKAY[5] rapporte « qu'un cordon, placé profondément sur le plancher de la cavité abdominale, liait au-dessous de lui une anse grêle, à peu près à 40 centimètres du cæcum. Ce cordon, *venant de l'iléon terminal*, se dirigeait en haut et à gauche, jusqu'à se fixer sur le méso-côlon transverse. à peu de distance de son attache spéciale... Nulle part dans le diverticule on ne put trouver trace de lumière, même à 2 centimètres de son origine ». TAYLOR[6] a opéré une jeune fille de vingt ans au septième jour, et décrit ainsi la bride, cause des accidents : « C'était un long cordon, reste du diver-

[1] Erdmann. *Annals of Surgery*, 1900, XXXII, 709.
[2] Gangolphe. *In* Camichel, Thèse de Lyon, 1893.
[3] Hohlbeck. *Arch. f. Klin. Chir.*, 1900, LXI, 1-11.
[4] Mintz. *Deutsche Zeitschr. f. Chir.*, XLVIII, p. 301.
[5] Mackay. *Lancet*, 1900, I, 1068.
[6] W.-J. Taylor. *Ann. of Surgery*, 1903, XXXVII, 111.

ticule de Meckel, qui encerclait complètement l'intestin grêle, et passait à travers un trou dans le mésentère, pour aller se fixer à une autre anse intestinale, liant ainsi fermement et étranglant le canal intestinal. C'était une simple bande fibreuse de 3 millimètres de diamètre, n'ayant pas de membrane muqueuse ni de canal. »

Plusieurs fois, c'est le mésodiverticule qui s'est montré l'agent de l'étranglement. Il en est ainsi dans le cas de Duret[1] : « On vit à l'in-

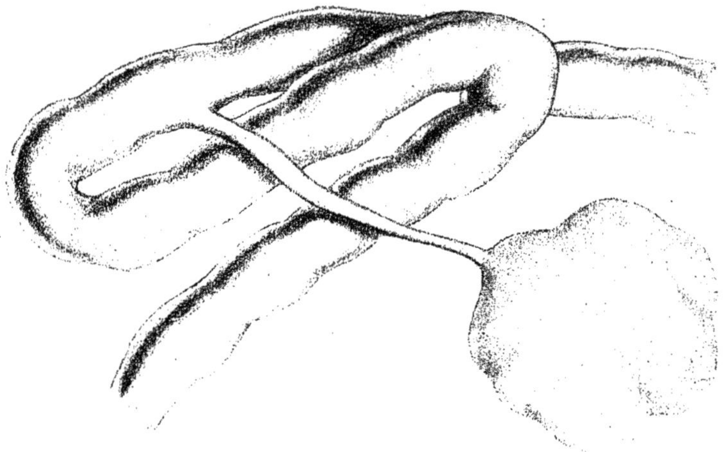

Fig. 41. — Compression de l'intestin par un diverticule dont l'extrémité distale est dilatée en forme de kyste (M.-F. Porter).

tervention une anse affaissée portant un diverticulum en doigt de gant, ayant à peu près 4 à 5 centimètres de long et de même calibre que l'intestin lui-même, ce diverticulum est lui-même affaissé. A un centimètre au-dessus de lui, nous trouvons l'agent de l'étranglement. Il est constitué par une bride mésentérique, formée par le mésentère particulier du diverticulum, qui passe comme un pont, au-dessus de l'intestin dans la partie immédiatement sus-jacente au diverticulum. Il va se terminer au sommet de celui-ci et présente une largeur de 3 centimètres. D'autre part, après un parcours de 5 à 6 centimètres, il va se perdre profondément dans le mésentère intestinal, avec lequel il se continue. Au dessus de la bride, l'intestin est distendu ; au-dessous, il est affaissé ». On a observé l'étranglement de l'intestin à travers une

[1] Duret. *Journ. des Sc. Méd. de Lille*, 31 mai 1899.

boutonnière du mésodiverticule, lorsque celui-ci est assez développé. Dans ces cas, le principal rôle dans la production de l'étranglement paraît être joué par les vaisseaux omphalo-mésentériques, oblitérés ou non, qui forment une bride fortement tendue. W. Blair Bell[1] raconte qu'un jeune homme de quatorze ans fut opéré au onzième jour pour des accidents d'occlusion ayant débuté à la suite de l'ingestion de noyaux de prunes. « Nous trouvâmes le grêle distendu, pincé entre un diverticule de Meckel attaché par une extrémité à l'iléon, et par l'autre à la paroi abdominale au niveau de l'ombilic, et une bride accessoire, qui,

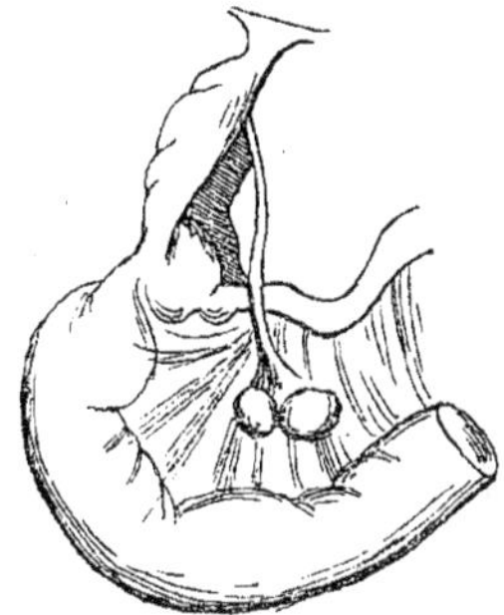

Fig. 42. — Etranglement à travers le méso-diverticule (Greenhow).

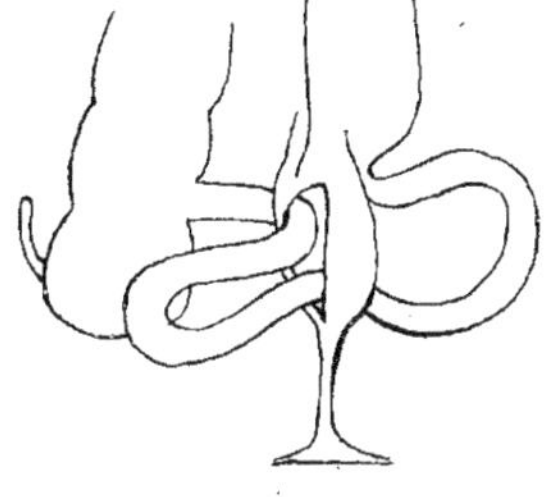

Fig 43. — Etranglement à travers un orifice du mésodiverticule (Greenhow).

je le suppose, contenait les vaisseaux omphalo-mésentériques oblitérés. L'intestin était complètement sphacélé au point d'implantation du diverticule. Il existait en ce même point une sténose ancienne. » Une disposition analogue se retrouve dans un cas de Greenhow[2] à l'autopsie d'un enfant de sept ans, mort d'occlusion intestinale au septième jour, on trouva, « attaché à la paroi abdominale antérieure en face de l'ombilic, un cordon gras fibreux de 1 centimètre de longueur, qui aboutissait à l'extrémité d'un diverticule de Meckel bien développé, presque égal en calibre à l'iléon d'où il naissait. Ce diverticule long d'environ 9 centimètres, était libre sur 5 centimètres, mais les 4 centimètres restants, en même temps que plusieurs anses d'iléon affaissé, semblaient être inclus dans une ouverture en forme d'anneau, située dans le mésentère du diverticule. A l'examen, cet anneau se

[1] W. Blair Bell. *Liverpool Med. Chir. Journ.*, 1901, XXI, 140-153.

[2] E.-H. Greenhow. *Clin. Soc. Trans.*, 1881, XIV, 24-30.

trouva principalement formé par un cordon gras fibreux, de l'épaisseur d'une corde à fouet, allant du diverticule vers le mésentère général, en passant en travers de l'iléon. Dans le cas présent, le mésodiverticule était de dimensions inaccoutumées, et il avait été bordé par le cordon ci-dessus qui, en raison de sa situation, correspondait aux restes de la veine omphalo-mésentérique. L'anneau s'était formé par le détachement de ce cordon du mésodiverticule. On ne peut pas affirmer si ce détachement était acquis ou congénital. On crut cependant qu'il s'agissait d'une déchirure. » Le diverticule semblait donc avoir participé à l'étranglement, mais les figures de l'auteur ne sont guère démonstratives à cet égard. William Sheen[1] a vu l'étranglement se produire par le même mécanisme, chez un jeune enfant de vingt et un mois, porteur d'une tumeur adénoïde diverticulaire. Celle-ci fut enlevée aux ciseaux et le moignon cautérisé. L'enfant mourut une semaine après, avec des symptômes abdominaux et on crut à une péritonite. Mais l'autopsie montra « un diverticule de Meckel, creux jusqu'à un pouce de l'ombilic, auquel il était attaché par un cordon solide. L'intestin était étranglé à travers un trou du mésodiverticule, sur une longueur de plus de 60 centimètres, comprenant toutes les anses depuis l'origine du diverticule jusqu'au cæcum ; il est de plus tordu dans l'anneau mésentérique, et sur le point de se perforer à son bout proximal. La force du cordon constricteur du mésodiverticule est surtout due à ce qu'un vaisseau le parcourt. »

Enfin, nous rappellerons que l'étranglement interne peut reconnaître pour cause des brides fibreuses tendues dans la cavité abdominale, mais dont les connexions sont celles des vaisseaux omphalo-mésentériques, ce qui permet de déterminer leur origine. Il en est ainsi dans le cas de Mahomed[2]. Cet auteur décrit un cordon fibreux qui occasionna la mort par occlusion intestinale. Ce cordon s'étendait du mésentère à l'ombilic. Sheen le considère comme un reste du canal vitello-intestinal. L'absence de connexions avec l'intestin nous le ferait plutôt considérer comme un reste des vaisseaux omphalo-mésentériques.

C. **Obstruction proprement dite**. — L'obstruction n'a jamais été observée comme la cause immédiate et directe des accidents d'occlu-

[1] W. Sheen. *Bristol. M. Chir. Journ.*, 1901, XIX, 310-321.

[2] Mahomed. *Pathol. Soc. Trans.*, 1875. XXVI, 117.

sion. Cependant, il est probable qu'on la retrouverait souvent à l'origine. Plusieurs fois, le poids des matières que renfermait un diverticule libre engoué, a déterminé des torsions de l'intestin. Dans le cas de Cackcovicz, c'est l'obstruction du diverticule et du bout afférent par une grande masse d'ascarides qui a déterminé le volvulus de l'intestin efférent. Dans celui de Blair Bell, l'obstruction par des noyaux de prunes avait commencé. Comme le fait remarquer cet auteur, c'est sans doute ainsi que les choses se passent : dès que l'arrêt des matières s'est produit, il y a une exagération des mouvements péristaltiques, qui, si l'obstacle n'est pas vaincu, est susceptible de produire des volvulus ou des torsions diverses de l'intestin, surtout lorsque celui-ci est fixé en un point limité, par un diverticule attaché à l'ombilic, par exemple. L'obstruction est grandement favorisée par les rétrécissements de l'intestin.

D. **Rétrécissements de l'intestin.** — Les rétrécissements de l'intestin sont loin d'être rares. Il est probable que, s'ils ne causent pas par eux-mêmes les accidents, ils agissent en favorisant l'obstruction et par suite les vices de position secondaires de l'intestin. Dans le cas précité de Blair Bell, il existait un rétrécissement *au-dessus* de l'origine du diverticule et l'on y trouva à l'autopsie un noyau de prune et quelques débris végétaux. Chez l'opéré de Courtin [1], les accidents persistent après la section d'une bride se rendant à l'ombilic, sur laquelle une anse était coudée. « A une nouvelle intervention, on trouve qu'en un point, le calibre de l'intestin est considérablement diminué ; en outre, il est le siège d'une congestion intense. La portion de l'iléon sous-jacente est aplatie, décolorée. » Le point précis du rétrécissement n'est pas ici nettement indiqué. Dans les cas de Gillette, Rogie et Franchomme, il est *au-dessus* du diverticule. Godet [2] décrit ainsi les lésions dans le cas de Gillette : « On constate, au point où l'intestin cesse d'être distendu, un rétrécissement de 2 centimètres, dans un point où l'intestin est collé absolument sur le mésentère (?). La paroi intestinale est souple, sans production néoplasique. Il s'agit probablement d'un rétrécissement inflammatoire chronique, blanc au centre, et présentant une teinte ecchy-

[1] Courtin. Observ. publiée par Carles et Laffargue. *Gaz. hebd. des Sc. Méd.*, Bordeaux, 1900, XX, 259.

[2] Godet. *Bull. Soc. Anat.*, 1883, 389-392.

motique à la périphérie. Au niveau et au-dessous de ce rétrécissement, siège un diverticule intestinal, long de 8 centimètres, affaissé comme l'anse intestinale elle-même... Adhérent au mésentère dans toute son étendue, il détermine en ce point une brusque coudure. » L'observation de Rogie et Franchomme[1] montre bien le rôle important, et jusqu'ici peu connu, de ces rétrécissements siégeant au point d'insertion du diverticule. « En un point qui se trouve à un mètre de l'embouchure iléo-cæcale, se trouve un étranglement de l'intestin, très marqué. Cet étranglement se trouve au niveau d'un coude dont la convexité regarde en bas et à droite. Du sommet de ce coude part un diverticule qui se dirige vers l'extrémité inférieure du cæcum, et se rencontre par son sommet avec celui de l'appendice iléo-cæcal. Tous deux adhèrent par des brides au péritoine pariétal sous-jacent... Immédiatement au-dessus de l'insertion diverticulaire se trouve un second rétrécissement. L'agent d'étranglement semble être ici une sorte d'anneau fibreux qui part d'une des faces du mésentère, contourne l'intestin, et vient mourir sur la face opposée. Cette bride mesure $1^{cm},5$ de largeur. Au niveau du rétrécissement, la circonférence de l'intestin est de 4 centimètres. Au-dessous de l'étranglement, jusqu'au cæcum, la circonférence, sensiblement réduite, est, après insufflation légère, de 6 centimètres. En amont du rétrécissement, le calibre de l'intestin dans les mêmes conditions d'insufflation va en augmentant progressivement de 10 à 18 centimètres. Au-dessus du rétrécissement, les tuniques intestinales sont visiblement hypertrophiées. Quand on insuffle l'intestin par son extrémité jéjunale après avoir lié le côlon, l'air pénètre avec quelque difficulté jusqu'au bas de l'iléon, mais il s'arrête à ce niveau, et l'obstacle ne peut être surmonté. En examinant l'extrémité cæcale de l'iléon, elle se présente comme un cordon épaissi de 3 à 4 centimètres de largeur, imperméable à l'air. Cependant, par le cæcum, on peut introduire une sonde qui permet l'échappement des gaz. Ce rétrécissement paraît de date ancienne, et on ne s'explique pas dès lors comment cet individu a pu vivre sans accidents. L'atrésie est presque complète. » On conçoit fort bien qu'en pareil cas il suffit de fort peu de chose (arrêt de matières fécales concrètes, production exagérée de gaz, ingestion anormale de liquides), pour amener des accidents graves.

[1] Rogie et Franchomme. *In* Franchomme, *loc. cit.*

Southey[1], dans un de ses cas, a vu l'intestin, au-dessus de l'origine du diverticule, « si resserré qu'il ne laissait pénétrer que le bout du petit doigt ». Une autre fois, à l'autopsie d'une jeune fille de treize ans et demi, morte d'occlusion intestinale au sixième jour, il ne trouva pas d'autre lésion qu'un rétrécissement de l'intestin grêle terminal : « A 45 centimètres du cæcum, se détache un diverticule qui va se fixer par son extrémité à l'ombilic. A partir du point d'implantation du diverticule sur l'intestin, celui-ci est subitement resserré, jusqu'au cæcum, et n'a plus qu'un diamètre de 13 millimètres. » Hartmann[2], Holden[3], Smith[4], ont encore constaté des rétrécissements de l'intestin au-dessous de la base du diverticule. Hartmann remarque que l'intestin ne reprend pas son volume au niveau du point étranglé, au-dessous du diverticule; il est d'aspect grisâtre. Aussi pratique-t-il une entérectomie.

Holden a vu l'iléon « se rétrécir abruptement à partir du point où le diverticule s'embranchait ». Dans le cas de Smith, le calibre de l'iléon terminal était également réduit, sur une étendue de 65 centimètres, depuis l'origine du diverticule jusqu'au cæcum.

Guiter[5], Sheen[6] ont observé le rétrécissement de l'intestin, non plus au voisinage de la base du diverticule, mais sur une anse plus ou moins éloignée, à laquelle le diverticule adhérait par sa pointe. Guiter donne la description suivante : « on voit, vers la terminaison de l'iléon, une des anses les plus inférieures donner naissance à une sorte de diverticule qui se dirige d'abord de gauche à droite puis, presque aussitôt, contourne la dernière portion de l'iléon, non loin de la valvule iléo-cæcale, pour venir s'insérer sur l'intestin grêle, un peu plus haut, de telle sorte que ce diverticule forme comme une cravate un peu serrée autour de la terminaison de l'iléon. Mais ce n'est pas à ce niveau que semble s'être produit l'étranglement, car il est assez facile de faire glisser l'intestin à travers cette cravate. *L'obstacle paraît siéger au point où le diverticule vient prendre insertion par son extrémité terminale.* Si l'on essaie de faire passer un courant d'eau par le bout supérieur,

[1] Southey. *Clin. Soc. Trans.*, 1872, V, 159-163.
[2] Hartmann. *Bull. Soc. de Chir.*, 1898, XXIV, 202-205.
[3] Holden. *Lancet*, 1881, I, 908.
[4] Smith. *Amer. Journ. Surg. a. Gyn.*, Saint-Louis, 1902-1903, XVI, 42.
[5] Guiter. *Bull. Soc. Anatomique*, 1881, 337-339.
[6] Sheen. *Loc. cit.*

l'eau est arrêtée à ce niveau. Il semble qu'il se soit produit là comme une sorte de travail phlegmasique local... Le diverticule prend insertion, en partie sur l'intestin, en partie sur le mésentère, par un tissu fibreux qui bride l'anse intestinale à ce niveau ; celle-ci, incisée, permet à peine l'introduction d'une plume à écrire à travers la partie ainsi rétrécie. » Dans le cas de SHEEN, « un diverticule de 10 centimètres de longueur, implanté sur l'iléon à 65 centimètres du cæcum, s'était fixé secondairement par sa pointe au même iléon, à 12 ou 15 centimètres de la valvule iléo-cæcale. *L'obstruction de l'iléon se produit au point d'attache de la pointe du diverticule,* laquelle attache était faite par quelques adhérences courtes et fermes. L'intestin était presque perforé en cet endroit. L'intestin était également quelque peu resserré sur deux points, au-dessus du siège véritable de l'obstruction : 1° A l'endroit où le diverticule s'enroulait autour de l'iléon, à son point d'origine; 2° A l'endroit où une anse passait sous le diverticule rabattu.

Il faut donc se rappeler que les rétrécissements de l'intestin ne sont pas rares chez les sujets porteurs de diverticules de Meckel. Ce fait a une importance capitale au point de vue des indications thérapeutiques, et il faudra toujours y songer lorsqu'on se trouvera en présence d'une occlusion due au diverticule. Ces rétrécissements peuvent être *congénitaux*, nous en avons cité des exemples dans notre première partie. Mais, le plus souvent, il semble que l'on se trouve en présence de *rétrécissements inflammatoires chroniques*. Ce sont ceux-là que l'on observe au point de coudure de l'intestin par un diverticule fixé, aux points de fixation secondaire du diverticule par des adhérences, inflammatoires ou non. Enfin, il ne faudra pas oublier non plus que, dans certains cas, loin d'être limitée à un point de l'intestin, la sténose peut intéresser toute la partie terminale de l'iléon et rendre parfois nécessaires des interventions plus complexes.

Les *rétrécissements néoplasiques*, par cancer du diverticule, ne sont pas connus. OTTO FRIED[1] a bien publié un cas de sarcome primitif du diverticule de Meckel (?) : il s'agit d'un aliéné cachectique chez lequel on trouva à l'autopsie une tumeur du volume du poing, à $1^{m},20$ du

[1] Otto Fried. Ein Fall von primären Sarkom des Meckelschen Divertikels, *Inaug. Diss.* Erlangen, 1902.

cæcum, suspendue à l'intestin par un court pédicule formé par un diverticule intestinal de la grosseur d'une cerise, autour duquel la tumeur forme une enveloppe ferme. Les caractères donnés ne permettent pas d'affirmer que l'on ait eu affaire à un vrai diverticule de Meckel.

Mais, en dehors des cas d'atrésie complète par excès d'involution du canal omphalo-mésentérique, incompatibles avec la vie, le rétrécissement de l'intestin coexistant avec un diverticule ne paraît pas déterminer par lui-même l'occlusion, au moins dans la plupart des faits. Cependant, chez l'opéré de Courtin, ainsi que chez ceux de Guiter et Sheen, il semble avoir joué le plus grand rôle dans la production des accidents. En règle générale, le rétrécissement, quel qu'en soit le siège, semble agir en favorisant l'obstruction et par suite l'exagération du péristaltisme normal, d'où production secondaire des vices de position ou des étranglements par bride que l'on retrouve presque toujours comme facteurs d'occlusion.

E. **Cas complexes.** — On peut voir plusieurs des mécanismes indiqués ci-dessus se combiner pour produire l'occlusion. C'est ainsi que dans le cas précité de Sheen, il y avait à la fois des rétrécissements multiples de l'intestin, une coudure au point d'implantation de la pointe du diverticule, et une torsion longitudinale de l'anse basale. Beale et Williams[1] ont observé un exemple de torsion du mésentère compliquée de coudure sur le diverticule tendu : « Nous voyons deux anses, noires, dont le mésentère s'était tordu sur lui-même et qui en outre étaient tombées sur un diverticule allant de l'iléon à la ligne blanche, à peu près à un pouce au-dessous de l'ombilic, donnant ainsi une obstruction mécanique surajoutée. » Leichtenstern[2] a vu, dit-il, « un étranglement très compliqué qui, sur le vivant, n'aurait pu être éclairci et logiquement traité. Une anse intestinale longue de 50 centimètres, entre le cæcum et le diverticule, s'est d'abord placée au-dessus du diverticule, puis son extrémité s'introduisit entre sa base et le diverticule en contournant celui-ci de bas en haut. Elle s'engagea enfin dans une fente du méso diverticule et formait un nœud sur le bord libre de la fente. » Avec Chiari[3], ce sont des coudures et torsions multiples de l'iléon, par adhérences inflammatoires, dont le

[1] Beale et Williams. *Lancet*, 1856, II, 49.
[2] Leichtenstern. *Deutsche Med. Wochenschr.*, 1888, p. 237.
[3] Chiari, *Prag. Med. Wochenschr.*, 1887, n° 48.

centre est à l'appendice vermiforme, mais auxquelles participent le diverticule. SCHMIDT[1] a publié une observation analogue, dans laquelle il fut très difficile, même à l'autopsie, de trouver la portion d'iléon sous-jacente au diverticule.

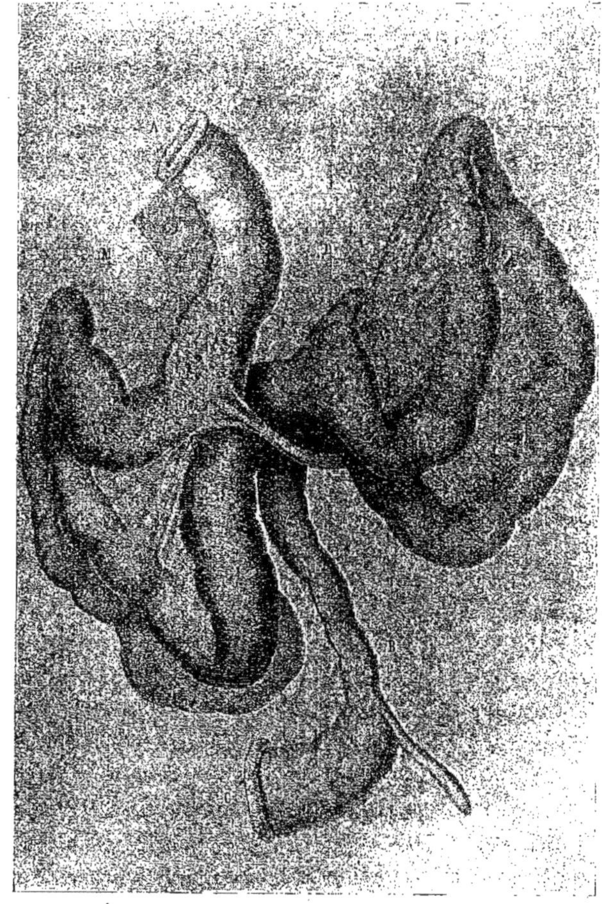

Fig. 44. — Coudures et torsion de l'intestin (Bouvier).

F. **Lésions du diverticule.** — Nous avons signalé au fur et à mesure les lésions de l'intestin dans l'étranglement d'origine diverti-

[1] Schmidt. *Deutsche Zeitschr. f. Chir.*, 1900, LIV, 144-160.

culaire. Elles ne présentent rien de particulier pas plus que les lésions de péritonite concomitante. Quant aux lésions du diverticule lui-même, elles sont inconstantes, et variables. Elles sont surtout mar-

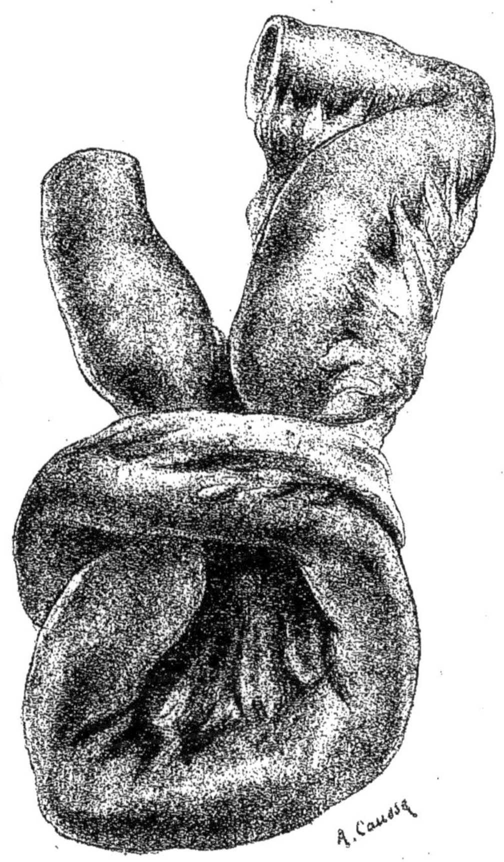

Fig. 45. — Torsion longitudinale de l'intestin. Compression des deux bouts par le diverticule et son méso.

quées dans les cas d'étranglement par anneau diverticulaire : l'intestin emprisonné exerce à son tour une pression excentrique sur le diverticule, d'où production de troubles circulatoires mécaniques pouvant aboutir à la gangrène. En pareil cas, il est assez commun de voir les lésions surtout marquées à la base du diverticule, à son point d'implantation sur l'iléon (Cruveilhier[1], Jackson[2], Heiberg[3], Neumann[4], Ulmer[5], Zumwinkel[6]) où l'on trouve souvent une perforation. Nous ne pensons pas pour cela que ces faits doivent être rangés parmi les diverticulites, car il s'agit de lésions secondaires à une occlusion mécanique et l'intestin lui-même est ordinairement lésé, quoique à un degré moindre.

ÉTUDE CLINIQUE

L'occlusion due au diverticule de Meckel, quel qu'en soit le mécanisme, se présente le plus souvent sous la forme de l'occlusion aiguë, à début soudain, à marche rapide, à terminaison fatale si elle est abandonnée à elle-même.

Mais, si le début est presque toujours soudain, il n'est pas rare de retrouver, dans l'histoire des malades, des troubles antérieurs du côté de l'intestin. Et c'est là un des grands arguments de ceux qui veulent voir la diverticulite à l'origine de toute occlusion diverticulaire. Certes, les cas de diverticulite produisant des fixations secondaires d'un diverticule primitivement libre, ne sont pas très rares, mais il ne faut pas croire qu'on doive nécessairement les rencontrer à l'origine de toute occlusion. La fixation *congénitale* de l'intestin à l'ombilic, au mésentère, à l'intestin, suffit pour expliquer ces troubles : le péristaltisme de l'intestin demande, pour s'exercer dans des conditions normales, la parfaite mobilité et l'indépendance absolue de cet organe. Or, ces conditions ne sont pas réalisées si une anse quelconque se trouve attachée en un point de l'abdomen. La meilleure preuve des troubles apportés aux fonctions intestinales par la présence d'un diverticule fixé à l'ombilic, par exemple, c'est l'existence, notée par plusieurs auteurs, d'une sténose intéressant tout l'iléon terminal. Et d'autre part, pour conserver toujours le même exemple, ce ne sont pas les diverticules fixés à l'ombilic, congénitalement s'entend, qui réalisent les conditions favorables à la diverticulite : ils sont en effet

[1] Cruveilhier. *Gaz. des Hôp.*, 1872, 1021.
[2] Jackson, cité par R. Fitz, *Loc. cit.*
[3] Heiberg. *Arch. f. pathol. An.*, Bd., 54, 30-34.
[4] Neumann, cité par Franchomme, *Loc. cit.*
[5] Ulmer. *Würt-Zeitschr. f. Chir.*, 1851.
[6] Zumwinkel. *Arch. f. Klin. Chir.*, 1890, XXXIII, 838.

disposés de telle façon que les matières y pénètrent rarement, et n'y séjournent jamais.

Nous croyons donc que, en dehors de la diverticulite, la fixation anormale de l'intestin par un diverticule, suffit pour amener dans des circonstances données, la production de troubles intestinaux plus ou moins graves. Nous allons en donner quelques exemples. Une jeune fille de seize ans, opérée par J. Bell [1], et chez laquelle on trouva un diverticule de Meckel fixé à droite de l'ombilic par une bride fibreuse, « avait toujours joui d'une bonne santé, à l'exception d'attaques occasionnelles de douleurs dans l'abdomen et de vomissements, quelquefois accompagnés de maux de tête. On appelait ces attaques « attaques bilieuses » *et elle en avait souffert toute sa vie.* » L'opéré de Hartmann [2], porteur d'un diverticule fixé à l'ombilic par un cordon d'apparence fibreuse dans lequel on retrouve la structure du diverticule et de l'intestin, avait une bonne santé habituelle, mais était sujet depuis son jeune âge à des coliques revenant assez fréquemment, durant deux à quatre jours, et s'accompagnant de constipation. Keefe [3] opère un jeune homme de dix-sept ans, chez qui l'agent de l'étranglement était constitué par un cordon fibreux de 8 centimètres de longueur, unissant à l'ombilic l'extrémité d'un diverticule de Meckel. Trois ans auparavant, le malade avait souffert pendant cinq jours de douleurs abdominales violentes, de caractère intermittent, surtout marquées à droite de l'ombilic, et s'accompagnant de vomissements. De même, l'enfant de dix ans, chez lequel Lawrence [4] trouva à l'autopsie un diverticule de 10 centimètres attaché à l'ombilic par un cordon fibreux de près de 4 centimètres de longueur, avait eu, quatre ans auparavant, des accidents d'obstruction intestinale. Les mêmes accidents s'étaient produits dix-huit mois auparavant chez la petite malade de Morton [5] et avaient duré deux jours : on trouva un diverticule attaché à l'ombilic par un cordon arrondi.

Il n'est pas que la fixation du diverticule à l'ombilic qui puisse occasionner des troubles intestinaux. Le malade de Carle et Charvet [6], dont

[1] J. Bell. *Montreal Med. Journ.*, 1898, XXVII, 387.

[2] Hartmann. *Loc. cit.*

[3] J.-W. Keefe. *Boston M. a. Surg. Journ.*, 1905, CLII, 187.

[4] Lawrence. *Med. Chir. Rewiew*, 1842, p. 299.

[5] Morton. *Lancet*, 1900, I, 452.

[6] Carle et Charvet. *Province Médicale*, 1897.

le diverticule était attaché au mésentère par un petit cordon fibreux long de 6 à 7 centimètres était atteint de constipation chronique, qui l'obligeait à prendre très fréquemment des lavements. Celui de HALSTEAD[1], jeune homme de vingt-cinq ans, a eu, depuis l'âge de quatre ans, plusieurs attaques de douleurs abdominales violentes, associées à une constipation et des vomissements opiniâtres. La dernière attaque, qui se produisit il y a deux ans et demi, fut la plus violente, et l'obligea à garder la chambre pendant une semaine. Un cordon fibreux de 8 centimètres de longueur, contenant un vaisseau mésentérique rempli de sang, attachait le diverticule au mésentère.

Dans toutes ces observations, il s'agissait non de diverticulite, mais d'occlusion vraie. Nous croyons donc que la fixation du diverticule suffit à expliquer les troubles digestifs que l'on retrouve parfois dans les antécédents des malades et qui revêtent assez souvent la forme d'une obstruction temporaire. Ces troubles, que l'on pourrait appeler les *petits accidents du diverticule fixé*, reconnaîtraient pour cause, selon nous, un engouement passager se produisant au niveau de l'attache du diverticule sur l'intestin par suite d'une coudure occasionnelle, brusquement produite ou simplement exagérée.

Mais, à côté de ces cas où la fixation congénitale du diverticule explique les troubles antérieurs, il en est d'autres où l'existence d'une diverticulite est incontestable; les adhérences qui fixent un diverticule primitivement libre sont des adhérences inflammatoires. Quoique la description n'en soit pas toujours nette dans les observations, il est permis de penser qu'il s'agit d'adhérences inflammatoires, lorsqu'on voit, comme dans deux cas de HILTON FAGGE[2] ou de BRAUN[3], le diverticule fixé au mésentère par son extrémité ampullaire ou par sa partie moyenne, sans interposition de cordon fibreux. De même le malade de JEANNEL[4] avait eu certainement de la diverticulite chronique se traduisant par des troubles dyspeptiques légers, des vomissements, de la constipation habituelle, et par une adhérence de l'ampoule diverticulaire au mésentère, adhérence assez lâche, mais qui suffit à faire de l'occlusion.

Les troubles abdominaux que l'on retrouve parfois dans les antécé-

[1] Halstead. *Loc. cit.*
[2] Hilton Fagge. *Guy's Hosp. Rep.*, 1869, XIV, p. 36.
[3] Braun. *In* Boldt. *Inaug. Diss.* Marburg, 1892.
[4] Jeannel *in* Gally. *Arch. Prov. de Chir.*, 1898.

dents reconnaissent donc pour cause, tantôt, et sans aucun doute le plus souvent, la fixation congénitale du diverticule, tantôt des poussées de diverticulite, qui peuvent faire des adhérences inflammatoires.

Quoi qu'il en soit, le *début* des accidents d'occlusion est généralement brusque, soudain, survenant souvent à la suite d'une cause occasionnelle, effort, repas copieux, ingestion immodérée de fruits avec leurs noyaux, et rapidement les symptômes acquièrent leur maximum d'intensité. Exceptionnellement, le début a lieu par un malaise général, avec douleurs gastro-intestinales peu accusées, état nauséeux, céphalée légère (CARLE et CHARVET).

Une *douleur* subite, aiguë, déchirante parfois, localisée ordinairement en un point de l'abdomen, mais pouvant s'irradier diversement, avec des exacerbations causées par les contractions de l'intestin; une *constipation* complète; des *vomissements* rapidement fécaloïdes; un ballonnement douloureux du ventre, de l'oligurie; des troubles graves de la respiration et du pouls, une altération rapide du facies. Tel est le tableau clinique de l'occlusion aiguë, que nous retrouvons ici.

La *douleur* est presque toujours le premier symptôme, et le plus important. Souvent, elle atteint d'emblée son maximum d'intensité, parfois cependant elle s'aggrave dans les premières heures. Rarement continue, elle présente des exacerbations très pénibles, répondant aux contractions de l'intestin en amont de l'obstacle. Elle peut être diffuse et sans localisation précise, même au début (CARLE et LAFFARGUE, ERDMANN, HALSTEAD); le plus souvent cependant, ce caractère ne s'observe que plus tard, et, dans les premières heures il est permis de localiser assez bien les phénomènes douloureux. A vrai dire, cette localisation n'a rien de pathognomonique, et nous n'y trouvons rien qui puisse être d'un grand secours pour le diagnostic. On distingue généralement, sans qu'il y ait rien d'absolu, deux types principaux : douleur ombilicale, ou péri-ombilicale, douleur dans la fosse iliaque droite ou le flanc droit. Le type ombilical répond presque toujours aux diverticules adhérents à l'ombilic (BLAIR BELL, CAZIN, BÉRARD et DELORE); mais il s'observe aussi avec des diverticules en situation basse, fixés au mésentère ou à l'intestin (CARLE et CHARVET, FAWSSETT et JOWERS). Le deuxième type, à localisation dans le cadran inférieur droit, se voit surtout dans ces derniers cas (BRAUN, BURT).

On a observé le début des phénomènes douloureux dans le bas-ventre (GALLY), dans la région lombaire. Une jeune fille de dix-sept ans opérée trois mois auparavant par ELLIOT[1] pour appendicite chronique, fut prise de douleurs sourdes dans la région hypogastrique *gauche*. Son état s'aggravant, on l'opère, et on trouve une occlusion intestinale par un diverticule adhérent, situé à 10 centimètres du cæcum, dans la fosse iliaque droite. Comme le fait remarquer l'auteur, le siège de la douleur était éloigné de la lésion. Rarement, il n'existe pas de douleur spontanée; la pression seule la réveille, ordinairement dans la fosse iliaque droite (GROSS, GIBSON HAMILTON).

Des irradiations douloureuses peuvent se faire en divers points de l'abdomen, vers l'épigastre, dans les flancs, vers la vessie ou le rectum.

La douleur peut revêtir la forme de simples coliques, s'accompagnant parfois d'épreintes et de faux besoins, qui ne sont nullement caractéristiques de l'invagination. TRAVERS, après DE QUERVAIN, a d'ailleurs montré que le ténesme peut manquer dans l'invagination, en tout cas qu'il ne s'observe guère que dans les invaginations intéressant le gros intestin.

« La rareté des *vomissements* de matière fécale peut être considérée comme propre à la variété d'étranglement qui nous occupe », écrivait CAZIN, voulant dire par là que la mort arrive souvent avant qu'ils prennent ce caractère. En réalité, il en est ici comme dans toutes les occlusions aiguës : les vomissements sont purement alimentaires dès le début, mais ils ne tardent pas à devenir bilieux, puis fécaloïdes. Ici comme ailleurs, le siège de l'obstacle, le degré de striction des anses, la marche plus ou moins rapide des accidents sont à considérer. La mort survenant parfois en moins de vingt-quatre heures (ROY et AUFFRET, ANNEQUIN), il n'est pas surprenant de constater l'absence de vomissements fécaloïdes. Souvent cependant, ils apparaisssent dans les premiers jours, quelquefois le deuxième jour (BÉRARD et DELORE, GALLY). Dans un cas à marche subaiguë, observé par CHIARI, les vomissements fécaloïdes n'apparurent qu'à la fin de la première semaine. Quoi qu'il en soit, nous ne pensons pas qu'il faille, à l'exemple de BENNETT[2], « les accueillir avec joie », ni partager l'optimisme de BLAIR BELL[3] qui « considère que leur action bien-

[1] Elliot (J.-W.). *Boston M. a. S. Journ.*, CXLV, 408.

[2] Bennett. *Brit. Med. Journ.*, 24 mars 1900.

[3] W. Blair Bell. *Loc. cit.*

faisante débarrasse le malade du contenu septique de l'intestin grêle ». Leur apparition doit toujours être considérée comme d'un fâcheux pronostic, et il sera bon de ne pas l'attendre pour se décider à l'intervention.

L'apparition des vomissements est ordinairement précoce ; ils surviennent généralement au cours de la première ou de la deuxième journée. Smith les a vus seulement au troisième jour, Gillette au quatrième, Jalland au cinquième.

Exceptionnellement, ils font défaut et sont remplacés par des nausées.

Southey a observé des vomissements marc de café. Cockle a vu aussi des vomissements bruns, colorés par du sang.

En règle générale, la *constipation est absolue* et s'installe d'emblée, quelquefois avant les vomissements, le plus souvent après. Parfois une assez longue période de constipation a précédé l'apparition des accidents. C'est au contraire par une attaque de diarrhée qu'ils ont commencé chez un malade de Holden. Un jeune soldat observé par Nimier, chez lequel on ne put préciser le début des accidents, était entré à l'hôpital pour diarrhée et vomissements. Le ténesme a été noté plusieurs fois, en dehors des cas d'invagination. Les lavements qui sont généralement administrés dès les premiers jours, ramènent parfois des matières : on en a vu déterminer au septième jour l'expulsion de matières fécales durcies. Quelquefois aussi ils sont légèrement teintés de sang (Fawsset et Jowers). D'ailleurs la présence du sang dans les selles est loin d'être exceptionnelle, en dehors même des cas d'invagination, dont ce symptôme n'est nullement caractéristique. Besnier, Chiari, Gangolphe, ont vu du sang dans les selles, et Denpers, à l'autopsie d'un jeune soldat mort au quatrième jour des accidents, a trouvé tout l'intestin grêle, au-dessous de l'origine du diverticule, rempli de sang. Or, il s'agissait dans tous ces cas d'étranglements par bride ou anneau diverticulaire.

Plus rarement, la constipation n'est pas absolue et le cours des matières se continue, même après évacuation du bout inférieur. C'est ainsi que le malade d'Allen a une selle tous les jours, huit jours après l'apparition des premiers symptômes, jusqu'au moment où leur aggravation détermine une intervention. Chez un enfant soigné par Irwing M. Snow, l'occlusion était incomplète, quoique l'intestin fût étranglé par une bride enroulée une fois et demie autour de lui et fixant le diverticule au mésentère : on trouva, au-dessus de l'étranglement, de l'huile qui avait été poussée par un lavement, et l'arrêt des matières n'avait jamais été complet.

Mais les cas d'occlusion incomplète sont absolument exceptionnels lorsqu'il s'agit d'étranglement par bride ou anneau ; l'arrêt des matières et des gaz est en général absolu.

Il n'en est pas de même dans les cas d'invagination et surtout d'invagination du diverticule seul. Celui-ci peut être d'un volume assez restreint pour n'apporter qu'une gêne modérée au cours des matières: il en est ainsi dans deux cas de Heller, où la mort ne fut pas due à l'invagination du diverticule. Mais ici encore, dès que l'iléon participe à l'invagination, l'occlusion devient complète. Le ténesme est surtout marqué dans l'invagination iléo-cæcale. Quant à l'évacuation du sang par l'anus, elle n'est pas spéciale à cette variété d'occlusion : elle n'existait pas chez les malades de De Quervain et Travers.

Dans les cas de volvulus portant sur le diverticule seul, l'arrêt des matières peut ne pas être complet (Fehre). Mais bien souvent les symptômes ne diffèrent que fort peu de l'occlusion proprement dite, et il est impossible en clinique de les différencier.

L'*oligurie* est à peu près constante ; elle s'observe le troisième ou quatrième jour dans les cas moyens ; souvent l'*anurie* fait partie du tableau de la période terminale ; dans les cas à étranglement serré, elle peut survenir dès le premier ou le second jour (Annequin, Moreau, Cockle). Annequin a vu la rétention vésicale coïncider avec l'oligurie.

Tel est l'ensemble des signes fonctionnels. Il est impossible d'en trouver un seul qui puisse être considéré comme pathognomonique de l'occlusion due au diverticule.

Signes physiques. — Suivant l'ancienneté et la nature des accidents, *l'aspect du ventre* est variable. Il peut être dur et rétracté (Barralis), normal (Zumwinkel) ; mais dans la grande majorité des cas, il est le siège d'un ballonnement qui peut être très considérable. Souvent généralisé, surtout lorsqu'on pratique l'examen après les premiers jours, il est au début fréquemment localisé à une région de l'abdomen, à l'épigastre, à la région ombilicale, plus rarement à l'hypogastre. Très souvent le signe de Von Wahl existe, et l'on voit nettement les anses sus-jacentes à l'obstacle venir se dessiner sous la paroi. Les flancs sont affaissés, et le siège de l'occlusion sur l'intestin grêle n'est pas douteux. Le cæcum est vide et ne gargouille pas. La tuméfaction abdominale n'est pas douloureuse au début ; elle le devient lorsque la réaction péritonéale commence à se faire, en même temps qu'apparaissent dans les points déclives les signes d'un épanchement, que l'opération ou l'autopsie montrent quelquefois séreux, plus souvent séro-hématique.

C'est la percussion attentive qui révélera l'existence de cet épanchement, dont la matité contraste avec le son généralement tympanique de la région péri-ombilicale.

La palpation, lorsqu'elle est possible, et n'est pas gênée par la distension de l'abdomen, révèle l'existence d'un point ou plutôt d'une zone douloureuse. Cette zone de douleur maxima répond surtout à l'ombilic et à la fosse iliaque droite, au voisinage de la ligne médiane. Il s'agit le plus souvent dans le premier cas d'un diverticule fixé à l'ombilic ; dans le second cas, il s'agirait plutôt d'un diverticule en situation basse. Mais cette règle n'a rien d'absolu. La palpation peut encore révéler autre chose : si parfois l'abdomen se laisse également déprimer, on peut, dans certains cas, observer soit la contracture des parois, souvent celle du grand droit droit, soit une tumeur plus ou moins limitée, nettement sous-jacente à la paroi. Shaw et Perry ont vu dans la fosse iliaque droite une tumeur arrondie à bords mal limités, s'étendant en haut vers l'ombilic. On retrouve cette tumeur dans deux cas publiés par Moore ; dans l'un il s'agissait, chez un enfant de quatre ans, d'une tumeur siégeant dans le cadran inférieur droit, mobile, tympanique, et le diagnostic porté fut occlusion due au diverticule de Meckel (*sic*). Dans l'autre, qui fut opéré par Abbott, on sentait à droite de l'ombilic une masse solide, de 5 centimètres de diamètre, mate, légèrement mobile. On porta le diagnostic d'appendicite avec adhérences faisant de l'occlusion intestinale, et l'intervention montra que deux anses grêles adhéraient à la paroi ; entre elles était un diverticule fixé à la face profonde de l'ombilic. Cahier sentit par le toucher rectal une tumeur qui paraissait déprimer la paroi antéro-supérieure du rectum de sorte que, pour pénétrer dans sa cavité, il fallait diriger fortement le doigt en arrière dans la concavité sacrée. Cette tumeur était difficile à délimiter, mollasse, demi-tendue, immobile. Il porta le diagnostic d'invagination iléo-colique. L'intervention montra qu'il y avait là une masse d'intestin grêle du volume des deux poings, fortement immobilisée et enserrée par une bride en arc de cercle, de la grosseur d'un porte-plume, qui partait de l'extrémité d'un diverticule de Meckel, et venait d'autre part s'attacher aux parois du bassin, au voisinage du détroit supérieur.

Assez souvent, dans les cas d'invagination, on a noté l'existence d'une *tumeur* se présentant avec ses caractères habituels : tumeur en saucisse dans la région cæcale (HOHLBECK) ; tumeur allongée et distincte dans la fosse iliaque *gauche* (MORISON) ; tumeur en saucisse allant de la fosse iliaque droite au rebord costal droit, ferme, mobile, dure lors des paroxysmes (TERRY) ; tumeur rapidement grandissante dans la région iléo-cæcale (ZUM BUSCH). Mais la valeur de ce signe est considérablement diminuée, d'une part parce que l'invagination du diverticule seul ne donne pas de tumeur appréciable (KÜTTNER), d'autre part, parce que plusieurs auteurs n'ont jamais vu de tumeur dans les cas d'invagination du diverticule. DE QUERVAIN, STUBENRAUCH, WAINWRIGHT, CARWARDINE, sont très affirmatifs sur ce point ; dans les 3 premiers cas, il s'agissait d'une invagination iléale, dans le dernier, d'une invagination iléo-colique. Dans plusieurs observations, les caractères de la tumeur n'étaient pas assez nettement définis pour qu'on puisse affirmer qu'il s'agissait d'une tumeur d'invagination.

Dans les cas de volvulus, on ne trouve pas mentionnée l'existence d'une tumeur localisée : la réaction péritonéale, très précoce dans ces cas où la vitalité du diverticule est rapidement compromise, rend l'examen plus difficile.

Symptômes généraux. — Ils sont ceux de toute occlusion. Leur apparition est d'autant plus rapide que l'étranglement est plus serré. Le pouls s'accélère, il atteint et dépasse 120 ; en même temps il devient petit et faible, à peine perceptible. La température ne s'élève pas en général dans les premiers jours ; les jours suivants, elle traduit la réaction péritonéale et peut s'élever à 39° et 40°. L'hypothermie peut aussi s'observer (BARRALIS). Rarement, on a noté l'élévation de température d'emblée, sans traces de péritonite (NOVÉ-JOSSERAND).

L'hypothermie est fréquente à la période ultime. BÉRARD et DELORE font remarquer que l'hyperthermie signifie d'ordinaire péritonite sans perforation, ou complications pulmonaires. Au contraire, l'infection putride par perforation et la toxémie par résorption du contenu de l'intestin se traduisent plutôt par de l'algidité.

La respiration s'accélère et devient superficielle, le facies s'altère, devient terreux, les yeux s'excavent, les narines se pincent, les extrémités se refroidissent, et la mort survient dans le collapsus.

Evolution et pronostic. — Sauf un cas avéré d'invagination (O'Connor) et un cas discutable de volvulus (Riedel), on peut dire que toute occlusion due au diverticule de Meckel se termine fatalement par la mort, si l'on n'intervient pas précocement. Dans les cas moyens, la mort arrive généralement du quatrième au huitième jour.

Elle peut survenir beaucoup plus vite. Van Deveren voit une femme, qui souffrait habituellement de coliques, prise de douleurs abdominales très violentes, et mourir en *huit heures*. Il s'agissait d'un étranglement par un diverticule fixé à la face latérale gauche du cæcum. Roy a vu la mort survenir en *dix heures* : le diverticule était fixé à l'ombilic, et sur cette corde tendue s'était fait un volvulus en masse d'une grande partie de l'iléon. Jamain, Shaw et Perry ont observé la terminaison fatale après *vingt heures* ; Annequin, en *moins de vingt-quatre heures*, Ulmer en *vingt-quatre heures*, après perforation du diverticule gangrené par l'ingestion de mercure ; Huber, en *vingt-six heures*, Bougon, Annequin, Ulrich, en *quarante-huit heures*. Il s'agit ordinairement, dans ces cas suraigus, d'étranglement par bride ou par anneau diverticulaire. Certaines coudures ou torsions, avec occlusion incomplète, peuvent au contraire permettre une survie plus longue : la mort n'est arrivée que le douzième jour dans le cas de Irwing M. Snow ; le vingt et unième jour dans un cas de Good (coudure par un diverticule fixé à l'ombilic), le trente-troisième jour chez un malade de Chiari, qui refusa l'intervention, et à l'autopsie duquel on trouva des coudures et torsions complexes de l'iléon, déterminées par des adhérences partant de l'appendice et d'un diverticule de Meckel.

Tout à fait exceptionnellement on a pu noter l'existence de vices de position de l'intestin n'ayant pas déterminé d'accidents : deux observations de Heller, où un petit diverticule était invaginé seul dans l'iléon ; dans un autre cas de Good, rapporté par Hoffmann, une trouvaille d'autopsie, chez un homme de trente-deux ans mort de phtisie, montra un ancien volvulus compliqué fixé par des adhérences, volvulus de l'iléon supérieur et du côlon ascendant, dont l'origine peut être rapportée à un diverticule de Meckel adhérent à l'ombilic par un cordon fibreux.

Mais ce n'est pas sur ces données qu'il faut rester, si l'on veut apprécier le pronostic de l'occlusion due au diverticule. A ce point de vue, il est nécessaire d'envisager séparément l'invagination, le volvulus, et l'étranglement proprement dit.

En ce qui concerne l'invagination, le pronostic est un peu moins sombre que pour les autres variétés : sur 7 cas non opérés, on compte 4 morts du fait de l'invagination, 2 par affection intercurrente (il s'agit des 2 cas de Heller, où le diverticule était seul inverti), et une guérison spontanée par élimination du cylindre invaginé, avec le diverticule. Il s'agissait d'un enfant de treize ans, vu par O'Connor au huitième jour des accidents. Le soir même, il eut une grande selle, qui le soulagea beaucoup ; la plus grande partie de cette selle était de l'intestin, il y avait là 28 centimètres d'iléon, avec le diverticule, cause des accidents. Il persista seulement un peu de diarrhée, et un an après, l'enfant était en parfaite santé. Toutefois, même dans les cas d'invagination, il sera bon de ne pas compter sur un aussi heureux dénouement.

Quant au volvulus, sur 6 cas non opérés, on compte 6 morts. C'est qu'ici, la gangrène et la perforation du diverticule sont fatales et rapides, et se font en pleine cavité péritonéale. Peut-être le cas de Riedel, où il s'agissait d'un hémodiverticule sans gangrène, n'aurait-il pas déterminé d'accidents mortels.

Si nous passons maintenant à l'étranglement proprement dit, nous voyons que *sur* 88 *cas non opérés, on compte* 88 *morts*. Ces chiffres se passent de tout commentaire, et montrent suffisamment la nécessité absolue de l'intervention chirurgicale.

DES INDICATIONS OPÉRATOIRES DANS L'OCCLUSION INTESTINALE PAR LE DIVERTICULE DE MECKEL

La laparotomie s'impose, dès que se pose, avec de grandes probabilités, le diagnostic d'occlusion intestinale par étranglement interne. — En règle générale, le diagnostic ne dépasse pas cette précision ; et les cas sont exceptionnels où le diagnostic pré-opératoire d'occlusion par le diverticule de Meckel a été nettement et rationnellement spécifié. Oderfeld[1] déclarait que ce diagnostic n'avait jamais été fait. Après avoir dépouillé en détail la totalité des observations publiées, nous

[1] Oderfeld. Cité in *Lancet*, 1892, I, p. 273.

ne relevons que les quatre faits de Bell[1], de Theinhaus[2], de Moore[3] et de Keefe[4], où s'est affirmée cette parfaite exactitude du diagnostic.

Et cette imprécision a des excuses. D'abord, ainsi que nous l'établirons, l'occlusion diverticulaire ne se caractérise point par des symptômes personnels ou par des signes de certitude. D'autre part, s'il est exact qu'un grand nombre de faits autrefois catalogués « occlusion », « passion iliaque », « coliques de miserere » doivent être classés comme appendicite et si la connaissance des diverses formes de cette dernière affection a singulièrement raréfié les cas d'iléus vrai, en revanche, dans la période contemporaine, l'appendicite a tellement dominé la pathologie abdominale que, très souvent, c'est ce diagnostic qui a prévalu, s'est imposé de façon prépondérante ou exclusive à l'esprit des médecins, et, malheureusement, a parfois contribué à apporter des délais d'observation dans une affection qui n'en supporte point. Enfin, il faut reconnaître aussi que le rôle du diverticule comme agent d'étranglement intestinal est méconnu des praticiens, parce que les livres classiques écourtent le chapitre concernant cette variété de l'occlusion et parce que, dans les traités français surtout, les types anatomiques en sont insuffisamment distingués.

Certes, il ne faut pas exagérer la fréquence de cette éventualité, mais encore convient-il d'y songer. Durham, colligeant 1.839 cas d'occlusion intestinale, trouve 75 faits d'occlusion par le diverticule, soit une proportion d'un cas sur vingt-cinq. Totalisant les cas publiés, nous avons réuni : 24 faits d'intervention pour invagination ; 14 pour volvulus ; 140 pour autres variétés d'occlusion diverticulaire. C'est un contingent déjà important. Qui pourrait dire le chiffre des malades emportés, en clientèle courante, sans diagnostic et sans proposition d'intervention, ou après une vaine entérostomie faite *in extremis*, par l'étranglement diverticulaire?

Intervenir précocement : le précepte est, ici, aussi impératif qu'il l'est en matière d'étranglement herniaire serré. Perdre du temps, c'est laisser la striction intestinale aboutir à la nécrose, aux lésions perforantes, et même, dès les premières heures, à ces lésions ecchymotiques de l'anse qui, après l'intervention, peuvent devenir mortelles

[1] Bell. *Montreal Medical Journal*, 1898, XXVII, p. 387.

[2] Theinhaus. *New York Medical Journal*, 1902, LXXV, 179-181.

[3] Moore. *Journal Am. Med. Association*. Chicago, 1902, XXIX, p. 810-813.

[4] Keefe. *Boston Med. and Surg. Journal*, 1905, CLII, 187.

par le sphacèle secondaire ou par la septicémie péritonéo-intestinale issue de la migration microbienne à travers la paroi endommagée.

Et il faut savoir que ces lésions marchent, dans certaines formes d'occlusion diverticulaire très étroite, avec une grande rapidité. En voici quelques exemples propres à ruiner les idées de temporisation : VIGNARD[1], laparotomisant son malade dès la vingtième heure, est forcé de réséquer plus de 40 centimètres d'anses grêles, noirâtres, « truffées et faisandées, avec thromboses vasculaires et infiltration sanguine du mésentère » ; ERDMANN[2], intervenant au second jour, trouve un paquet d'anses grêles gangrénées (l'autopsie, qui ne tarda point, montra que le sphacèle s'étendait sur une longueur de sept pieds), étranglées par une bride diverticulaire fixée à l'ombilic; BATTLE[3], opérant à la quarante-huitième heure, doit réséquer $1^m,15$ d'intestin sphacélé ; au troisième jour, CORNER[4], HOHLBECK[5] trouvent l'anse en pleine gangrène.

Sans doute, l'étranglement diverticulaire n'a pas toujours cette forme de striction étroite, aux lésions rapides : il y a des types anatomiques moins serrés et l'on explique ainsi que des guérisons opératoires aient pu être obtenues par des interventions retardées jusqu'au neuvième jour (MAC GILL), dixième jour (ALLEN), onzième jour (DELORE et BÉRARD), et même jusqu'au quinzième jour (MOORE). Mais il serait d'un périlleux enseignement de tabler sur le succès de ces opérations tardives ou sur l'exception de ces conditions anatomiques.

Lorsqu'on construit, comme nous l'avons laborieusement établi, le tableau des interventions rangées par date de l'opération, on voit combien ce calendrier devient funèbre dès la sixième journée : au huitième jour, on ne compte qu'un seul « rescapé » sur quatre opérés ; au neuvième jour, un seul sur cinq. A mesure que se complètent les lésions de striction intestinale, les chances de guérison opératoire se raréfient. Et cela s'explique : tandis qu'aux premières heures l'intervention peut être simple, rapide, exactement réparatrice

[1] Vignard et Pinatelle. *Bulletin Médical*, 1903, I, p. 375-376.

[2] John F. Erdmann. Report of three cases of intest. obstr. due to Meckels diverticulum. *Medical Record*, New York, 1900, LVIII, 645.

[3] W.-H. Battle. Acute abdomen. *Lancet*, 1906, I, 431-432.

[4] E.-M. Corner. *Lancet*, 1904, I, p. 1412.

[5] Hohlbeck. *Archiv. für Klinische Chirurgie*, 1900, LXI, 1 11.

puisque les lésions sont à leur minimum, au contraire, les interventions retardées ont à compter avec des lésions aggravées, nécrotiques, compliquées par les adhérences, par l'infection.

Il en résulte que, par une progression inversement proportionnelle, l'opération devient d'autant plus longue, plus difficile, obligée à des solutions plus graves, telles que la résection intestinale et l'entérorraphie, d'autant plus défavorablement entreprises que, à ce moment, l'état des forces du malade est plus atteint, épuisé souvent par d'inutiles tentatives médicales, telles que purgations et lavement électrique, et ne pouvant tolérer qu'une intervention brève. Aussi, après ces opérations en retard, quand elles peuvent s'achever (Smith, Gibson Hamilton et d'autres qui ne l'ont point publié les ont interrompues pour n'avoir point un décès sur table), les suites sont constantes et ne sont pas brillantes : l'opéré est reporté dans son lit, avec un pouls filant, avec des extrémités froides et meurt en quelques heures. Quand il échappe à ce collapsus immédiat, la situation n'est pas sûre : deux jours après, trois ou quatre jours parfois, il est emporté par une infection péritonéale due à la nécrose secondaire des parois intestinales, au delà de la portion serrée.

Donc, le progrès décisif à poursuivre dans cette chirurgie de l'étranglement interne, en général, et de l'occlusion diverticulaire, en particulier, consiste dans l'accélération de l'intervention. La sécurité de la laparotomie aseptique, sa précision technique, nous permettent de formuler que, dans un milieu convenablement outillé pour les diverses éventualités de cette intervention, aux conditions d'une absolue asepsie et d'une suffisante expérience en chirurgie abdominale de la part de l'opérateur, il est indiqué d'ouvrir le ventre d'un malade dès que l'analyse méthodique des symptômes oriente le praticien vers le diagnostic probable d'un étranglement interne. Erreur pour erreur, la règle déjà formulée par Obalinski [1] de la laparotomie précoce, dût-elle rester purement exploratrice, expose à moins de risques que la tendance aux interventions différées, où le péril croît avec l'heure. Sur 31 malades non opérés, qu'Hilgenreiner a étudiés au point de vue de la date de la mort, 18 avaient déjà succombé à la fin de la quatrième journée. On voit quels faibles délais ce chiffre laisse à la temporisation.

[1] Obalinski, Ueber Laparotomie bei Darmverschluss. *Archiv. für Klinische Chirurgie* Bd 48, S, I.

Toutefois, cette règle de l'intervention précoce, de la « Früh opération », ne doit point aller jusqu'à faire passer l'indication d'urgence avant toutes considérations logiques. Il ne s'agit point ici d'une opération aux temps réglés, à la portée de tous les milieux et de tous les praticiens : elle comporte des incidents imprévus, variables selon le mode anatomique du lien diverticulaire et selon les lésions intestinales ; elle rencontre des difficultés graves dues au météorisme des anses, aux complications nécrotiques ou infectieuses déjà réalisées, à la gravité de l'état général ; elle nécessite souvent des actes opératoires délicats (entérectomie et entérorrhaphie), dont l'exécution doit être d'autant plus irréprochable, comme vitesse et comme précision, que la situation est plus grave. Pour ces raisons, ce n'est point une intervention qui puisse être entreprise, comme celle d'une hernie étranglée, partout et par tous. Il vaut mieux la retarder de quelques heures, pour permettre, par exemple, l'évacuation du malade sur une clinique où se trouvent toutes les garanties matérielles et techniques d'une opération sûre, ou pour éviter une intervention nocturne, toujours inférieure, quel que soit l'éclairage, à l'opération de plein jour.

Précisons les conditions cliniques ordinaires où se présente cette éventualité opératoire. Un enfant, un adolescent, un adulte au-dessous de la trentaine, plus rarement un sujet plus âgé (sur 243 cas, 58 seulement avaient dépassé cette limite d'âge), est pris, soudainement, en pleine santé apparente, de coliques intenses, s'exacerbant par intermittences, au point d'arracher des gémissements ou des cris plaintifs au malade, de le faire se replier en « chien de fusil » ou, au contraire, s'agiter douloureusement et se rouler dans son lit : les calmants ordinaires, les applications chaudes, la morphine même ne réussissent pas à apaiser cet état douloureux, violent, paroxystique ; et c'est d'ailleurs une cause d'erreur à éviter que de masquer, à force de narcotiques, l'importance symptomatique de ces souffrances, révélatrices de la striction et de la distension intestinales. Morphiner à haute dose ces patients, c'est faire de la thérapeutique à la mode de l'autruche, qui croit le danger passé quand elle cesse de le voir.

Le premier vomissement n'a pas tardé à apparaître, après la première douleur (quelquefois, chez l'enfant, il la précède), d'abord alimentaire et peu abondant ; puis ce sont des vomissements glaireux, de mucus teinté de bile, puis verdâtres, enfin fécaloïdes, par reflux du contenu des anses grêles. Faut-il toujours attendre ce fameux « vomissement fécaloïde » pour faire le diagnostic et décider l'intervention? C'est encore là un de ces clichés classiques, sujets à correction. D'abord, c'est souvent un signe tardif, contemporain de lésions graves déjà effectuées ; de plus, c'est une condition défavorable à l'anesthésie, les matières de régurgitation pouvant passer dans la trachée et les bronches et déterminer, comme nous l'avons vu dans plusieurs opérations, des morts sur table ou des décès rapides ; enfin, il peut arriver que, malgré le sphacèle, malgré les lésions profondes, les vomissements fécaloïdes soient absents, ainsi qu'en témoigne une décisive observation de BRAUN[1], ou présentent une accalmie trompeuse, ainsi qu'on le voit dans certaines gangrènes herniaires.

L'occlusion intestinale est complète : ni matières, ni gaz ne sont évacués par l'anus, malgré les purgations, qui ne peuvent que distendre les anses incarcérées, compliquer les lésions de striction, fatiguer le malade et doivent être proscrites, ainsi que le lavement électrique, dont nous avons vu plusieurs fois l'effet aggravant dans le cas d'un étranglement par bride ; les premiers lavements, huileux ou purgatifs, se bornent à délayer les résidus du côlon et de l'ampoule, donnant une fausse selle qui ne doit point illusionner; puis, rien ne passe. L'existence d'un ténesme, avec faux besoins fréquents, et l'expulsion de glaires sanguinolentes, peuvent diriger le diagnostic vers l'invagination aiguë. Mais, si ERDMANN, RUTHERFORD MORISON ont noté ces symptômes, plusieurs observateurs en ont, avec TRAVERS, signalé l'absence. En admettant d'ailleurs qu'on arrive ainsi au diagnostic d'invagination intestinale, on ne le précise point jusqu'à celui d'invagination diverticulaire : ceci est une découverte d'opération ou d'autopsie.

Donc, douleurs intenses, à paroxysmes inapaisés; vomissements opiniâtres, tendant à devenir fécaloïdes, c'est-à-dire finissant par évacuer les anses grêles; arrêt des matières et des gaz : voilà les trois signes essentiels qui, par leur intensité, leur permanence ou leur aggravation progressive, leur coexistence avec un état général grave (facies anxieux et tiré, yeux entourés d'un cercle bistré, respiration thoracique fréquente, pouls tendant à l'accélération, à la petitesse, oli-

[1] Braun. *In* Thèse de Boldt. *Inaug. Dissertation*. Marburg, 1891.

gurie réflexe) s'imposent, de façon pressante, à l'observation très suivie et à la décision sans délais du praticien. — Appendicite; péritonite par perforation; étranglement interne : telles sont les trois hypothèses qui se présentent à son jugement. Dans le doute — et le doute est fréquent — il ne faut pas s'abstenir. D'autant que dans l'une ou l'autre des deux dernières éventualités, la laparotomie précoce est également indiquée; et que, dans la première hypothèse, comme il ne peut être question que d'appendicites de forme perforante ou gangréneuse, à symptomatologie vive et à lésions graves, c'est encore le même parti qui s'impose.

Est-il possible, est-il utile de serrer de plus près ce diagnostic différentiel? La chose n'a pas simplement un intérêt scientifique; elle a des conséquences pratiques qui ne sont pas négligeables. Si l'on part du diagnostic « appendicite », c'est dans la fosse iliaque droite que l'on incisera, comme il est arrivé à maints opérateurs, dont l'erreur, ainsi que nous le développerons plus loin, comporte des enseignements profitables. Or, cette incision latérale manque d'entrebâillement, ne permet pas une exploration large de la masse intestinale; il a fallu, dans la plupart des cas, la refermer et passer à l'incision médiane. A n'explorer que par cette ouverture de la fosse iliaque droite, on s'expose ainsi qu'il est arrivé à Routier[1], opérant par l'incision de Roux, à se borner à la région de l'appendice, à enlever cet organe peu ou prou adhérent et baignant dans du liquide louche, à se limiter à cette appendicectomie et à omettre les lésions d'étranglement intestinal.

Or, sur quels signes différentiels fonder cette précision? — Voici Guinard[2] qui, dans un cas dont les obscurités montrent combien il est difficile de schématiser ces faits complexes, passe successivement du diagnostic de colique hépatique, à celui de perforation de l'estomac ou du duodénum, puis à l'hypothèse d'appendicite, pour trouver, en fin de compte, à la laparotomie, un étranglement intestinal par le diverticule de Meckel. Et il base ce diagnostic d'appendicite sur ces trois signes principaux : 1° la fièvre (T = 39°,2); 2° l'existence du point douloureux de Mac Burney; 3° la présence d'une zone de matité dans la fosse

[1] Routier. *Bulletins et Mémoires de la Société de Chirurgie*, 1897, XXIII. p. 645- (Même observation publiée par Heresco et Magnan. In *Bulletins de la Société anatomique*, 1897, p. 788).

[2] Guinard. In *Bulletins de la Société de Chirurgie*, 1898, XXIV, p. 189.

iliaque droite. Voici MORTON [1] qui, hésitant entre une péritonite appendiculaire et un étranglement interne, fait valoir à l'appui de cette dernière hypothèse : 1° une rigidité de la paroi abdominale moindre qu'elle ne l'est dans une péritonite appendiculaire ; 2° la présence d'anses distendues, dessinant leur relief visible sur la paroi.

Mais, aucun de ces signes n'est décisif. La défense musculaire de la paroi est parfois aussi marquée que dans la péritonite appendiculaire, et, entre autres observations, celles de KEEFE et de VIGNARD l'établissent ; il est, cependant, à considérer que cette contracture est moins localisée d'emblée à la fosse iliaque droite, plus diffuse que dans l'appendicite. Le point douloureux au lieu d'élection de Mac Burney peut s'observer : GUINARD s'y est trompé ; GIBSON HAMILTON [2], HARTMANN [3] et quelques autres ont expressément noté la douleur localisée à la fosse iliaque droite ; mais en général c'est plus en dedans, vers l'ombilic, que cette sensibilité s'accuse, ainsi que MACKAY [4] l'a bien observé ; parfois à l'épigastre (cas de KÖNIG et de VON KARAJAN).

Dans l'appendicite, disent DELORE et BÉRARD, le péristaltisme des anses, en amont, est moins accentué. Logiquement, cela s'explique, et pratiquement, cela s'observe. Dans l'occlusion diverticulaire, en effet, le relief dessiné par les anses distendues, leurs contractions péristaltiques visibles et palpables, avec gargouillements, traduisent leur lutte contre l'obstacle et sont à différencier de ce ballonnement uniforme que la distension paralytique des anses crée dans la péritonite appendiculaire ; mais combien d'observations qui signalent, dans l'occlusion diverticulaire, l'absence de ce péristaltisme ! Tels les faits de BELL, de GALLY [5], de KEEFE, de MORTON, de VIGNARD.

Trouvera-t-on dans l'interrogatoire, signalant l'existence de crises douloureuses antérieures, une indication en faveur de l'appendicite ? Mais, quand il s'agit de la première crise appendiculaire, tout symptôme antécédent peut faire défaut. Et, par contre, il est assez souvent observé que l'attaque grave d'occlusion diverticulaire ait été précédée par des troubles ébauchés d'obstruction douloureuse : bien qu'HUTCHINSON ait voulu en faire un signe de présomption en faveur de la per-

[1] Morton. In *Lancet*, 1900, I, p. 452.
[2] Gibson Hamilton. *Ib.*, 1888, II, 6 octobre.
[3] Hartmann. *Bulletins de la Société de Chirurgie*, 1898, XXIV, 202-205.
[4] Mackay. In *Lancet*, 1900, I. p. 1068.
[5] Gally. *Archives provinciales de Chirurgie*, 1898.

sistance du diverticule, ils peuvent, aussi logiquement, être interprétés comme coliques pseudo-appendiculaires. Le malade d'Atherton [1], âgé de quinze ans, souffrait depuis la quatrième année, de crises ressemblant fort aux douleurs intermittentes de l'appendicite chronique et, dans les six derniers mois, plusieurs de ces attaques s'étaient produites coup sur coup. L'opéré de Bell [2], âgé de seize ans, avait toujours souffert de douleurs abdominales, survenant par crises, avec vomissements. L'enfant laparotomisé par Clutton [3] avait eu, cinq ans avant, une attaque de coliques, avec vomissements et obstruction, ayant duré trois jours et, depuis, avait présenté plusieurs crises moins vives ayant duré un ou deux jours. Mêmes antécédents douloureux chez le malade de Frederick [4]; celui de Halstead [5], opéré à vingt-cinq ans, avait eu des crises depuis l'âge de quatre ans et la dernière, survenue deux ans et demi avant, l'avait alité pendant une semaine; celui de Hartmann [6], laparotomisé à vingt-neuf ans, souffrait depuis son enfance de coliques fréquentes, avec constipation, durant deux, trois à quatre jours; celui de Hearn, mort à cinquante-six ans d'une occlusion diverticulaire, présentait des crises semblables depuis la douzième année. Ce sont encore les opérés de Hilgenreiner, de Hohlbeck, de Keefe, de Moore, de Smith, de Taylor, de Wallace, qui offrent, dans leur passé, cette indication de crises à type pseudo-appendiculaire. Nous accumulons ces exemples pour démontrer combien de causes d'incertitude obscurcissent, en pratique, et lorsqu'on va au fond des observations, ce diagnostic différentiel entre l'appendicite et l'occlusion diverticulaire, que certains mémoires simplifient de façon trop sommaire.

Un signe serait excellent, s'il était constant : c'est la présence, dans les zones déclives (les bas-flancs, la partie basse de l'hypogastre, le cul-de-sac de Douglas), d'une nappe d'épanchement séreux ou séro-hématique résultant d'une transsudation, par gêne circulatoire, des parois intestinales étranglées. Ce signe, que Duchaussoy et Beckel avaient déjà noté et auquel Gangolphe a voulu attribuer une valeur

[1] Atherton. *British Medical Journal*, 1897, t. II, p. 975.
[2] Bell. *Montreal Medical Journal*, 1898, t. XXVII, p. 387.
[3] Clutton. *Clinic. Societ. Transactions*, XVII, 1884, p. 186-188.
[4] Frederick. *Amer. Journal of Obstetric*, 1901, XLIV, 683-684.
[5] Halstead. *Annals of Surgery*, 1902, XXXV, p. 471.
[6] Hartmann. *Loco citato.*

indicatrice à peu près constante, est à rechercher : donc, percutez méthodiquement les flancs et l'hypogastre, en allant de l'ombilic, comme centre, vers les lombes et les aines; et, si une zone mate se trouve, dessinez son contour, qui doit prendre une forme de croissant à concavité supérieure, aux deux cornes dans les flancs, quand l'épanchement est copieux, ou qui, dans les transsudations peu abondantes, se borne à voiler la sonorité dans les fosses latérales des lombes. Vérifiez si, par l'inclinaison du tronc et l'écoulement du liquide vers les niveaux déclives, cette disposition de la matité se déplace. Mais, en vérité, ne comptez pas, outre mesure, sur la précision de ce signe que nous ne trouvons guère noté expressément que dans les observations de Gangolphe[1], de Taylor[2], d'Hœddeus[3], bien que le nombre soit relativement considérable des cas où l'incision de l'abdomen donne issue à un épanchement séreux ou séro-sanguin. Il en faut conclure que le tympanisme des anses distendues trouble les résultats de la percussion, quand l'épanchement n'est pas en nappe assez importante.

Lorsqu'on observe le malade avant que le météorisme ne soit total, on peut trouver dans la forme du ventre, globuleux, avec des flancs relativement plats, une forte présomption en faveur d'une distension de l'intestin grêle : ce signe de Laugier, quand il existe, est d'une indication logique sur la présence d'un obstacle siégeant au niveau d'une partie basse du grêle, ce qui est le lieu d'élection du diverticule. Le malheur est que, trop rapidement, la distension paralytique généralise le ballonnement; les anses grêles, en surtension gazeuze, poussent sur tous les points de la paroi abdominale et toute forme de météorisme localisé disparaît. C'est ce même gonflement, en ballon, du paquet grêle qui, en règle presque générale, empêche d'utiliser le signe de von Wahl et de reconnaître, par sa saillie et sa particulière rénitence, l'anse étranglée, distendue et immobile en un point voisin de l'ombilic. Mêmes obscurités pour le toucher rectal qu'il faut toujours pratiquer : théoriquement, il devait nous révéler du liquide dans le Douglas ou la présence intra-pelvienne d'une anse, serrée par le diverticule et prolabée vers le petit bassin, ainsi que l'operation en montre assez souvent l'éventualité; pratiquement, les cas sont exceptionnels où il a fourni quelque renseignement assez net pour être utilisable.

[1] Gangolphe, *In* Camichel. Thèse de Lyon, 1893.

[2] Taylor. *British Med. Journal*, 1901, I, 827.

[3] Hœddeus. *Berlin. Klin. Wochenschrift*, 1891, n° 21, p. 513.

Un indice de valeur, mais très rare, peut apporter une clarté dans cet obscur diagnostic de l'occlusion diverticulaire : c'est l'existence, dans les premières années de la vie, d'une fistule ombilicale, traduisant la persistante perméabilité du diverticule ; ou bien la présence d'une tuméfaction ombilicale plus ou moins volumineuse, trace de l'oblitération tardive de ce conduit ou enfin l'existence d'un adénome diverticulaire. Donc, observez avec soin l'ombilic, chez un sujet atteint d'étranglement interne. Dans quelques cas exceptionnels (cas de d'Eschricht [1], de Leisrinck [2], Sydney Jones [3], de Carles et Laffargue [4], d'Hartmann) on a noté la persistance d'un suintement au niveau de l'ombilic; dans le fait curieux de Schmitt [5], observé chez une fillette de quinze ans, un ascaride a pu sortir par l'abouchement ombilical du diverticule: le malade de Jones [6], âgé de vingt-six ans, avait gardé un ombilic suintant pendant sa première enfance; celui-ci de John Homans, enlevé à la vingt et unième année par un étranglement diverticulaire, avait été porteur pendant dix-neuf ans, d'une fistule ombilicale par laquelle il avait vu sortir des débris alimentaires, des graines; celui de Pitts [7] mourut à vingt-six ans d'occlusion par un diverticule resté perméable jusqu'à la septième année. Les faits du second ordre sont plus rares encore, où la malformation se révèle par une tumeur de la région ombilicale : tels les cas de Hadlich, où existait une tumeur fluctuante péri-ombilicale, ayant succédé à l'oblitération d'une fistule ; de William Sheen [8], où l'on voyait à l'ombilic une tumeur rouge lobulée, des dimensions d'un grain de raisin; de Theinhaus dont le sujet, âgé de dix-sept ans, portait à l'ombilic un adénome diverticulaire, suintant, rougeâtre, du volume d'une noix. Voilà, en tout, 12 cas où une malformation ombilicale a pu mettre sur la voie du diagnostic : c'est, par rapport à l'ensemble des faits que nous avons colligés, une trop faible minorité pour qu'on puisse y fonder une règle de diagnostic, d'application courante.

[1] Eschricht. *Müllers Archiv. f. Anat. und Wissenschaftl. Medicin.* Berlin, 1834, p. 222.

[2] Leisrink. *In* Alsberg. *Archiv. f. Kl. Chir.*, Bd 28, p. 768.

[3] Sydney Jones. *Med. Times and Gazette*, 1882, t. I.

[4] Carles et Laffargue. *Gazette hebd. des Sciences Médicales de Bordeaux*, 1900, XX, 259-261.

[5] Schmitt. *Deutsche Zeitschrift für Chirurgie*, 1900, p. 144-160.

[6] Jones. *British Medical Journal*, 1882, I, 541.

[7] Pitts. *Lancet*, 1882, I, p. 607.

[8] W. Sheen. *British Medical Journal*, 1901, XIX, 311-321.

Tenez grand compte de l'examen du pouls, plus important encore comme élément de pronostic que comme indice utile au diagnostic. Dans les cas de striction très serrée, surtout, il augmente rapidement de fréquence et diminue de force. Quand il est au-dessus de 120, petit, en hypotension, il traduit une asthénie cardiaque où interviennent l'intoxication par stercorémie ou par septicémie péritonéale, les excitations réflexes, parties de la zone intestinale étranglée, l'épuisement nerveux par la douleur et les vomissements. Il faut savoir que, quelquefois, le cœur paraît encore tenir bon, battant à peine à 110, 112, comme dans les cas de Batlle et de Thompson, où cependant l'opération découvrit un intestin en voie de sphacèle : c'est un équilibre instable; et, si l'on ausculte avec soin, on peut noter alors une obscurité du premier bruit, parfois de l'arythmie, une tendance à l'égalisation des deux silences. Méfiez-vous, en pareil cas : à la fin de l'opération, sous l'action de l'anesthésie, du shock opératoire, des manipulations intestinales, la situation aura changé de toute face; et c'est un moribond aux extrémités froides, au pouls à 140 et plus, que l'on reportera dans son lit. C'est une éventualité qu'il est sage de prévoir et d'annoncer à l'entourage. A plus forte raison, faut-il être réservé dans les suites, quelquefois très immédiates, de l'intervention, lorsque le facies péritonéal est déjà dessiné, yeux caves, narines pincées, respiration thoracique accélérée, mains et avant-bras tendant au refroidissement : si l'on juge un recours suprême encore à tenter, il faut en annoncer tous les risques, y compris la mort sur table, et il est plus sage, en pareil cas, de s'abstenir.

TECHNIQUE DE L'INTERVENTION POUR ÉTRANGLEMENT INTERNE PAR LE DIVERTICULE DE MECKEL

1° **Dispositions pré-opératoires.** — Il faut prévoir, en cours d'intervention, les incidents suivants : 1° la nécessité d'une résection intestinale, soit de l'anse étranglée, soit d'un diverticule à canal perméable et à calibre large ; 2° les difficultés que le météorisme des anses oppose à l'exploration ou à la réduction du paquet intestinal distendu et à la fermeture de l'incision abdominale ; 3° les conditions opératoires défavorables que créent la gravité de l'état général et l'asthénie cardiaque résultant du shock, les alertes brusques et menaçantes qu'elles provoquent, la rapidité d'exécution qu'elles imposent parfois sous peine d'une mort sur table, les soins qu'elles réclament alors sans retard ; 4° l'engouement laryngo-bronchique qui est surtout à redouter dans les cas où des vomissements fécaloïdes abondants continuent sous l'anesthésie.

En conséquence, il faut tenir prêt sous la main, bien classé pour éviter toute perte de temps, le matériel propre à parer à ces éventualités. D'abord, tout ce qui est nécessaire à l'entérectomie et à l'entérorraphie : quatre ou six pinces souples, à crémaillère, pour faire la coprostase ; des aiguilles fines, de couturière ou à chas brisé, droites et courbes, enfilées à l'avance d'aiguillées de soie fine ou de lin, n° 0 ou n° 1, méthodiquement piquées en batterie sur une compresse; des boutons de Murphy de divers calibres ou bien des bobines de Mayo-Robson. En second lieu, pour le cas où la distension des anses nécessiterait leur déplétion, il faut préparer soit l'aspirateur de Potain, ce qui ne fait qu'une médiocre évacuation, soit comme nous le préférons le tube de Paul, qu'on peut remplacer, de façon improvisée, par une canule de verre, coudée à la lampe, ou plus simplement par une canule de caoutchouc, sur laquelle on liera, par une soie fine faufilée circulairement, l'ouverture de l'anse intestinale incisée. Et, dans l'hypothèse où la gravité pressante de la situation forcerait à accélérer la fermeture de l'incision abdominale, il convient de préparer une série de brins de soie de gros numéros, ou mieux de solides fils d'argent ou de bronze d'aluminium, que l'on passera, à travers la pleine épaisseur de la paroi, au moyen d'une forte aiguille, un peu relevée vers sa pointe.

L'appareil à injection de sérum doit être garni, à la température convenable ; il est prudent de commencer, dès le début de l'intervention, la transfusion sous-cutanée de sérum cafeiné au millième ou strychniné à un milligramme par litre. Ayez sous la main une seringue de Pravaz, une solution de caféine, de l'huile ou de l'éther camphrés au dixième. Préparez aussi, à la disposition de l'aide qui va chloroformiser, un ouvre-bouche, des tampons montés sur pinces ; et prévenez-le, surtout si des vomissements très copieux ont précédé l'intervention, que, même en pleine anesthésie, il pourra voir regorger à gros flots, par la bouche, des matières intestinales jaunâtres ou fécaloïdes et que, la sensibilité défensive de l'épiglotte étant annihilée par l'éther ou le chloroforme, une aspiration brusque est exposée à les faire pénétrer dans les voies respiratoires. A ce moment, il verra le malade râler et prendre un teint de cyanose asphyxique : le nettoyage de l'arrière-gorge avec les tampons portés sur pinces ne réussit point à désencombrer les premières voies ; la trachéotomie s'impose sans délai et son matériel doit être prêt à l'avance, rangé sur un plateau spécial.

Il est indispensable que la salle où l'on opère ait une température de 25° au minimum : tout refroidissement, dans une intervention semblable où l'intestin est exposé à l'éviscération est une cause redoutable de shock. Le malade doit donc avoir les membres inférieurs enveloppés d'un épais caleçon d'ouate, le haut du thorax ceinturé de coton ou de flanelle chaude. C'est une faute à éviter que de couvrir le corps, autour du champ opératoire, avec des compresses bouillies encore humides; au contact de l'air elles se refroidissent vite et favorisent l'algidité qui, trop souvent, marque la fin de ces interventions. Il faut employer des compresses de mousseline, autoclavées, sèches, sorties chaudes encore de l'autoclave ou chauffées au besoin par un passage de quelques minutes dans un chauffe-linge ou dans l'étuve, en boîtes rigoureusement closes. Tenez prête aussi une cuvette, aseptisée par un bouillissage prolongé, remplie de sérum artificiel que, par des additions successives de sérum chauffé, l'on maintiendra à une température de 40° environ : trempez-y de grandes compresses stériles de gaze ; elles peuvent être employées avec avantage à empaqueter la masse intestinale éviscérée ; à la condition d'être changées dès qu'elles se refroidissent, elles sont, comme l'ont montré Olshausen et Tixier, moins offensives au péritoine, diminuent la gravité des réflexes cardiaques du shock, et l'ablution de sérum tiède peut, en remontant la tension artérielle intra-abdominale, atténuer, comme le pensent Wylie, Keith et Lawson-Tait, le péril du collapsus.

2° **Anesthésie.** — Avant de commencer l'anesthésie, doit-on laver l'estomac ? Les chirurgiens allemands, Rehn et Kummel, préconisent ce lavage préventif. L'observation d'Hœddeus[1] en montre les bons effets, dans un cas d'étranglement diverticulaire ; le lavage stomacal pratiqué à deux reprises, avant la laparotomie, évacua une grande quantité de liquide jaunâtre. Il est surtout réel qu'il offre un double avantage, celui de débarrasser la cavité gastrique et même les pre-

[1] Hœddeus. *Berliner Klin. Wochenschrift*, 1894, n° 21, p. 513.

mières anses grêles de leur contenu putride et, par conséquent, de diminuer partiellement la tension et le tympanisme gastro-intestinal ; celui, surtout, de prévenir ces vomissements incoercibles qui constituent un grave danger pendant l'anesthésie. Quand l'état général du sujet le permet, nous recommandons aussi cette évacuation préalable du contenu gastrique, au moyen du tube de Faucher. Mais nous avons remarqué quelquefois que, dans les cas tardivement traités, où s'observent déjà une accélération très marquée du pouls et des phénomènes accentués de shock péritonéal, ces lavages sont mal tolérés et contribuent à fatiguer le malade, parfois même à accentuer les menaces de collapsus cardiaque.

Comme agent d'anesthésie, il est préférable, en règle générale, d'employer l'éther, plutôt que le chloroforme, en raison de l'asthénie cardiaque. Nous avons eu de bons résultats, dans des interventions pratiquées pour des états péritonéaux graves, par l'emploi du mélange A. C. E. — alcool une partie, chloroforme deux parties, éther trois parties — : administré avec l'appareil de Ricard, il nous a donné des anesthésies sans alertes, non offensives au cœur, avec des doses minima, faciles à régler selon la phase opératoire et selon l'état de l'opéré. Ce mélange n'a pas l'inconvénient de provoquer l'encombrement des premières voies aériennes par les mucosités abondantes, que l'on observe parfois dans l'anesthésie par l'éther. Nous recommandons aussi l'anesthésie discontinue : il y a des temps opératoires où l'on peut suspendre totalement l'anesthésie. Il est surprenant de voir que ces suspensions peuvent coïncider avec des manœuvres très importantes, telles que la résection des anses intestinales et leur suture. Mais, par contre, tout en rationnant autant que possible la dose anesthésique nécessaire, il faut éviter que le malade ne se réveille et pousse.

3° **Choix de l'incision.** — En principe, l'incision de choix de la paroi est l'incision médiane : c'est celle qui convient le mieux à l'exploration complète de la cavité abdominale; elle peut être prolongée rapidement aussi haut qu'il est nécessaire; elle s'entrebâille très largement sous l'action des écarteurs; elle se prête, si la situation devient pressante, à une suture très expéditive en un seul plan; cependant, il est arrivé à maints opérateurs, égarés par un diagnostic préalable d'appendicite, de commencer leur incision dans la fosse iliaque droite.

Dans un cas c'est une autre erreur de diagnostic qui a déterminé l'incision dans la fosse iliaque droite : chez un sujet porteur d'une hernie inguinale droite, Braun[1] attribua les accidents d'étranglement à une réduction en masse et fit d'abord une incision parallèle à l'arcade crurale droite.

Quelques-uns s'en sont tenus là et il est advenu que, limités ainsi dans leur exploration, ils ont méconnu l'étranglement diverticulaire : tel le fait de Carle et Charvet[2] où l'on crut à une péritonite tuberculeuse et où l'intervention ne fut pas poussée plus avant ; tel le cas de Routier[3] qui, à travers l'insuffisante incision de Roux, se borna à une résection de l'appendice adhérent et ne put voir le diverticule, qu'on rencontra, à l'autopsie, sous l'aspect d'un gros cordon noirâtre, tordu sur lui-même par un volvulus à trois spires, étranglant une anse du grêle.

Dans le cas d'une invagination diverticulaire, il a été possible à Dobson, à Terry, à Travers, de mener à bonne fin l'intervention, en s'en tenant à une incision latérale droite : on est conduit ainsi assez directement sur la lésion qui, bien limitée, peut être traité à travers l'incision de Schüller ou de Roux. Mais, dans l'étranglement diverticulaire, où l'exploration et le traitement des lésions demandent plus de jour et de large, deux chirurgiens seulement ont réussi ce tour de force de diagnostic opératoire et d'exécution technique, à savoir la découverte et la résection du diverticule par la seule incision dans le flanc droit : Basil Hall[4] a pu, chez un garçon de sept ans, enlever le diverticule par une incision iliaque; Halstead[5], opérant avec le diagnostic erroné d'étranglement par des adhérences dues à une appendicite ancienne, a réussi à découvrir, par l'incision de Schüller, un anneau diverticulaire, et a sectionné le ligament terminal en son point d'adhérence au mésentère, le diverticule à son insertion intestinale.

Dans la presque totalité des cas, l'opérateur, ayant incisé à droite et n'ayant point découvert, dans la région appendiculaire, la raison anatomique des symptômes péritonéaux, a procédé à une fermeture

[1] Braun. *In* Boldt. *Dissertation Inaugurale*, Marburg, 1892.
[2] Carle et Charvet. *Province Médicale*, 1897.
[3] Routier. *Bulletins et Mémoires de la Société de Chirurgie*, 1897, t. XXII, p. 645.
[4] Basil Hall. *Lancet*, 1900, t. I, p. 707.
[5] Halstead. *Annals of Surgery*, 1902, t. XXXV, p. 471.

rapide de cette incision, pour passer à une laparotomie médiane. En pareil cas, comme la promptitude d'exécution est obligatoire, on se bornera à fermer l'incision iliaque avec trois ou quatre gros fils métalliques passés à travers la pleine paroi, ou bien même on en fera la fermeture temporaire en accolant provisoirement les deux lèvres par deux ou trois pinces fortes à abaissement. Dans un cas unique, le chirurgien a commencé par l'incision médiane pour ouvrir ensuite l'abdomen dans la fosse iliaque droite : c'est le fait de Jeannel [1]. Enfin, il est arrivé à deux opérateurs d'inciser au niveau de la fosse iliaque gauche : William Sheen [2], parce qu'il avait trouvé l'anse sigmoïde particulièrement tympanisée ; Smith [3] parce qu'il coexistait une petite hernie inguinale gauche et que les douleurs étaient surtout localisées dans la fosse lombaire correspondante.

4° Après l'incision pariétale : évacuation, dans certains cas, d'un épanchement séreux ou séro-hématique. — La paroi abdominale une fois incisée, il peut s'écouler un liquide séreux ou hématique ou puriforme et fétide. La qualité de cet épanchement dépend, évidemment, de l'intensité de la striction, des troubles circulatoires dans l'anse étranglée, et des complications septiques qui en peuvent résulter. Ce qui prouve bien que le degré de striction importe plus que sa durée, c'est que, par exemple, Battle [4], opérant au deuxième jour, a trouvé un liquide teinté de sang et d'odeur fétide, que Braun [5] a fait la même constatation au cours d'une laparotomie entreprise dès le deuxième jour, alors que Bell [6], malgré une intervention retardée au douzième jour, a noté la présence d'une ascite encore claire. Parfois cet épanchement séreux est très abondant : cela fut observé dans les cas de Bell et de Morton [7], où l'opération faite au sixième jour montra une striction annulaire d'un paquet du grêle par le diverticule. La présence d'un épanchement séro-sanguinolent dans le péritoine s'explique bien par la stagnation veineuse et la transsudation qui en résulte au niveau

[1] Jeannel. *In* Gally. *Archives provinciales de Chirurgie*, 1898.
[2] William Sheen. *Bristol Medico-Chirurg. Journal*, 1901, t. XIX, p. 310.
[3] Smith. *Americ. Journ. Surg. and Gyn.*, Saint-Louis, 1902, t. XVI, p. 42.
[4] W.-H. Battle. *Lancet*, 1906, t. I, p. 431-432.
[5] Braun. *In* Boldt. *Inaug. Dissert.*, Marburg, 1892.
[6] W. Blair Bell. *Liverpool Med. Chir.*, 1900, t. XXI, p. 148, 153.
[7] C.-A. Morton. *Lancet*, 1900, t. I, p. 452.

des vaisseaux mésentériques étranglés. Il est logique qu'elle se rencontre avec son maximum de fréquence, ainsi que PARISE et GRÜBER l'avaient déjà signalé, dans l'occlusion par nœud diverticulaire, dans l'étranglement annulaire par diverticule adhérent, dans les cas de volvulus du diverticule seul, ou de l'anse correspondante. C'est ce que nous trouvons noté dans les observations : de VIGNARD [1], où malgré la précocité de l'intervention, entreprise dès la vingtième heure, plus d'un demi-litre de liquide hématique s'écoula à l'incision abdominale, et où l'on découvrit un paquet grêle, « truffé et faisandé », serré à son pédicule par une véritable ligature circulaire constituée par le diverticule ; de BRAUN, qui trouva dès le deuxième jour l'abdomen empli par une grande quantité de liquide sanguinolent d'odeur fécaloïde, les anses noirâtres et distendues, les veines mésentériques gorgées de sang noir; de HOHLBECK [2] qui, opérant au troisième jour, évacua près d'un litre de sérosité hématique et observa des anses grêles et noirâtres, dont il dut réséquer 80 centimètres, serrées par un large diverticule; de ZUMWINCKEL [3] qui, intervenant au deuxième jour, vit s'écouler un litre de liquide hématique et rencontra une bride diverticulaire en cercle pinçant une grosse anse grêle de couleur lie de vin; de GANGOLPHE [4]. Donc, la constatation d'un épanchement séro-hématique à l'ouverture de l'abdomen est, pour l'opérateur, l'indice, utile à retenir, d'une striction intestinale serrée, dont il doit trouver la cause, sous la forme habituelle d'une bride annulaire, d'un nœud diverticulaire ou d'un volvulus. Dans l'occlusion par invagination d'origine diverticulaire, la présence d'un épanchement séro-sanguinolent est exceptionnelle : cependant nous la trouvons notée dans l'observation de DE QUERVAIN [5]. Dans l'obstruction par coudure d'une anse sous la traction du diverticule fixé, l'épanchement de sérosité et de sang est exceptionnel, et cela s'explique : les troubles mécaniques exercés sur la circulation de la paroi sont réduits à leur minimum. Enfin quand, à la faveur d'une lésion perforante ou gangréneuse, l'infection péritonéale s'est réalisée, c'est un épanchement trouble, puriforme ou purulent à odeur fétide, que l'on évacue.

[1] Vignard et Pinatelle. *Bull. Méd.*, 1903, t. I, p. 375-376.
[2] Hohlbeck. *Arch. f. Klin. Chir.*, 1900, t. LXI, p. 1-11.
[3] Zumwinkel. *Arch. f. Klin. Chir.*, 1890, t. XL, p. 841.
[4] Gangolphe. In Camichel. Thèse de Lyon, 1897.
[5] De Quervain. *Centralblatt f. Chir.*, 1898, nº 32.

5° **Recherche de l'anse étranglée et de l'agent d'étranglement.** — Les difficultés commencent maintenant : il s'agit de découvrir l'anse étranglée et l'agent de l'étranglement. Deux méthodes se proposent : ou bien explorer méthodiquement, *à l'intérieur du ventre*, les anses, successivement dévidées ou réintégrées à mesure ; ou bien, carrément faire l'*éviscération* et mettre les intestins dehors, pour un examen rapide et total.

I. *Exploration intra-abdominale.* — Le premier procédé paraît, *à priori*, moins offensif, moins exposé à déterminer un shock péritonéal, toujours redoutable chez des malades aussi atteints. Théoriquement, les règles en sont précises. A travers l'incision, la main introduite marche droit au cæcum et le reconnaît. Est-il distendu, tuméfié : c'est qu'il s'agit probablement d'une occlusion portant sur le gros intestin et, dans le cas particulier, d'une invagination iléo-colique, à point de départ diverticulaire, dont le boudin est palpable dans la fosse iliaque droite. Est-il vide : c'est que l'obstacle siège en amont de lui, sur le grêle. Et dans cette hypothèse, qui, ici, est de beaucoup la plus fréquente, c'est à une faible distance du cæcum que doit se rencontrer le diverticule, agent de l'étranglement, puisque, selon les recherches de Hilgenreiner et les nôtres, c'est entre cinquante centimètres et un mètre, au-dessus du cæcum, que se trouve, dans la presque totalité des cas, l'insertion intestinale du diverticule. Donc, en remontant depuis le cæcum vide, la main suit les anses grêles, les attire et les réintègre successivement, jusqu'à ce que l'obstacle ait été rencontré. En théorie, c'est simple. En pratique, que d'obscurités, combien d'imprécision et de perte de temps dans ce dévidement des anses ! Tout chirurgien qui a opéré une occlusion aiguë, à grande distension intestinale, sait combien la manœuvre est incommode et incertaine. Au milieu des circonvolutions grêles très dilatées, la découverte du cæcum est pénible et obscure : au toucher à l'aveugle, dans la profondeur, elle est tout à fait hasardeuse, car le volume des anses surdistendues prête à la confusion ; d'autre part, la vue du cæcum est gênée par la sortie en masse des anses météorisées qui échappent aux compresses, encombrent l'ouverture abdominale et nécessitent des manipulations répétées, pour dégager les anses voisines. On peut, il est vrai, dans cet embarras, abandonner la recherche du cæcum et prendre, selon la règle de Greig Smith, comme point initial du dévidement la première anse distendue qui se présente : à travers son mésentère, passez comme repère, un fil de soie ; puis, à partir de ce signal, suivez l'intestin dans le sens où vous constatez une distension et une congestion progressives ; si, dans cette direction, vous n'aboutissez point, suivez l'anse par le côté opposé.

II. *Éviscération.* — Aussi, l'éviscération s'impose-t-elle comme procédé de choix, dans ces cas d'iléus où la précision et la brièveté des manipulations intestinales sont la condition du succès. Sans doute, cette extériorisation des masses grêles est un redoutable facteur du shock abdominal. Mais, à tout prendre, la rapidité et la clairvoyance de cette investigation compensent bien les risques qu'elle comporte. Dans le dévidement intra-abdominal des anses, l'intervention s'attarde, les manipulations se répètent, et, en fin de compte, les réflexes producteurs du shock s'additionnent. Dans l'éviscération, l'exploration s'abrège et se précise ; il devient facile de distinguer les circonvolutions distendues et les anses affaissées et de découvrir, à leur point de partage, l'agent de l'occlusion ; les lésions de l'anse ou du diverticule sont reconnues avec netteté ; les manœuvres septiques qu'elles comportent sont exécutées en dehors du ventre, sur un lit de compresses, et l'on ne s'expose point ainsi, comme il est advenu à plusieurs opérateurs, à infecter mortellement le péritoine par la rupture, sous les tractions du dévidement, d'un point sphacélé de l'intestin ou du diverticule. Tout se fait sous l'œil et tout se fait dans le minimum de temps. Il nous est arrivé de découvrir ainsi en moins de dix minutes un étranglement complexe par une bride. Comme l'a dit Kümmel, fervent défenseur de l'éviscération, « ce n'est nullement un sport de pratiquer ces grandes incisions et d'empaqueter tout l'intestin ; c'est une méthode éprouvée dans bien des cas et seule capable de conduire promptement au résultat ». L'éviscération est d'autant plus nécessaire ici, que, dans certains cas, les lésions sont complexes : tel le cas de Gibson Hamilton [1] où un volvulus du grêle compliquait l'étranglement diverticulaire. Le volume du diverticule est parfois si considérable que, si l'on s'en tenait au toucher, il pourrait être confondu avec une anse grêle et qu'on ne se risquerait point à le sectionner : tel le cas de Morton [2]. Enfin dans certains cas, l'intrication des anses est si complexe que, même sur la table d'au-

[1] Gibson Hamilton. *Lancet*, 1888, II, 6 octobre.

[2] Morton. *Lancet*, 1900, t. I, p. 452.

topsie, la précision exacte des lésions est difficile à établir : tel le cas de Gross[1].

Toutefois, il est sage de considérer certaines contre-indications formelles à cette sortie massive des anses. D'abord la gravité de l'état général, que dénoncent l'accélération et la petitesse du pouls, le refroidissement des extrémités, le facies péritonéal, le type superficiel de la respiration; car alors l'éviscération précipite le dénouement par le progrès rapide du collapsus cardiaque. D'autre part, si le ballonnement est excessif, il faut prévoir de grandes difficultés dans la réintégration des anses. Le déballage est facile; mais la rentrée est dure et de pénibles manipulations en résultent. Enfin, de l'examen détaillé de toutes les observations, il nous paraît que deux types bien différents doivent être distingués au point de vue des difficultés de la découverte de l'agent et des lésions d'étranglements; dans une première forme, le ligament terminal du diverticule est fixé à l'ombilic; l'incision hypogastrique y conduit avec assez de netteté et le dégagement du paquet intestinal, aggloméré dans la région sous-ombilicale, est ordinairement réalisable sans trop d'hésitations; dans une forme pelvienne, au contraire, les anses météorisées sont agglomérées dans le pelvis, le lien diverticulaire s'attache presque constamment au mésentère, l'exploration de la région ombilicale ne fournit aucune indication, le dévidement méthodique des anses et l'évacuation du pelvis sont très malaisées malgré la position de Trendelenburg, la détermination de l'agent d'étranglement reste obscure et l'on ne s'en tire à la fin qu'en mettant à la porte, hors du ventre, la masse intestinale.

Si l'on s'en tient à l'exploration intra-abdominale sans éviscération, est-il possible de faciliter la découverte du point d'étranglement par l'évacuation des anses intestinales ? Nous ne recommandons pas, dans ce but, la méthode de Rehn, c'est-à-dire le syphonnage gastrique, qui, selon le chirurgien allemand, vide les anses grêles et favorise leur maintien sous les compresses. Outre qu'en pleine opération ce serait perdre du temps, troubler la précision des manœuvres, choquer le cœur, nous croyons que ce moyen serait sans effet sur la distension des anses grêles de l'extrême iléon qui sont en pareil cas le siège maximum du météorisme. Plus volontiers, si l'état des forces du sujet le permettait, nous ferions, à la façon de Madelung, l'incision d'une anse intes-

[1] Gross. *In* Thèse Chevalot. Nancy, 1894-95, 406.

tinale distendue, attirée hors du ventre, nouée sur un tube de Paul ou sur une canule munie d'un tube de caoutchouc, de façon à faire écouler, sans risque d'infection péritonéale, le contenu intestinal ; les lèvres de la plaie abdominale étant temporairement rapprochées par la pression de quelques pinces fortes à abaissement et l'anesthésie étant administrée à dose très réduite d'entretien, nous laisserions se faire pendant dix à quinze minutes cet écoulement ; puis l'ouverture intestinale serait close par quelques points à la Lembert. Ou bien, si les recherches n'aboutissaient point, nous utiliserions cette incision de l'intestin pour un anus contre nature. Mais, à tout prendre, l'éviscération, avec sa promptitude et sa précision de découverte, n'offre-t-elle pas plus de sécurité que ces longues et obscures investigations intra-abdominales ? A la condition de recevoir et d'empaqueter la masse intestinale dans de grandes compresses, mouillées de sérum chaud, d'accélérer l'exploration et de réintégrer sans retard dès que le lieu et l'agent de l'occlusion sont découverts, c'est encore dans ce procédé, malgré son apparente gravité, que l'opéré trouvera le moins de risques.

6° **Suppression de l'obstacle.** — La levée de l'obstacle va différer beaucoup selon le type anatomique de l'occlusion diverticulaire. Il est des cas relativement simples : ce sont ceux où l'étranglement est causé par un ligament terminal, par une bride pleine qu'il suffit de couper entre deux ligatures. Tels sont les cas de Allen[1], de Clutton[2], et la libération se simplifie encore quand ce cordon sans lumière est inséré à l'ombilic, comme dans le fait de Barwel[3]. Mais cette simple section de la bride terminale n'est point l'intervention logique : les accidents peuvent persister par la compression, les adhérences ou les lésions de la portion originale du diverticule ; l'observation de Carles et Laffargue[4] l'établit ; le cas de Braquehaye[5] démontre aussi que, malgré la section du cordon diverticulaire, les matières intestinales n'ont pas circulé vers les anses en aval de l'obstacle. Donc, l'intervention nécessaire est représentée par l'excision totale du diverticule, depuis son ligament terminal jusqu'à son origine intestinale.

1 Allen. *Med. News*, 1892, p. 177.
2 A.-H. Clutton. *Clin. Soc. Trans.*, 1884, t. XVII, p. 186.
3 Barwel. *Brit. Med. Journ.*, 1883, t. I, p. 255.
4 Laffargue. *Gaz. heb. de Sc. Méd. de Bordeaux*, t. XX, 259-261.
5 J. Braquehaye. *Bull. Soc. Anat.*, 1895, p. 373.

Or, les conditions anatomiques sont ici fort variables selon le calibre et la longueur de la portion creuse du diverticule, selon la persistance des vaisseaux qui l'accompagnent, selon le point de fixation de son cordon terminal, selon la largeur de son implantation intestinale, selon les lésions de nécrose ou d'infection déjà réalisées à son niveau. Il y a des cas, tels ceux de CARLE et CHARVET[1], de HALSTEAD[2], où le diverticule est à gros calibre, du volume de l'intestin grêle : sa section, au niveau de son implantation intestinale, doit se faire selon les règles d'une véritable résection intestinale. Par conséquent, on fera une coprostase exacte avec deux pinces à intestin, on sectionnera entre les deux pinces, et l'on fermera la tranche de section proximale par deux ou trois plans de sutures étagées, un surjet total au catgut et un surjet séro-séreux à la soie. Dans le cas où le diverticule est de petit calibre, on peut accélérer l'intervention en l'écrasant à l'angiotribe, en le liant en masse dans un fil de soie, et en enfouissant le moignon par un surjet en bourse, passé à sa racine.— L'hémostase des vaisseaux qui suivent le méso-diverticule doit être faite avec soin : plusieurs observations, celles de HALSTEAD, de THOMPSON[3] en montrent l'importance. THOMPSON signale la présence le long du cordon diverticulaire d'une artère aussi grosse qu'une digitale, qui battait fortement. — Une observation curieuse de CACKOVIC[4] signale la présence dans un diverticule très distendu, aussi volumineux que l'anse afférente, de quinze gros ascarides : l'ablation de ce gros diverticule fut faite après la dissection d'une manchette séreuse et sa tranche fut fermée par une suture à trois plans. — La libération de l'extrémité distale du diverticule doit être conduite avec beaucoup de prudence, quand cette extrémité est volumineuse, amincie, renflée en ampoule, noirâtre et voisine du sphacèle : en détachant cette ampoule terminale, HOHLBECK[5] l'a vue se rompre et le contenu intestinal, avec des ascarides, se déverser dans le péritoine. HOFFMANN[6] a vu aussi, au cours de ces manœuvres, un abcès péri-diverticulaire s'ouvrir dans la séreuse.

7° **Traitement des lésions intestinales.** — Reste maintenant à

[1] Carle et Charvet. *Province Méd.*, 1897.
[2] Halstead. *Ann. of Surg.*, 1902, t. XXXV, p. 471.
[3] Thompson. *Ann. of Surg.*, 1898, p. 448.
[4] Cackovic (M. de). *Centralbl. f. Ch.*, 1902, p. 766.
[5] Hohlbeck. *Arch. f. Klin. Chir.*, 1900, t. LXI, p. 1, 11.
[6] Hoffmann. *Inaug. Dissert.*, Kiel, 1897.

traiter les lésions que la striction du cordon diverticulaire a eu le temps de provoquer au niveau de l'anse intestinale. Avant de réduire cette anse, il faut donc examiner attentivement l'aspect de la portion serrée, la coloration de la paroi à son niveau, vérifier si de petites perforations linéaires ne s'y sont pas produites, palper l'épaisseur et la tonicité des tuniques intestinales. Il faut ne point oublier que l'intensité de la striction intervient au moins autant que la durée de l'étranglement dans la production des lésions nécrotiques des anses. Plus l'anneau diverticulaire est serré, plus prompt sera le sphacèle. Au contraire, dans les occlusions diverticulaires par obturation, dans le cas d'une compression d'un segment intestinal par le diverticule accolé transversalement à son niveau, dans l'hypothèse d'une coudure de l'anse par la traction d'un diverticule fixé, la vitalité des parois peut se maintenir, malgré un délai prolongé.

La *résection de l'intestin* est indiquée : 1° par la *gangrène ;* 2° par la *sténose* ; 3° par le *volvulus*, avec lésions graves. Elle s'impose parfois en raison d'une gangrène très précoce : Jalaguier, opérant à la vingtième heure, dut réséquer 40 centimètres d'intestin; Battle [1] et Erdmann [2], intervenant au deuxième jour, résèquent, le premier 1m 15, le second 2 m 30 d'intestin; ces trois cas se sont terminés par la mort. Hohlbeck, au troisième jour, a réséqué, avec succès, 80 centimètres. Il faut se méfier de la friabilité de l'intestin au delà de ses lésions apparentes : Bell l'a vu se rompre et faire une inondation septique du péritoine au moment où il le dégageait et l'amenait à la plaie; dans d'autres cas, il a fallu, en raison de l'extension de ces lésions, faire, comme dans l'observation de Vignard et Pinatelle, une recoupe des deux bouts pour placer le bouton ou les sutures sur une zone saine et solide.

La *sténose* de l'anse, au niveau de l'insertion diverticulaire, a plusieurs fois indiqué l'entéro-anastomose ou l'entérectomie : tel est le cas de Carles et Laffargue où, devant la persistance des accidents après section d'une bride, on fut conduit à réopérer le lendemain et où l'on trouva un rétrécissement considérable de l'anse, que l'on traita par l'entéro-anastomose. Dans le fait de Guiter [3], traité par une simple

[1] Battle. *Lancet*, 1906, t, I, p. 431.

[2] Erdmann (John F). Report of three cases of intest. obstr. due to Meckel's divert. *Med. Rec.* N.-Y., 1900, t. LVIII, p. 645.

[3] Guiter. *Bull. Soc. Anat.*, 1881, p. 337-339.

entérostomie, on nota à l'autopsie, au niveau de l'insertion diverticulaire, un rétrécissement de l'intestin qui admettait à peine une plume à écrire. HARTMANN[1] fut conduit aussi, après avoir levé l'étranglement, à pratiquer, à cause d'une sténose de l'anse, une entérectomie suivie d'une entérorraphie circulaire.

Enfin l'entérectomie est indiquée dans ces cas que WILMS appelle « Kombinationsileus » et où le volvulus surtout se combine à l'étranglement diverticulaire. Malheureusement, en pareille occurrence, l'état général du malade est ordinairement d'une telle gravité que toute longue intervention est impossible ; c'est ce qui est advenu à CORNER qui, ayant d'abord réséqué le diverticule gangréné, dut réouvrir l'abdomen le lendemain et trouva une anse tordue sur elle-même, en pleine gangrène, qu'il ouvrit à la plaie. De même, BASIL HALL vit une anse grêle, en volvulus, enserrée par le diverticule; GIBSON HAMILTON[2] découvrit un paquet grêle tordu deux fois autour du pédicule que constituait le diverticule, mais dut, devant le collapsus menaçant, s'arrêter et faire reporter son jeune opéré dans son lit, où il succomba six heures après.

L'*entérostomie* est un pis aller qui, dans le cas d'occlusion diverticulaire, ne laisse aucun espoir de guérison : en aval de l'anus contre nature, les lésions mécaniques dues à la striction du diverticule, continuent leur évolution vers la nécrose et la septicémie péritonéale. Aussi, dans les cas où l'opération s'est bornée à une entérostomie, la mort a été le résultat constant : tels les faits de CLAY[3], de GROSS, de GILLETTE, de GUITER, de HOMANS, de HALLÉ. Dans un cas intéressant, FAWSSETT[4], ne pouvant enlever le diverticule, en aboucha le bout distal à la peau, par une véritable diverticulostomie, formant ouverture de décharge; son opéré guérit; c'est le seul de ce groupe.

8° **Conduite à tenir dans le volvulus du diverticule.** — Dans les cas de *volvulus* du diverticule, la résection du diverticule a été particulièrement heureuse : sur six cas, nous trouvons quatre guérisons et deux morts. Le nombre de ces résultats favorables s'explique par le fait que les lésions étaient alors localisées au diverticule. Ce sont ordinairement

[1] Hartmann. *Bull. Soc. Chir.*, 1898, t. XXIV, p. 202-205.
[2] Gibson Hamilton. *Lancet*, 1888, t. II, p. 604.
[3] Clay. *Brit. Med. Journ.*, 1897, t. I, p. 335.
[4] Fawssett et Jowers. *Lancet*, 1900, t. I, p. 1585.

de gros diverticules engoués, à pédicule mince, « en saucisse ». Il faut savoir que la gangrène est rapide dans ces volvulus diverticulaires : Köhler[1], intervenant au quatrième jour, a trouvé une péritonite diffuse due au sphacèle du diverticule. Les quatre cas heureux de résection diverticulaire, pour volvulus, sont les suivants. Taylor[2], intervenant à la quarante-huitième heure, trouva une masse arrondie et dure, emplissant presque tout le bassin, de couleur noirâtre, d'odeur fétide, de trois pouces de long sur deux pouces de large, qu'il ne put dégager qu'après une éviscération presque totale et après une évacuation des anses voisines par une entérostomie temporaire : le pédicule fut sectionné entre deux clamps et le moignon enfoui par un double surjet à la Lembert. C'était aussi un gros diverticule, en boudin, gangréné, mesurant 18 centimètres de longueur, que Trendelenburg[3] enleva chez une jeune fille de quinze ans. Le cas de Dugan est intéressant, en ce qu'il concerne un jeune enfant de onze mois; celui de Riedel[4] en ce que le diverticule, long de 12 centimètres, tordu plusieurs fois sur son pédicule, était plein et occupé par un thrombus en voie d'organisation. Mais l'intervention n'a point toujours cette simplicité. Il est arrivé à maints opérateurs (Carwardine, Ansschütz, Naumann, von Krieger, Sailer et Frazier) de s'en tenir à une simple et inutile laparotomie. Deux fois, l'entérostomie a été pratiquée avec deux décès comme résultats : ce sont les cas de Lance et Walzberg. Cette gravité tient à ce que le volvulus du diverticule se complique alors de lésions complexes, d'adhérences étendues, de torsion des anses grêles, parfois de diverticulite.

9° **Conduite à tenir dans l'invagination du diverticule.** — Dans l'hypothèse d'une invagination diverticulaire, la découverte des lésions est ordinairement plus facile, et plusieurs opérateurs (Dobson[5], Terry[6], Travers[7]) y ont réussi par la seule incision latérale, dans la fosse iliaque droite. Assez souvent, un diagnostic de probabilité, fondé sur

[1] Köhler. *Fortschr. d. Med.*, 1900, n° 8, p. 141.
[2] Taylor. *John's Hopkins Hosp. Bull.*, Baltimore, 1901, II, 326-329.
[3] Trendelenburg. *Münch. Mediz. Woch.*, 1904, p. 708.
[4] Riedel. *Verhand. d. Deutsche Geselsch. f. Chir.*, 1902, p. 92.
[5] Dobson. *Lancet*, 1903, I, 1161.
[6] Terry. *Ibid.*, 961.
[7] Travers. *Ibid.*, 1902, II, 146-147.

l'évacuation de sang et de glaires (Erdmann [1], Rutherford Morison [2]), sur la localisation de la douleur au côté droit (Erdmann), sur la présence dans la fosse iliaque droite (Robinson, Dobson, Hohlbeck [3], Travers) ou dans le flanc droit, jusqu'au rebord costal (Erdmann, Terry) d'une tumeur, allongée en boudin, palpable et mate, donne à l'intervention une suffisante précision pour que d'emblée les recherches se portent dans la région iléo-colique, où l'on découvre une masse, en tumeur allongée, dure et tendue, dans laquelle l'iléon pénètre.

La lésion est aussi plus simple, plus facile à débrouiller, que les lésions complexes de l'étranglement diverticulaire. En règle générale, il s'agit d'une véritable invagination iléo-colique, à laquelle se surajoute l'invagination diverticulaire. En effet, l'invagination du diverticule seul, n'a jamais été opérée : les deux malades d'Ewald [4] et de Heller [5] sont morts sans opération et la lésion n'a été reconnue qu'à l'autopsie. Celui de Küttner [6], opéré au quatrième jour, en pleine péritonite, a été traité par une entéro-anastomose entre les parties saines de l'intestin, et le chirurgien a méconnu la cause vraie de l'occlusion, qui était constituée par la saillie intra-intestinale d'un diverticule, invaginé sous la forme d'un gros prolapsus long de 7 centimètres et de la largeur d'un pouce à sa base.

Donc, la tumeur iléo-colique étant reconnue et amenée hors de la plaie, il faut procéder à la désinvagination. Ce déboîtement des anses doit être conduit avec méthode, en combinant l' « expression » directe, sur la masse, à la traction graduelle sur les bouts. Ordinairement le dégagement se fera en plusieurs temps successifs, ainsi que Travers l'a exactement noté. La manœuvre doit être menée avec d'autant plus de douceur que des lésions précoces de sphacèle ont été observées sur le cylindre invaginé. Dès le deuxième jour, Weil et Fränkel [7] ont trouvé une gangrène assez étendue pour nécessiter la résection de l'intestin sur une longueur de 50 centimètres ; après la cinquante-huitième heure, Erdmann a trouvé un sphacèle de toute

[1] Erdmann. *N.-Y. Med. Journ.*, avril 1898.
[2] Rutherford Morison. *Lancet*, 1902, I, 1689.
[3] Hohlbeck. *Arch. f. Klin. Chir.*, 1900, LXI, p. 1, 11.
[4] Ewald. *Berl. Klin. Woch.*, 1897, n° 8.
[5] Heller. *In* Schmauser. *Inaug. Dissert.*, Kiel, 1891.
[6] Küttner. *Beitr. z. Klin. Chir.*, XXI, 289.
[7] Weil et Fränkel. *Bull. Soc. Anat.*, 1896.

l'anse, étendu jusqu'au mésentère; STUBENRAUCH[1], pendant la désinvagination, a vu l'intestin se déchirer. C'est dire combien il importe au succès de l'intervention que celle-ci soit très précoce : le record appartient ici à TERRY qui est intervenu douze heures après le début des accidents; et, cependant, il a trouvé déjà, à ce moment, l'anse invaginée d'une coloration noirâtre.

La désinvagination iléo-colique est accomplie ; reste maintenant à désinvaginer le diverticule, dont l'inversion intra-intestinale a été le point de départ de ce « télescopage », comme disent les Anglais, de l'anse iléo-colique. Comment reconnaître d'abord cette inversion diverticulaire à l'intérieur de l'intestin?

L'observation de DOBSON mentionne avec netteté le signe de certitude de cette invagination diverticulaire intra-intestinale : à savoir la présence, à la surface péritonéale de l'intestin, d'une fossette ombiliquée dans laquelle disparaissait un petit méso. Il y faut joindre cet autre signe : la palpation possible, à l'intérieur de l'intestin et à travers ses parois, d'une masse polypoïde répondant au refoulement du diverticule inverti en doigt de gant.

Comment désinvaginer le diverticule? Certaines observations, comme celle de WAINWRIGHT se bornent à mentionner cette réduction du diverticule, sans en indiquer les difficultés et la technique. Mais la manœuvre n'est point aisée. ROBINSON, en essayant de réduire un diverticule, a déterminé des déchirures de l'intestin. TRAVERS n'a pu réussir qu'une réduction partielle, l'extrémité du diverticule restant irréductible. Aussi, à ces tentatives de désinvagination diverticulaire, nous préférerions la technique suivante, imitée de RUTHERFORD MORISON : inciser l'intestin autour de la dépression ombiliquée; à travers cette incision losangique extraire le diverticule invaginé; puis, fermer à triple étage l'intestin, ou même, comme l'a fait HOHLBECK, pour éviter tout rétrécissement de l'intestin, suturer transversalement la plaie longitudinale.

Les lésions de l'anse intestinale invaginée sont assez souvent tellement graves qu'elles nécessitent l'entérectomie. Quand il ne s'agit que d'éraillures séreuses, ou de lésions de nécrose très limitées, on peut se contenter d'enfouir les parties par des sutures séro-séreuses

[1] Stubenrauch. Congrès allemand de Chir. Berlin, 1898.

[2] Wainwright. *Ann. of Surg.*, 1902, XXXV, 32-35.

comme l'a fait Travers. Mais, quand le sphacèle est évident et large, il faut se déterminer à la résection de toute l'anse suspecte. Cette entérectomie a donné 5 guérisons sur 9 cas. Sa gravité tient aux conditions où on la pratique, à la gravité de l'état général, à la péritonite déjà généralisée. La longueur d'intestin réséqué est quelquefois considérable : 50 centimètres dans le cas de Broca ; 20 centimètres d'iléon, le cæcum et la partie inférieure du côlon ascendant dans le fait de Brünner ; 1 mètre dans le cas de Zum Busch[1]. — L'entérorraphie circulaire, après résection, est rendue difficile par la disproportion de calibre des deux tranches : l'observation de Dobson le signale expressément ; et mieux vaut alors fermer rapidement les deux bouts après angiotripsie et faire leur anastomose latérale, avec un bouton de Murphy ou de Jaboulay pour accélérer l'intervention.

Devant la gravité de la situation et pour n'avoir point un décès sur table, de Quervain a dû se borner à fixer les deux bouts dans la plaie.

10° **Fin de l'opération.** — La fin de l'opération n'est point sans incidents et sans difficultés. La réintégration des anses météorisées est parfois laborieuse : à mesure qu'on les refoule sur un point, elles s'échappent ailleurs sous les compresses ; parfois, il semble que la rentrée du paquet intestinal sera irréalisable. Il importe, alors, de ne se livrer à aucune manœuvre impatiente ou imprécise. D'abord, c'est une règle formelle que l'éviscération doit être réduite à son minimum de temps et qu'aussitôt après la découverte de l'obstacle et des anses lésées on doit réintégrer la plus grande partie de l'intestin, à l'exception du point à traiter. Dès le début de l'intervention, on passe un gros fil de soie double à travers chacune des lèvres de l'incision abdominale : chacun de ces fils est attaché, comme nous avons l'habitude de le faire, au milieu d'une forte pince à forcipressure ; on dispose ainsi de deux poignées de traction, avec lesquelles il est facile de soulever et de présenter l'ouverture abdominale à la rentrée des anses, de la même façon qu'on ouvre le collet d'un sac à la pénétration de son contenu. Le procédé de la serviette réglé par Kummel favorise cette rentrée : une grande compresse aseptique enveloppe la masse intestinale ; ses quatre bords sont insinués, latéralement sous

[1] Zum Busch. *Trans. Clinical Society of London*, 1903, XXXVI, 213.

les deux lèvres de l'incision, en haut, sous l'appendice xyphoïde et les rebords costaux, en bas dans le bassin. A mesure que les points de suture rétrécissent l'incision, on retire peu à peu la serviette; on achève de l'extraire lorsque l'incision est réduite assez pour que toute sortie en masse soit impossible. A ce moment, si une poussée, un effort de vomissement tendent à chasser les anses, on croise rapidement les deux fils tracteurs et l'on empêche ainsi toute échappée.

La fermeture du ventre doit être conduite avec promptitude. Il n'y a pas à songer ici à la suture en trois étages; il faut coudre en pleine épaisseur, par un seul étage, les lèvres de l'incision. Avec une forte aiguille, à la pointe un peu relevée, on traverse la paroi par une série de fils de soie forte, ou de gros fils d'argent ou de bronze d'aluminium; pendant leur passage, la main, appliquée à plat sur la grande compresse qui protège et enveloppe les anses, guide la pointe. Les fils de soie sont solidement noués, ou bien les fils métalliques rapidement tordus; à mesure qu'ils ferment ainsi l'incision abdominale, on les confie à un aide qui doit les soulever fortement de façon à faciliter la pose des fils suivants. Ces fins d'intervention sont quelquefois dramatiques : le pouls est rapide, mou et filant; la respiration est brève et haletante, les extrémités se refroidissent; on se hâte de reporter le malade dans son lit, où le sérum, la caféine, l'huile camphrée, sont employés, trop souvent sans pouvoir empêcher que l'asthénie cardiaque n'achève son œuvre en quelques heures.

11° **Résultats de l'intervention.** — Sur 140 cas d'intervention opératoire pour occlusion due au diverticule ou à des brides omphalo-mésentériques, que nous avons laborieusement colligés et qui représentent actuellement la littérature intégrale de la question, nous relevons 54 cas de guérison : soit une proportion de succès opératoires de 40 p. 100, alors que la mort est constante dans tous les cas d'occlusion diverticulaire abandonnés à eux-mêmes. L'invagination diverticulaire offre une statistique un peu meilleure : nous avons réuni 24 cas avec 12 guérisons, soit une proportion de 50 p. 100. Le volvulus du diverticule seul ou compliqué de volvulus de l'intestin a une statistique moins heureuse : nous relevons sur 14 cas, 4 guérisons seulement, soit une proportion de 28 p. 100.

Il en résulte donc, dans l'ensemble que l'ileus diverticulaire, « Divertikelileus » des Allemands, est, entre toutes les occlusions, le groupe dont la mortalité est la plus lourde : mortalité absolue quand on n'opère pas; mortalité qui reste au-dessus de 65 p. 100 quand on opère. Ce taux de léthalité n'a pas sensiblement baissé avec le progrès de l'asepsie. Les chiffres de HILGENREINER le démontrent avec netteté. Ils établissent pour la période de 1880-1890 une mortalité de 68 p. 100, de 1891 à 1895 de 70,5 p. 100, de 1896-1901 de 70 p. 100. Le progrès le plus influent que nous pouvons attendre, sur ce point, nous viendra de la précocité du diagnostic et de la rapidité de l'intervention. Mais, même à cette condition, il ne faut point espérer des statistiques très améliorées; dès les deux ou trois premiers jours, dans les formes d'occlusion par étranglement, des lésions graves de sphacèle ont le temps de se produire et nous en avons fourni des exemples saisissants. En bloc, la statistique de HILGENREINER et la nôtre indiquent que la durée moyenne d'évolution de la maladie, depuis les premiers symptômes jusqu'à la mort, n'a pas dépassé six jours. C'est donc opérer trop tard qu'intervenir à la quatrième ou à la cinquième journée, ce qui est en moyenne la date de l'opération. Dès que le diagnostic d'occlusion par étranglement (strangulations ileus) se pose, la laparotomie s'impose.

CHAPITRE II

LA DIVERTICULITE

La diverticulite, ou inflammation du diverticule de Meckel, ne doit plus être ignorée à une époque où l'on intervient si souvent pour appendicite. C'est qu'en effet, dans ses diverses modalités cliniques, elle se présente presque toujours sous le masque de cette dernière, avec laquelle elle peut d'ailleurs, quoique très rarement, coexister. En pratique, le diagnostic différentiel est, on peut le dire, impossible, au moins dans la très grande majorité des cas, et c'est avec un diagnostic d'appendicite que le chirurgien est appelé à intervenir. Il importe donc qu'il soit prévenu, et plus particulièrement lorsqu'il aura pu constater au cours de l'opération l'intégrité de l'appendice, que ce n'est plus seulement sur la zone cæcale que doit porter son exploration, mais aussi sur tout l'iléon terminal, siège du diverticule de Meckel.

HISTORIQUE

L'inflammation du diverticule ne paraît pas avoir été connue de Meckel et de ses contemporains, qui n'en donnent aucune description nette. Rayer[1] publie bien, en 1824, un « cas mortel d'entérite et de péritonite, déterminé par un diverticule de l'iléon », et dans lequel il constate la gangrène du diverticule. Mais les lésions du diverticule ne sont pas pour lui le fait intéressant et, discutant le diagnostic, il admet qu'il existait un obstacle au cours des matières, et il explique l'étranglement de la façon suivante ; « l'appendice iléal formait une espèce d'arcade au-dessous de laquelle s'était engagée une portion considérable de l'iléon (45 centimètres environ), à partir de sa jonction avec le cæcum. Les parois de cette anse intestinale, que nous crûmes d'abord être étranglée, étaient saines, à peine injectées et non dis-

[1] Rayer. *Archives générales de Médecine*, 1824, V, p. 80.

tendues par des gaz. L'obstacle au cours des matières tenait à une autre disposition : l'extrémité inférieure du diverticule iléal, d'abord libre et flottante, était devenue adhérente, par du tissu lamineux très serré, avec un point de la surface de l'iléon éloigné d'environ 5 centimètres. Ainsi réunis, ils simulaient véritablement un anneau creux, formé antérieurement par le diverticule, et complété en arrière par l'iléon. Une fois introduite dans cet anneau, l'anse intestinale en comprima, en arrière, l'arc postérieur ou l'iléon, de manière à intercepter complètement le passage des matières bilieuses ou fécales, et distendit plus encore, en avant, l'appendice iléal adhérent par ses deux extrémités... Toutes les membranes de cet appendice étaient gangrenées en un point. »

Beaucoup d'observations publiées dans le courant du XIXe siècle sous le nom d'occlusion par le diverticule mentionnent, sans y insister, des lésions gangréneuses ou inflammatoires de celui-ci. Cependant HOUSTON[1], dès 1834, décrit un cas typique d'inflammation chronique du diverticule. « Il s'agissait d'une femme qui, pendant de nombreuses années avant sa mort, s'était plainte de douleurs occasionnelles et très violentes dans l'abdomen. Le diverticule était rempli de matières dures, cassantes, apparemment des matières fécales épaissies. L'épiploon et les intestins voisins étaient réunis de près à la tumeur par des adhérences, résultat d'une attaque inflammatoire précédente. » DENUCÉ rapporte avoir fait en 1847 à l'hôpital Sainte-Marguerite l'autopsie d'un homme qui succomba avec des accidents de péritonite. « On trouva que la rupture de l'intestin était due à un noyau de cerise, qui avait pénétré dans un diverticulum, et qui avait ulcéré son fond. » BEALE[3], peu après, rend compte d'un cas de péritonite aiguë consécutive à la perforation d'un diverticule, dans la cavité duquel étaient un noyau de cerise, les enveloppes dures de plusieurs pépins d'orange, et deux masses, de forme très irrégulière et de consistance serrée, ressemblant comme texture aux concrétions que l'on trouve souvent dans l'intestin des chevaux ; il existait des adhérences.

CARRIÈRE[4] publie en 1864 une intéressante observation : il s'agissait

[1] Houston. *Descr. Catal. Museum of the Royal College of Surgeons in Ireland*, 1834, I, 38.

[2] Denucé. *Bull. de la Société Anatomique*, Paris, 1851, p. 369.

[3] Beale. *Proc. of Pathol. Soc.*, Lon., 1851-1852.

[4] Carrière. *Bull. Soc. Anatomique*, 1864, 497.

d'un jeune homme de vingt-huit ans qui avait eu, dix-huit mois auparavant, une péritonite généralisée, ayant nécessité un séjour au lit de un mois et demi. Depuis cette époque, il est pris de temps en temps de douleurs abdominales et est sujet à une constipation habituelle, qui cède toujours à un léger purgatif. Brusquement atteint d'accidents d'occlusion, il succombe au onzième jour. « L'autopsie montre : 1° immédiatement avant l'abouchement de l'iléon dans le cæcum, un rétrécissement de l'iléon qui permet à peine d'introduire le petit doigt; à ce niveau, il n'existe plus que la muqueuse, les autres tuniques ont disparu; 2° un *diverticule de l'iléon, qui a la forme d'un canal infundibuliforme à deux extrémités, s'abouchant toutes les deux dans l'intestin.* L'extrémité supérieure, la plus éloignée du cæcum, en est distante de 61 centimètres; l'extrémité inférieure, de 16 centimètres; l'anse intestinale comprise entre les deux a une longueur de 45 centimètres; celle du diverticule est de 7 centimètres. L'extrémité supérieure, élargie, est insérée sur l'intestin entre le bord mésentérique et le bord libre; la communication est évidemment congénitale à ce point. L'extrémité inférieure, envisagée à l'intérieur, présente un orifice plus petit, et qui admet à peine le petit doigt (la supérieure admettait le pouce). La muqueuse de l'intestin ne se continue pas directement avec celle du diverticule, il paraît y avoir une ulcération à leur point de jonction. A l'extérieur, la séparation entre le diverticule et l'intestin est bien nettement établie par un rétrécissement sur le diverticule, simulant un véritable collet. L'insertion de cette extrémité se fait tout à côté de l'insertion du mésentère; des traces de péritonite très marquées existent tout autour, et l'intestin lui-même est aminci, friable, facile à déchirer, tout autour de l'orifice de communication. Les anses intestinales étaient entièrement baignées dans le pus. » Il est vraisemblable que l'abouchement secondaire de l'extrémité distale du diverticule dans l'intestin a succédé à une poussée de diverticulite, qui s'était traduite elle-même par les accidents observés dix-huit mois auparavant.

Galton[1] voit en 1872, à l'autopsie d'un enfant de douze ans, atteint de fièvre typhoïde et mort avec des signes de péritonite par perforation, une perforation siégeant à l'extrémité d'un diverticule iléal.

Mais il ne s'agit en somme que d'observations isolées et n'ayant

[1] Galton. *Trans. of the Pathol. Soc. of London*, 1872. XXIII, 103.

nullement attiré l'attention, à tel point que Cazin[1] ne cite guère que le cas de Denucé. Il admet cependant l'inflammation du diverticule : « Son inflammation isolée ne doit pas être rare, à en juger par les traces qu'elle laisse. La marche des matières alimentaires est plus ou moins gênée dans ces canaux souvent étroits, dans ces culs-de-sac ; l'engouement y est facile et, sous l'influence de cette stase, la phlegmasie se produit. Les corps étrangers, en séjournant dans la cavité, irritent ses parois et amènent le même résultat. Sous l'influence de ces causes, il se fait des péritonites localisées, simples ou développées autour d'une petite perforation. Elles laissent à leur suite des adhérences qui fixent le diverticule à un point des parois ou des viscères de l'abdomen..... Cette inflammation, condition *sine qua non* de l'adhérence non congénitale, passe souvent inaperçue. » C'est là tout ce que dit Cazin sur l'inflammation du diverticule. Il est à remarquer qu'il n'en donne aucun exemple, tout en la considérant comme fréquente, puisqu'il admet que les adhérences du diverticule sont presque toutes de nature inflammatoire : « ces brides, presque toujours très résistantes, sont le résultat d'un travail inflammatoire ; cependant, il est quelques cas où on pourrait les supposer congénitales ; ceci aurait surtout quelque fondement pour les adhérences qui se font autour de l'ombilic et qui sont très organisées. »

Birch-Hirschfeld[2] parle aussi, plus succinctement, de l'adhérence du revêtement péritonéal enflammé du diverticule aux organes voisins ; il ajoute que dans ce cas et aussi lorsque le diverticule est uni à l'ombilic par un cordon solide, on peut observer des accidents d'occlusion intestinale.

Fitz[3], dans son remarquable travail de 1884, cite les cas de Beale, Houston, Galton. Il rapporte en outre la description de la pièce 2296 du Warren's Museum, diverticule de l'intestin, qui porte sur sa face interne 3 grands ulcères tuberculeux. Mais, par une réaction excessive contre les idées de Cazin, il admet « l'immunité relative du diverticule contre les troubles inflammatoires ». Et, un peu plus loin, il ajoute : « Bien que je ne nie nullement la possibilité de l'adhérence inflammatoire de l'extrémité du diverticule aux différentes parties de

[1] Cazin. Étude anatomique et pathologique sur les diverticules de l'intestin. Th. de Paris, 1862, n° 138.

[2] Birch-Hirschfeld. *Lehrbuch der Pathol. Anat.*, 1877, 853.

[3] Fitz. *Amer. Journ. of the Med. Sc.*, 1884, n. s. LXXXVIII, 30-57.

l'abdomen ou de son contenu, un tel événement doit être regardé comme extrêmement rare... Aux exemples qui en ont été donnés, on peut faire l'objection que ceux qui les ont rapportés ne sont peut-être pas très familiarisés avec les conditions de développement de ces formations. »

Avec les débuts de la chirurgie abdominale aseptique, de nouvelles observations sont bientôt publiées. MAKINS[1] enlève un diverticule de 10 centimètres de long, présentant 13 perforations. « Ces perforations, ajoute-t-il, pourraient être le résultat, soit d'une ulcération ressemblant à celle de l'appendicite perforante (si tel était le cas, le gonflement du diverticule aurait pu être la cause de l'étranglement), ou bien les perforations pourraient être dues à une gangrène locale, résultant de la tension à laquelle le diverticule était soumis. » KÖRTE[2] rapporte à la Réunion libre des chirurgiens de Berlin, en 1894, 5 cas d'occlusion intestinale par diverticule et il englobe sous cette dénomination deux cas de diverticulite. Dans l'un, il s'agissait d'une péritonite par perforation du diverticule par un noyau de cerise ; dans l'autre, d'une diverticulite perforante avec abcès péritonéal circonscrit. Cette dernière observation est considérée par l'auteur comme un cas d'ileus guéri (*Vorstellung eines geheilten Falles von Ileus*), et donne lieu à une discussion assez vive, au cours de laquelle SONNENBURG demande à KÖRTE s'il n'a pas pris pour un diverticule de Meckel un appendice cæcal enflammé et devenu adhérent à l'intestin grêle. L'auteur ne fait suivre ses observations d'aucun commentaire. Il est donc inexact de dire avec CAHIER que « c'est KÖRTE qui le premier fit connaître avec précision les accidents auxquels l'inflammation d'un diverticule de Meckel peut donner lieu. » C'est PICQUÉ et GUILLEMOT[3] qui, au Congrès français de chirurgie de 1897, ont été les premiers à parler de « suppurations du diverticule de Meckel simulant l'appendicite ». Leur observation a trait à un malade entré à l'hôpital avec des accidents d'occlusion, et que PICQUÉ opère, pensant plutôt à une appendicite. L'incision classique conduit sur un appendice sain, mais démontre l'existence d'une tumeur siégeant au-dessus du cæcum. La laparotomie médiane permet d'extirper une poche allongée dépendant de

[1] Makins. *Trans. Pathol. Soc.*, London, 1892-1893, XLIV, 90, et communication personnelle.

[2] Körte. *Berl. Klin. Wochenschr.*, 1894, p. 922 et 902.

[3] Picqué et Guillemot. Congrès français de Chirurgie, 1897, p. 480.

l'intestin. L'examen histologique montra l'identité de structure avec l'intestin et des lésions inflammatoires voisines de la suppuration. Le malade mourut de péritonite, qui existait déjà lors de l'intervention. Les auteurs font remarquer qu'il s'agit en somme d'une « appendicite ayant évolué dans le diverticule de Meckel » et concluent que « le diverticule de Meckel peut être le point de départ de lésions septiques et que ces lésions peuvent fournir en clinique les mêmes symptômes que l'appendicite ». Les mêmes auteurs [1] donnent un peu plus tard une description clinique de l'inflammation du diverticule de Meckel, malheureusement basée sur des documents insuffisants et peu précis, en dehors de leur propre observation, et proposent le terme de *diverticulite*. En 1898, paraissent les observations de Mauclaire et Macaigne [2], deux cas de Kramer [3], qui compare lui aussi les accidents causés par l'inflammation du diverticule à l'appendicite aiguë, tout en faisant remarquer qu'ils peuvent quelquefois, comme cette dernière, prendre une allure chronique. Macaigne et Blanc [4] font en 1899, une très bonne étude anatomo-pathologique de la diverticulite et Blanc [5] donne dans sa thèse, parue la même année, la première étude d'ensemble sur la diverticulite, dont il a rassemblé 19 observations.

Depuis, les observations se sont multipliées, et nous retrouverons les plus intéressantes. Parmi les travaux récents sur la diverticulite, nous citerons celui de Denecke [6], paru en 1902, celui de Hilgenreiner [7], publié en 1903, et le mémoire tout récent de Cahier [8] basé sur 39 observations, auxquelles nous avons pu en ajouter une vingtaine, ce qui porte à 59 le nombre des cas connus.

[1] Picqué et Guillemot. De la diverticulite (inflammation du diverticule de Meckel). *Bulletin Médical*, 1899, I, 517-520.

[2] Mauclaire et Macaigne. *Bull. de la Soc. Anatomique*, février 1898.

[3] Kramer. *Centralblatt für Chirurgie*, 1898, LXX, 521-526.

[4] Macaigne et Blanc. *Bull. Soc. Anatomique*, 1899, 426-431.

[5] Blanc. Contribution à la pathologie du diverticule de Meckel. Thèse Paris, 1898-1899, n° 393.

[6] Denecke. Entzündung des Meckel'schen Divertikels und die Gangrän desselben. *Deutsche Zeitschr. f. Chir.*, 1901-1902, LXII, 523-547.

[7] Hilgenreiner. Entzündung und Gangrän des Meckel'schen Divertikels. *Beitr. zur Klin. Chir.*, 1903, XL, 99-135.

[8] Cahier. L'inflammation des diverticules intestinaux ou diverticulite. *Revue de Chir.*, 1906, n°s 9 et 10.

ÉTIOLOGIE

1° **Fréquence. Diverticulite et appendicite.** — La fréquence *absolue* de la diverticulite n'est pas très grande, et cela se conçoit. Le diverticule de Meckel est loin d'être constant, et nous avons vu que, s'il n'est pas possible d'avoir à ce sujet des données très précises, on peut cependant considérer qu'il n'existe que chez 2 à 4 p. 100 des sujets normaux. Mais on peut dire aussi que, contrairement à l'appendice, organe constant et presque toujours ignoré, le diverticule de Meckel, lorsqu'il existe sous l'une quelconque de ses formes « fait souvent parler de lui ».

Toutefois, ce qui domine la pathologie du diverticule de Meckel, ce n'est pas la diverticulite, ce sont plutôt, comme nous l'avons vu, les accidents d'occlusion mécanique occasionnés par sa présence : il nous suffira de rappeler ici que nous avons pu réunir près de 300 cas d'occlusion mécanique dus au diverticule, alors que la diverticulite ne figure dans notre statistique que pour une soixantaine de cas. La fixation fréquente du sommet du diverticule à l'ombilic, à la paroi abdominale, au mésentère ou aux viscères, par la formation de brides ou d'anneaux anormaux, explique la prédominance des accidents mécaniques. La plus grande partie de ces adhérences paraissent être d'origine congénitale et nous y avons suffisamment insisté dans notre première partie pour n'avoir pas à y revenir. Un certain nombre cependant doivent être mises sur le compte de la diverticulite. Il existe d'ailleurs parfois, entre la diverticulite et l'occlusion par le diverticule, des relations tellement intimes, que non seulement la clinique, mais même l'anatomie pathologique ne permettent pas toujours de déterminer la part qui revient à chacune d'elles dans l'apparition de certains accidents.

Donc, si la diverticulite est rare, elle l'est peut-être moins qu'on ne pourrait le penser : depuis 1900, 30 cas en ont été publiés, et, sans aucun doute, plus d'un est resté méconnu, tant que l'attention des chirurgiens n'avait pas encore été attirée sur ce point spécial de la pathologie abdominale.

Toutes proportions gardées, la diverticulite est-elle moins fréquente que l'appendicite ? Cela nous paraît incontestable, car le parallèle anatomique et physiologique entre le diverticule et l'appendice n'établit guère que des dissemblances, d'où il résulte que l'un et l'autre seront soumis d'une façon très inégale à l'influence des causes diverses susceptibles de déterminer l'apparition d'accidents inflammatoires localisés. L'appendice est, suivant l'heureuse expression de Reclus, un cæcum du cæcum ; situé à la partie déclive, en dehors du cours des matières, et en un point où il existe toujours un certain degré de stagnation de celles-ci, n'étant plus balayé par le courant intestinal, il constitue un milieu particulièrement favorable au développement des micro-organismes. L'étroitesse de sa lumière et la présence d'une valvule muqueuse en rendent facile l'oblitération partielle et la formation de la cavité close qui, si elle n'est pas indispensable à la production des accidents, a cependant, dans certains cas, un rôle incontestable. Le diverticule de Meckel ou appendice de l'iléon, lorsqu'il est en *situation basse*, c'est-à-dire libre dans l'abdomen ou bien fixé par sa pointe au mésentère, aux viscères ou aux parois du pelvis, peut bien être considéré lui aussi comme un cæcum déclive ; mais il est sur la route directe et si son large abouchement dans l'iléon, que ne rétrécit aucun repli valvulaire, permet l'accès facile de sa cavité aux matières intestinales, il en facilite également le retour dans l'intestin, sous l'action de sa musculature propre. Il en résulte qu'il est constamment balayé par les matières fluides de l'intestin grêle ; donc pas de stase, et, partant, pas de circonstances favorables à l'infection. Et, de fait, beaucoup de diverticules libres trouvés à l'autopsie sont absolument vides de matières ; on les voit distendus par des gaz, et « pointant vers la tête ». D'autre part, lorsque le diverticule est en *situation haute*, c'est-à-dire qu'il est fixé par un cordon fibreux à l'ombilic ou dans son voisinage, son extrémité distale se trouvant ordinairement plus élevée que son point d'implantation dans l'iléon, les matières n'y pénètrent guère que par reflux, et elles en sortent naturellement sous l'action de la pesan-

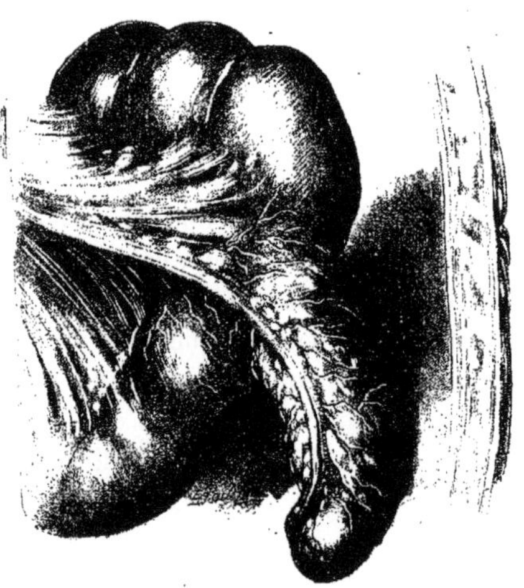

Fig. 46. — Diverticule en situation basse (imité de Kelly).

teur : les corps étrangers n'ont aucune tendance à s'y engager. C'est sans doute pour ces raisons que nous voyons la diverticulite atteindre si rarement les diverticules fixés à l'ombilic : nous n'avons trouvé cette éventualité réalisée que 5 fois sur 59 observations de diverticulite.

Mais, à côté de ces conditions anatomiques favorables, expliquant la rareté relative de l'inflammation du diverticule, il en est de défavorables, heureusement inconstantes, qui rendent compte de son exceptionnelle gravité : le large abouchement dans l'iléon, ordinaire-

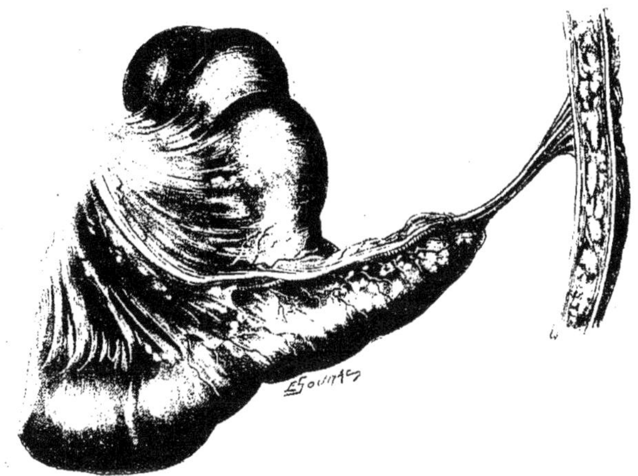

Fig. 47. — Diverticule fixé à l'ombilic, en situation haute (imité de Kelly).

ment dépourvu de valvule, s'il rend fort difficile la formation de la cavité close, permet le libre accès de la cavité diverticulaire aux ascarides. aux corps étrangers, qui, nous le verrons, jouent un certain rôle dans l'étiologie de la diverticulite. L'existence possible, à l'extrémité distale du diverticule vrai, de faux diverticules, au niveau desquels la paroi n'est plus constituée que par la muqueuse et la séreuse adossées, explique la grande facilité des perforations, et le retentissement rapide sur le péritoine des infections du diverticule.

2° **Causes prédisposantes.** — En ce qui concerne le *sexe* des malades, nous trouvons, sur 59 observations, 40 hommes, 12 femmes : dans 7 cas, le sexe n'est pas indiqué. La proportion des sujets du sexe féminin (30 p. 100) paraît plus élevée que dans les cas d'occlusion, où elle atteint à peine 18 p. 100. Mais, ici encore, la prédominance numérique du sexe masculin reste assez grande.

Hilgenreiner, analysant 13 cas, fait remarquer que 8 fois il s'agissait d'adultes, de trente-cinq à soixante-deux ans. Il faut y voir une coïncidence fortuite, car, si l'on fait un tableau établissant la fréquence par période de cinq ans, on constate que, tout comme l'occlusion, la diverticulite semble affectionner les jeunes sujets, avec une prédominance surtout marquée de quinze à vingt-cinq ans ; elle est un peu moins fréquente que celle-ci chez les tout jeunes, par contre, plus fréquente chez les adultes.

Fréquence suivant l'âge.

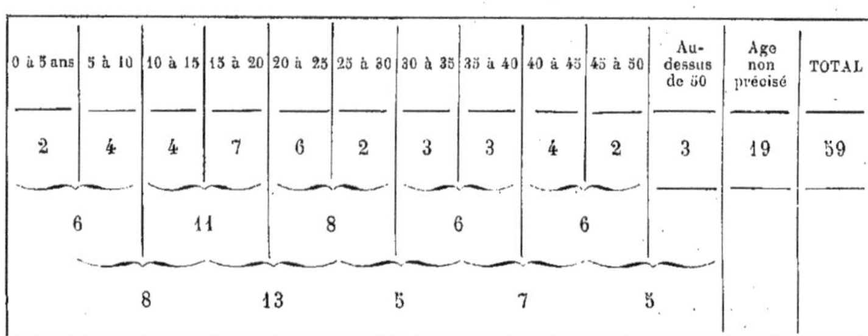

0 à 5 ans	5 à 10	10 à 15	15 à 20	20 à 25	25 à 30	30 à 35	35 à 40	40 à 45	45 à 50	Au-dessus de 50	Age non précisé	TOTAL
2	4	4	7	6	2	3	3	4	2	3	19	59
6		11		8		6		6				
	8		13		5		7		5			

Nous ne parlerons pas de l'hérédité, dont l'influence sur la diverticulite ne peut être que très indirecte : nous avons vu que le diverticule avait été rencontré chez plusieurs enfants d'une même famille.

3° **Causes occasionnelles.** — Les maladies infectieuses générales peuvent peut-être jouer un rôle, mais nous manquons de documents pour l'apprécier. De même il est assez difficile de déterminer la part qui revient aux troubles digestifs dans l'étiologie de la diverticulite. On les a assez souvent constatés dans les antécédents des malades : la malade de Rayer avait depuis quelque temps de la gastro-entérite chronique ; un opéré de Kramer[1] était habituellement constipé ; le petit malade de Rebentisch[2] présentait des troubles gastriques ; la jeune fille opérée par Pauchet[3] avait eu à plusieurs reprises, et depuis l'âge de six ans, des troubles abdominaux qualifiés d'indigestions. Mais on a le droit de se demander si ces troubles divers ne traduisent pas plutôt les

[1] Kramer. *Centralbl. f. Chir.*, 1898, 521.
[2] Rebentisch. *Arch. f. Klin. Chir.*, 1903, LXX, 110.
[3] Pauchet. *Bull. Soc. de Chir.*, 1903, 1161.

premières manifestations de la diverticulite. Et d'autre part, il est des cas où ils doivent être rapportés à une autre cause, c'est-à-dire à la fixation du diverticule. Il en est ainsi dans celui de GALEAZZI[1] : son opéré, un jeune homme de treize ans, avait depuis sa première jeunesse des alternatives de constipation et de diarrhée, mais ce n'est qu'à l'âge de sept ans qu'il commença à faire plusieurs poussées de diverticulite : on trouva chez lui un diverticule fixé à l'ombilic. Un malade d'HILGENREINER, avec un diverticule fixé à l'ombilic, avait eu, lui aussi des alternatives de constipation et de diarrhée, parfois sanguinolente. Un des malades de VON KARAJAN[2], jeune homme de vingt ans, qui a présenté dans la première année de sa vie, une fistule entéro-ombilicale diverticulaire, avait souvent, depuis, des crampes siégeant dans la partie droite de l'abdomen. Un enfant de cinq ans, vu par LENDEKING[3], présentait depuis la première enfance une constipation opiniâtre : on trouva un diverticule fixé par son extrémité au mésentère. Nous avons donné au chapitre de l'occlusion plusieurs autres exemples de ce que l'on peut appeler les *petits accidents du diverticule fixé*, et nous avons vu qu'ils doivent, très vraisemblablement, être attribués à un engouement passager, se produisant au point d'attache du diverticule sur l'intestin. Toutefois, il n'est peut-être pas impossible que l'irritation chronique qui en est la conséquence, et aboutit parfois à des rétrécissements inflammatoires de l'intestin en ce point, puisse retentir sur le diverticule.

Les affections diverses, qui intéressent habituellement l'iléon sur une plus ou moins grande étendue, peuvent, naturellement, se propager au diverticule. On y a vu des ulcérations tuberculeuses; on y a rencontré aussi, un peu plus souvent, les lésions caractéristiques de la fièvre typhoïde, depuis la psorentérie et la tuméfaction simple des plaques de Peyer, jusqu'à la perforation. Il n'y a rien là qui doive surprendre, si l'on veut bien se rappeler la diffusion considérable de ces lésions, et leur siège habituel dans tout l'iléon terminal.

Mais, dans la très grande majorité des cas, et ce sont les plus intéressants, tant au point de vue anatomique qu'au point de vue clinique, la diverticulite est *primitive*.

Le *traumatisme* a été incriminé dans quelques cas rares. Une observation de KRAMER semble assez probante : un homme de quarante ans

[1] Galeazzi. *Gaz. Med. di Torino*, 1898, n° 9.
[2] Von Karajan. *Wiener Klin. Woch.*, 1901, XIV, 714.
[3] Lendeking. *Saint-Louis Courr. of Med.*, 1902, XXVI, 267.

reçoit, le 18 août 1895, un coup de pied de cheval dans la fosse iliaque droite, et continue à travailler. Quelques jours après, il est pris de fièvre, de douleurs abdominales, de vomissements, et transporté à l'hôpital. Il est à noter cependant qu'on trouva dans la cavité du diverticule, obstruant complètement la lumière, un pépin de poire ou de pomme. Le malade de JEANNEL [1], âgé de quarante-sept ans, avait reçu dans le flanc droit, huit jours avant le début des accidents, un choc assez violent; la région était restée douloureuse depuis; il localisait cette douleur au-dessous de la paroi, dans la cavité abdominale elle-même, et dans son esprit, elle se confondait avec le début des accidents plus sérieux. Mais nous ferons remarquer que, s'il existait de la diverticulite dans le cas de JEANNEL, ce qui a occasionné la mort, c'est l'étranglement, le sphacèle et la perforation d'une anse intestinale de 35 centimètres engagée au-dessous de la bride diverticulaire. Il résulte de ce qui précède que le rôle du traumatisme, tout en nous paraissant logiquement devoir être admis dans l'étiologie de la diverticulite, ne nous apparaît pas jusqu'ici comme suffisamment démontré.

Plus souvent, des *corps étrangers* ou des *parasites intestinaux*, s'engageant dans le diverticule, déterminent des accidents, presque toujours très graves. L'accès du diverticule leur est facilité par son large abouchement dans l'intestin : si leur volume est assez considérable ou leur nombre suffisant, ils alourdiront le diverticule, et n'auront aucune tendance à revenir dans l'iléon. L'amincissement fréquent de la paroi du diverticule au niveau de son extrémité libre explique la gravité particulière du séjour des corps étrangers, et la fréquence des perforations. Presque toujours, il s'agit de corps étrangers ingérés avec les aliments : ce sont des noyaux de cerise dans les cas de BEALE, DENUCÉ, KÖRTE ; un pépin de fruits (KRAMER) ; des arêtes de poisson dans les cas de BLUM [2], PIQUAND et GRENET [3]. HOLLANDER [4] a rapporté tout récemment à la Société de médecine berlinoise, l'observation d'un homme qui présenta brusquement, en pleine santé, les symptômes d'une appendicite perforante. L'opération, faite dix heures après les premiers symptômes, montra une péritonite généralisée, un appendice ratatiné, oblitéré, mais sans trace d'inflammation récente, et, caché

[1] Jeannel, *in* Gally. *Archives Provinciales de Chirurgie*, 1898.
[2] Blum. In Blanc, *loc. cit.*
[3] Piquand et Grenet. *Bull. Soc. Anat.*, 1900, 390.
[4] Hollander. *Société de Médecine Berlinoise*, 4 juillet 1906.

entre deux anses grêles, un diverticule de Meckel en grande partie gangrené et perforé. On l'enleva, et le malade guérit, non sans avoir eu des suites opératoires compliquées d'ileus paralytique. Le diverticule était bourré de calculs biliaires à facettes, formés de cholestérine, qui s'y trouvaient complètement encastrés, et avaient amené par compression la gangrène du diverticule.

Houston, Beach [1], ont vu le diverticule rempli par de grosses masses de concrétions stercorales ; Galeazzi [2] a trouvé un calcul stercoral dans le contenu purulent du diverticule. Von Karajan [3], chez un homme de trente-huit ans, découvre un abcès du volume d'une pomme, à l'extrémité d'un diverticule gangréneux : il trouve dans l'abcès deux ascarides morts.

Les *troubles circulatoires mécaniques* se retrouvent dans plusieurs observations et leur rôle est loin d'être négligeable. Chez la malade de Körte, le diverticule était étranglé à sa base par un cordon allant de la région cæcale vers le foie. Dans un cas récent de Child [4], la portion proximale du diverticule était fortement étranglée par sa portion distale, qui était devenue adhérente à la vessie. Plus fréquemment c'est le *volvulus* du diverticule qui est la cause des troubles circulatoires. Il s'agit ici de faits d'une interprétation plus difficile : certains d'entre eux ont été déjà décrits au chapitre de l'occlusion, comme le premier degré du volvulus de l'intestin, qui vient parfois se surajouter, mais ils trouveraient aussi bien place parmi les diverticulites. A l'état normal, on conçoit mal la possibilité du volvulus d'un diverticule libre : il faut que celui-ci soit rempli, soit par des matières alimentaires, soit par des produits de sécrétion anormaux dus à une inflammation primitive. Anschütz, Fehre, Tregelles Fox, Taylor, Roth, ont décrit des volvulus du diverticule libre. Il faut y ajouter le cas de Clinton [5]. Dans d'autres cas, il faut incriminer la *pression élastique excentrique* produite par les anses engagées au-dessous d'un anneau formé par le diverticule fixé.

Mais plus nombreuses encore sont les observations dans lesquelles il n'est possible de relever aucune des causes que nous venons de

[1] Beach. *Annals of Surgery*, 1896.
[2] Galeazzi. *Gazz. med. di Torino*, 1898, n° 9.
[3] Von Karajan. *Wien. Klin. Woch.*, 1901, XIV, 714.
[4] Child. A case of auto-strangulation of Meckel's diverticulum. *Lancet*, 1906, I, 597.
[5] Clinton. *Buffalo Med. Journ.*, juin 1904.

citer. Erdmann[1], Hilgenreiner, ont observé la coexistence de la diverticulite et de l'appendicite. Walther trouve le diverticule adhérent à la trompe droite, chez une femme qui avait eu plusieurs poussées d'annexite. L'infection secondaire du diverticule peut donc être soutenue avec quelque apparence de vérité. Mais Brentano[2], Cahier, Darnall[3], Keefe, Kramer, Lediard[4], Lendeking[5], Mauclaire[6], Nicolson[7], Picqué[8], Whright[9], ont observé chez leurs malades des accidents que rien autre ne peut expliquer que l'*infection primitive* du diverticule.

PATHOGÉNIE

Nous retrouvons donc, ici comme ailleurs, l'infection à l'origine de l'inflammation. En dehors des cas de gangrène mécanique, les causes diverses énumérées plus haut ne jouent que le rôle de circonstances favorisantes.

Quels sont les agents de l'infection du diverticule ? La plupart des observations sont muettes à ce sujet. Italo Antonelli[10] a trouvé le bacille de Koch dans une diverticulite tuberculeuse. D'après Hilgenreiner, il s'agissait d'actinomycose dans le cas de Sprengel-Denecke. Dans le cas de Picqué et Guillemot, la sérosité intra-diverticulaire, cultivée sur bouillon et sur gélose, a donné des cultures pures de coli-bacilles, fournissant la réaction de la lactose. Kramer, Galeazzi, ont encore trouvé le coli-bacille. Il est probable que les infections associées ne doivent pas être rares, étant donnée la richesse de la flore microbienne du tube digestif. Peut-être aussi certaines diverticulites, d'emblée gangréneuses, doivent-elles être mises sur le compte des anaérobies, mais il est impossible, pour le moment du moins, de se prononcer sur ce point.

Par quelle voie se fait l'infection? Sans vouloir rejeter *a priori* l'hypo-

[1] Erdmann. *Med. Record.*, N.-Y., 1900, LVIII, 645.
[2] Brentano. *Centr. f. Chir.*, 1904, 569.
[3] Darnall. *N. York Med. Journ.*, 1901, LXXIII, 62-63.
[4] Lediard. *Med. Times a. Gazette*, 1884, II, 574.
[5] Lendeking. *Loc. cit.*
[6] Mauclaire. *Loc. cit.*
[7] Nicolson. *N. York Med. Journ.*, 1900, LXXI, 978.
[8] Picqué. *Loc. cit.*
[9] Whright. *Iowa Med. Journ.*, 1899, 271.
[10] Italo Antonelli. *l. c.*

thèse de l'infection par la *voie sanguine* possible dans quelques cas, il faut bien reconnaître qu'elle ne paraît pas, en ce qui concerne le diverticule, nettement démontrée. Tout plaide au contraire en faveur de l'*infection directe, d'origine intestinale*, se faisant par la muqueuse du diverticule. Les lésions spécifiques de la fièvre typhoïde, de la tuberculose, de l'actinomycose, intéressent directement la muqueuse, et souvent sans qu'il soit besoin de l'action d'une cause favorisante. S'agit-il d'une infection banale, coli-bacillaire ou autre, due à des hôtes habituels de l'intestin, elle ne se produira guère que s'il existe des altérations de la muqueuse, par des corps étrangers divers, par exemple. Les troubles circulatoires agissent de même en amenant une congestion passive de la muqueuse, qui diminue sa résistance à l'infection : c'est ainsi que dans les cas de volvulus par exemple, on observe souvent, à côté de la gangrène par troubles mécaniques, des phénomènes inflammatoires dus à l'infection surajoutée. D'autres causes agissent en exaltant la virulence des germes : c'est surtout la formation de la cavité close, dont il n'existe d'ailleurs que de très rares exemples. C'est qu'en effet la formation de la cavité close est autrement difficile à réaliser dans le diverticule que dans l'appendice, le calibre du diverticule étant parfois égal à celui de l'intestin. Seuls les deux cas de Kramer semblent la réaliser nettement : dans un de ces cas, c'était un pépin de fruit qui obstruait complètement la lumière, mais encore y avait-il un traumatisme antérieur; dans l'autre, la lumière du diverticule avait entièrement disparu, interceptant la communication de sa portion distale avec l'intestin. La cavité close existait aussi, tout à l'extrémité du diverticule, chez le malade de Gally, mais ici ce fut l'occlusion qui amena la mort. Dans les cas de Von Karajan, Galeazzi, la cavité close ne paraissait pas réalisée : dans le premier cas, il n'est nullement fait mention d'un rétrécissement ou d'une oblitération du conduit; dans le second, il est simplement dit que le diverticule, fusiforme, était rétréci à son implantation sur l'intestin; en ce qui concerne celui de Roth, nous ferons remarquer qu'il existait en même temps un volvulus du diverticule, avec une infiltration hémorragique des parois; dans un cas de Körte, le diverticule était fortement comprimé par une bride à sa partie moyenne; dans celui de Child, il y avait bien cavité close, mais par auto-strangulation du diverticule; dans un autre cas de Körte et dans celui de Denucé, le principal rôle étiologique revient sans aucun doute aux corps étrangers (noyaux de cerise), que renfermait le diverticule.

Contrairement à l'opinion de Cahier, qui admet que « la théorie du vase clos paraît admissible dans nombre de cas, plus fréquemment même que dans l'appendicite, » nous pensons au contraire qu'elle ne rend compte que d'un très petit nombre de faits. Car nous ne croyons pas qu'il faille voir avec cet auteur, dans la présence de corps étrangers dans le diverticule, dans les torsions ou les étranglements de celui-ci, la simple formation du vase clos. Il y a autre chose : d'une part l'action traumatisante incontestable des corps étrangers, bien démontrée par les faits de Hollander, Körte, Denucé, d'autre part les troubles ischémiques des torsions ou des étranglements du diverticule susceptibles par eux-mêmes d'aboutir à la gangrène. Quant aux valvules, elles sont exceptionnelles.

Nous savons d'ailleurs que point n'est besoin d'invoquer la théorie du vase clos, qu'il nous paraît difficile d'adapter aux infections diverticulaires, pour expliquer l'augmentation de virulence des germes à un moment donné. L'observation de Mauclaire [1] est un très bel exemple de péritonite septique diffuse consécutive à une diverticulite, sans perforation ; or, il y est expressément mentionné que « le diverticule était aussi large que l'intestin grêle lui-même. » A vrai dire, les causes susceptibles d'exalter à un moment donné la virulence des germes, hôtes habituels de notre organisme, nous échappent souvent. Et il ne faut pas oublier qu'ici, comme ailleurs, un autre facteur important intervient dans la pathogénie de l'infection, c'est la résistance organique, variable avec chaque individu.

Il est un point quelque peu particulier dans l'histoire de la diverticulite ; c'est la fréquence de la gangrène. Imputable dans certains cas (Ashe) à la virulence des germes, elle paraît le plus souvent consécutive aux troubles mécaniques : volvulus, étranglements du diverticule, dont nous avons cité des exemples. Denecke, Hilgenreiner, ont également insisté sur ce fait, et ils ont montré de plus que les anses intestinales, emprisonnées au-dessous d'un anneau formé par un diverticule fixé, exercent sur cet anneau une « pression élastique » dans un sens excentrique, dont la conséquence est parfois la gangrène du diverticule, soit à son implantation sur l'intestin (Ketteler, Zumwinkel), soit en un autre point de son trajet. Hilgenreiner, qui décrit d'une part l'inflammation et d'autre part la gangrène du diverticule,

[1] Mauclaire. *Bull. Soc. Anatomique*, 1903, 809.

en deux chapitres distincts, arrive à cette conclusion qu'il existe entre les deux une série d'analogies. « Quelquefois enfin, soit à l'opération, soit à l'autopsie, il n'est pas possible de séparer les deux processus ; voilà pourquoi tous les deux doivent être étudiés ensemble. »

Quel que soit le processus ou la combinaison des processus qui aboutit à la diverticulite, un fait important doit être bien mis en lumière : c'est le retentissement très précoce et souvent très étendu sur le péritoine. Il ne s'agit plus ici d'un organe comme l'appendice, dépendant d'un segment d'intestin à peu près fixe, à paroi épaisse et résistante, souvent déjà à moitié isolé de la grande cavité, et que quelques adhérences réactionnelles voisines ou un tampon d'épiploon achèveront d'isoler complètement. Plus volumineux, le diverticule se trouve habituellement dans le dernier mètre de l'iléon, quelquefois plus haut. Il est donc situé en pleine cavité abdominale, au milieu des anses grêles mobiles. Sa paroi, beaucoup plus mince que celle de l'appendice par rapport à sa lumière, est encore fréquemment diminuée de résistance au voisinage de son extrémité libre, où il n'est pas rare de rencontrer de faux diverticules, au niveau desquels on ne trouve plus que la muqueuse et la séreuse adossées. Il est donc facile de concevoir que, toutes choses égales d'ailleurs, les infections du diverticule auront un autre caractère de gravité que celles de l'appendice ; très rapidement le péritoine est intéressé dans sa totalité s'il s'agit d'une infection primitivement grave. S'agit-il d'une infection atténuée ? Sa localisation même ne sera pas sans créer les plus sérieux dangers : les adhérences réactionnelles péri-diverticulaires, avec ou sans abcès, réalisent l'immobilisation des anses grêles, d'où apparition de phénomènes d'occlusion, et si celles-ci luttant contre l'obstacle, de production récente, arrivent à le vaincre, c'est alors la généralisation à la grande séreuse d'une infection primitivement localisée.

ANATOMIE PATHOLOGIQUE

Nous décrirons successivement les lésions du diverticule et celles du péritoine. Il n'existe pas d'ailleurs, entre ces deux ordres de lésions, une relation constante, et, si la péritonite généralisée s'observe le plus souvent à la suite de la perforation ou de la gangrène du diverticule, on ne l'en a pas moins vu coïncider avec l'intégrité apparente de celui-ci.

I. **Lésions du diverticule.** — Il y a fort peu de temps que l'on s'est attaché à décrire les lésions du diverticule. Un certain nombre d'observations anciennes d'occlusion en signalent bien l'inflammation ou la gangrène, mais sans y attacher d'importance. On les connaît mieux depuis les interventions récentes, et les examens microscopiques de Macaigne et Blanc ont démontré leur analogie avec celles de l'appendicite.

1° *Lésions macroscopiques.* — Dans les cas aigus, le diverticule se présente sous la forme d'une masse plus ou moins volumineuse, tantôt cylindrique, tantôt sphérique, occupant l'hypogastre ou la fosse iliaque droite, parfois descendant dans le pelvis. Sa surface péritonéale peut avoir conservé son aspect lisse et poli, mais souvent elle a contracté des adhérences avec les parties voisines, anses grêles ou épiploon surtout. Elle est alors recouverte de fausses membranes plus ou moins organisées (Gibbon). La tumeur diverticulaire, modérément tendue si elle a conservé sa communication avec l'intestin, l'est au contraire au maximum dans les cas de volvulus. La coloration tranche nettement sur celle de l'intestin voisin ; elle est ordinairement d'un rouge violacé ; mais, surtout s'il s'agit d'un volvulus ou d'un étranglement serré du diverticule, elle est presque noirâtre, en même temps que la séreuse perd son aspect poli, et qu'apparaissent des plaques de sphacèle plus ou moins étendues, au niveau desquelles se fera la perforation. Cet aspect est presque spécial aux volvulus et aux étranglements du diverticule. S'il s'agit d'une inflammation simple du diverticule, les lésions sont moins accusées ; on observe seulement de la rougeur et de la tuméfaction inflammatoires des parois, sans infiltration hémorragique : cependant, la gangrène peut aussi se produire indépendamment de toute cause mécanique. Elle apparaît sous la forme de plaques jaunes ou brunâtres, dont la localisation et l'étendue sont variables. Elle est assez souvent limitée à la pointe du diverticule (Ashe[1], Child[2], Erdmann[3]), où les lésions sont ordinairement plus mar-

[1] Ashe. *Brit. Med. Journ.*, 1903, II, 293.
[2] Child. *Loc. cit.*
[3] Erdmann. *Loc. cit.*

quées. Cependant, dans le cas de DARNALL[1], le diverticule, long de 15 centimètres et fixé à l'ombilic, présentait à sa partie moyenne une plaque gangréneuse de 4 centimètres de longueur, sur 2 centimètres de largeur, avec au centre une perforation de 2 millimètres de diamètre. Il n'existait aucune espèce d'étranglement. VON KARAJAN, ZIMMERMANN[2], ont encore vu la gangrène du diverticule, avec perforation. Le cas de NICOLSON[3] est remarquable par l'étendue des lésions gangréneuses, qui intéressent aussi l'intestin. Il s'agit d'un jeune homme de vingt ans, opéré au quatrième jour des accidents avec le diagnostic de péritonite généralisée d'origine appendiculaire : « On trouva l'intestin entièrement gangréné sur une étendue d'environ 40 centimètres, ainsi qu'un diverticule de 12 centimètres de longueur, se détachant de son bord convexe. L'intestin et le diverticule étaient distendus, noir de jais, et, bien que la limite entre les tissus gangréneux et les tissus sains fût très nette, il n'y avait aucune apparence d'un étranglement aigu. Une autre anse d'intestin, qui avait été en contact avec les anses malades, présentait aussi un point gangréneux d'à peu près les dimensions de l'ongle du pouce, et l'épiploon, qui le recouvrait, était totalement gangrené. L'autopsie confirma l'absence de tout étranglement. » Exceptionnellement, la gangrène étendue est due aux corps étrangers (HOLLANDER), en revanche, on observe souvent des perforations qui leur sont imputables (BEALE, DENUCÉ, KÖRTE), et qui siègent ordinairement à l'extrémité libre.

Indépendamment de la gangrène et des corps étrangers, les perforations se voient aussi comme le résultat d'un travail inflammatoire, dont le premier degré est l'ulcération plus ou moins étendue. HILGENREINER a vu un diverticule dont la paroi était tellement amincie au niveau d'une ulcération, qu'elle céda au cours de l'extirpation. Les perforations d'origine inflammatoire peuvent aussi siéger au sommet (CLINTON), mais elles s'observent fréquemment aussi en d'autres points : HILGENREINER a vu un diverticule perforé à 2 centimètres de l'extrémité, BRENTANO, SPRENGEL et DENECKE, à la base. Elles peuvent être multiples, comme en témoigne l'exemple suivant, dû à l'aimable obligeance du Dr G.-H. MAKINS[4] : « Le diverticule, déposé au Musée de Saint-Tho-

[1] Darnall. *New York Med. Journ.*, 1901, LXXIII, 62.

[2] Zimmermann. *Deutsche Med. Woch.*, 1903, XXIX, Ver. Beil., V.

[3] Nicolson. *N. Y. Med. Journ.*, 1900, LXXI, 977.

[4] G. H. Makins. *Trans. Pathol. Soc. Lon.*, 1892-1893, XLIV, 190 et communication personnelle.

mas's Hospital, fut enlevé par opération dans un cas fatal d'occlusion intestinale aiguë d'une durée de six jours. Il a la forme d'un éteignoir, de 5 centimètres de long, sur 2 cm, 5 de largeur à son extrémité intestinale, et, fait remarquable, porte 13 perforations, qui le font ressembler à un tamis. Quelques-unes de ces perforations sont à bords nettement tranchés, à pic ; d'autres sont creusées nettement aux dépens surtout du revêtement muqueux indiquant qu'elles se sont faites de dedans en dehors. Elles pouvaient être le résultat, soit d'une ulcération ressemblant à celle de l'appendicite perforante, soit d'une gangrène locale, résultant de la tension à laquelle le diverticule était soumis. »

Les perforations du diverticule se font habituellement dans le péritoine et donnent lieu à des péritonites généralisées, rapidement mortelles, ou bien à des péritonites enkystées, que leur situation au milieu des anses grêles rend souvent très graves. Exceptionnellement on a observé l'ouverture du diverticule dans la vessie (Beach), dans l'intestin lui-même, sur un point plus rapproché du cæcum (Carrière).

Les lésions spécifiques les plus fréquentes du diverticule sont celles de la fièvre typhoïde, et nous en avons vu les raisons. La tuméfaction simple des plaques de Peyer a été observée par Chauffard [1] à l'autopsie d'une fillette de neuf ans, morte d'une fièvre typhoïde. A l'autopsie d'un jeune homme de vingt-et-un ans mort de la même affection, Vaughan [2] trouve dans un diverticule de 7 cm, 5 de longueur deux petites plaques de Peyer enflammées, au voisinage de sa base et, un peu plus loin, plusieurs follicules solitaires hypertrophiés et ulcérés. Galton [3], chez un enfant de douze ans mort au dix-huitième jour, trouve deux perforations, l'une siégeant sur l'iléon, l'autre, à l'extrémité d'un diverticule de Meckel long de 4 centimètres. Celle-ci siégeait au niveau d'une plaque de Peyer. Halstead [4] rapporte deux cas, dans lesquels la perforation, assez large, siégeait à l'extrémité du diverticule. Dans le cas de Boinet et Delanglade [5], la perforation, plus petite et irrégulière, occupait aussi le sommet du diverticule.

Italo Antonelli a vu sur le diverticule et sur l'anse iléale adjacente

[1] Chauffard. *Bull. Soc. Anatomique*, 1879, 742.
[2] Vaughan. *New York Med. Journ.*, 1896, LXIII, 808.
[3] Galton. *Loc. cit.*
[4] Halstead. Cité par M. F. Porter.
[5] Boinet et Delanglade. *Arch. gén. de Médecine*, 1899, 471.

de nombreux nodules tuberculeux de la grosseur d'un grain de millet. FITZ, DIXON, ont aussi signalé des lésions tuberculeuses de l'appendice iléal.

Nous n'insisterons pas sur le *contenu* du diverticule : tant que la communication avec l'intestin est large, il ne subit guère de modifications importantes. Dans les cas de volvulus surtout, il est rapidement altéré : formé par des matières intestinales et les produits de la sécrétion du diverticule, il prend rapidement une teinte hémorragique; c'est alors un liquide brun noirâtre, d'une odeur extrêmement fétide et très riche en coli-bacilles, comme l'ont montré les rares examens pratiqués. GALEAZZI, KRAMER, ont observé un véritable abcès intradiverticulaire. Assez souvent, le contenu s'est vidé dans le péritoine par une ou plusieurs perforations.

Dans les cas aigus, la paroi diverticulaire a conservé son épaisseur normale, elle peut même paraître amincie par la distension. Lorsqu'il s'agit au contraire d'une diverticulite subaiguë ou chronique, la paroi peut être considérablement épaissie, et la lumière très réduite. Le cas de BLUM, décrit et figuré par BLANC, est un exemple de diverticulite pariétale, à évolution subaiguë, avec épaississement inflammatoire des parois. WHRIGHT[1] a décrit un fait analogue : il s'agissait d'une diverticulite à rechutes, opérée à froid avec le diagnostic d'appendicite. « Le diverticule ressemblait beaucoup par sa forme à une clef de voûte, la partie la plus petite étant attachée à la face convexe de l'iléon... L'extrémité distale n'était pas adhérente aux organes voisins, mais était épaissie et tout à fait rugueuse, comme si elle avait été le siège de plusieurs inflammations. » C'est encore la partie distale du diverticule qui est seule enflammée chroniquement et épaissie chez le petit malade de HILGENREINER[2], qui présentait les symptômes de la diverticulite à rechutes : « La partie proximale du diverticule ne se distingue pas de l'intestin normal, tandis que la périphérie présente une paroi très épaisse et une lumière très étroite. » De même chez le malade de CAHIER[3], opéré à froid avec le diagnostic d'appendicite : « le diverticule se présente comme un corps dur, épais, du volume et de la forme d'une noix... il était constitué par des parois épaisses de 6 à 7 millimètres au moins, délimitant une cavité ampullaire commu-

[1] Whright. *Loc. cit.*
[2] Hilgenreiner. *Loc. cit.*
[3] Cahier. *Loc. cit.*

niquant avec l'intestin par un canal étroit, court, formant une sorte de sphincter. »

Le processus d'inflammation chronique peut aller plus loin, et déterminer en un point limité l'oblitération complète de la lumière du diverticule, produisant ainsi la véritable cavité close. Ces cas sont très rares, et cela s'explique par les grandes dimensions habituelles de la cavité diverticulaire par rapport aux parois.

Cependant, il en existe des exemples incontestables. Dans un cas de Kramer, le diverticule, de 12 centimètres de long, forme à son extrémité une ampoule de la grosseur d'une prune, fixée au mésentère par des adhérences anciennes et récentes. La muqueuse est rouge, tuméfiée, mais ne présente pas d'ulcérations. Entre cette partie dilatée et l'extrémité proximale du diverticule, longue de 7 centimètres et de la dimension d'un crayon, la lumière est complètement obturée. Au voisinage, on remarque quelques cicatrices. La muqueuse est saine dans le reste du diverticule. Chez le malade de Jeannel, « la bride, cause de l'étranglement, était composée de deux parties bien distinctes: une première partie, cylindrique, de la grosseur d'une plume d'oie, s'insérant sur le bord libre d'une anse intestinale, longue de 12 centimètres, à enveloppe séreuse intacte, possédant un canal muqueux communiquant avec l'intestin et perméable partout, sauf à son extrémité inférieure. Cette extrémité inférieure se présente comme une dilatation pyriforme, de coloration vert noirâtre, distendue ; la séreuse y est détruite, elle se déchire facilement, et il s'en écoule un liquide hémato-purulent. »

Plus intéressant encore est le cas de Rebentisch[1], qui dut faire chez son malade, enfant de cinq ans, 4 laparotomies pour des phénomènes d'occlusion dus à une bride diverticulaire, dont l'extrémité distale était fixée par des adhésions inflammatoires à l'iléon lui-même, à une distance de 18 centimètres au-dessus de son point d'origine. Cette bride se présente dans son ensemble comme un cordon moniliforme, comprenant 2 portions dilatées, que séparaient des parties rétrécies. Au point qui répondait à l'abouchement du diverticule sur l'intestin grêle, celui-ci était tout à fait fermé. Des deux portions dilatées, l'une, à l'extrémité distale du diverticule, possède une paroi mince, qui ressemble à celle de l'intestin ; l'autre, plus petite, du volume d'une cerise,

[1] Rebentisch. *Arch. f. Klin. Chir.*, 1903, LXX, 1170.

a une paroi plus épaisse. L'une et l'autre sont revêtues par une muqueuse, et contiennent du mucus et des flocons ressemblant à une matière albuminoïde. Quant aux portions rétrécies, comprises, l'une entre les deux dilatations, l'autre entre l'intestin et la première dilatation, elles sont constituées par un tissu blanchâtre et compact. L'examen histologique des parties dilatées montra la structure normale de la paroi intestinale, avec des lésions d'inflammation chronique.

2° *Lésions microscopiques.* — C'est à MACAIGNE et BLANC que nous sommes redevables de la première bonne étude histologique de la diverticulite, et nous ne pouvons que reproduire ici leur description, basée sur deux cas.

« Le premier a trait à un malade mort d'un cancer de l'S iliaque, au voisinage duquel se trouvait un diverticule de Meckel chroniquement enflammé. Un examen d'ensemble de la coupe ferait croire qu'on est en présence d'un appendice offrant les lésions d'une appendicite au début, la folliculite faisant tous les frais de la lésion.

« *La partie superficielle de la muqueuse n'est guère lésée.* On voit en effet, sur presque toute la surface de la cavité, un revêtement régulier d'épithélium cylindrique, un peu aplati par places, très haut en d'autres points, avec de nombreux aspects de cellules caliciformes. Ce revêtement repose sur le chorion, dans lequel sont plongés les culs-de-sac glandulaires. *Les glandes, dans leur ensemble, paraissent normales.* La muscularis mucosæ est respectée, sauf en certains points, où l'inflammation profonde l'a fait disparaître. *Quant à la zone folliculaire, elle est manifestement altérée.* En quatre ou cinq points différents de toute l'étendue de la coupe, on voit de larges zones arrondies ou étalées à la partie profonde de la couche glandulaire, et constituées par une accumulation dense de nombreuses et petites cellules rondes inflammatoires. Ces amas de cellules embryonnaires ont parfois une épaisseur égale à celle de toute la muqueuse ; ils s'avancent ainsi vers la suface, envahissant le chorion et écartant largement les glandes à ce niveau. Leur périphérie n'est pas très bien limitée, et là l'infiltration embryonnaire s'atténue progressivement, envoyant des sortes de prolongements vers les follicules voisins enflammés et offrant à des degrés variables, les mêmes lésions. A leur partie profonde, ils reposent sur les faisceaux conjonctifs de la couche celluleuse. Celle-ci présente des lésions qui révèlent l'ancienneté et la lenteur du processus inflammatoire, car on la voit constituée de faisceaux fibreux ondulés, et de zones de tissu adipeux au voisinage des vaisseaux de calibre.

« On trouve encore dans cette couche, de même que dans certains interstices musculaires, des *traînées de lymphangite* à direction excentrique : ce sont des sortes de petits boyaux simples, parfois bifurqués, bourrés de petites cellules fortement colorées ; ils cheminent à la périphérie des follicules, entre les faisceaux fibreux de la sous-muqueuse, et entre les faisceaux musculaires où ils sont moins apparents et plus étroits ; *ils reparaissent enfin à la surface externe, c'est-à-dire du côté du péritoine.*

« A la surface péritonéale, on voit quelques minces tractus conjonctifs ondulés, et de petites accumulations de cellules embryonnaires au voisinage des vaisseaux.

« Ce sont là, en somme, les lésions de l'appendicite dans sa forme discrète, caractérisée surtout par la *folliculite* et la *périfolliculite*, avec la *lymphangite térébrante* de Letulle, qui se poursuit jusqu'au péritoine.

« Dans le deuxième cas, il s'agissait d'un homme ayant présenté le syndrome clinique de l'appendicite suraiguë, et c'est le diagnostic qui fut porté... Les lésions étaient beaucoup plus marquées. Sur la coupe, qui n'intéresse qu'une partie de la circonférence du conduit épaissi et dilaté en ampoule, on distingue parfaitement une couche glandulaire, une celluleuse, et une musculaire recouverte d'une couche graisseuse. *La couche glandulaire est très altérée.* On y voit des fragments de culs-de-sac glandulaires, plongés dans un tissu inflammatoire riche en cellules rondes. *En certains points les glandes ont complètement disparu*, et la surface de la cavité est constituée simplement de tissu inflammatoire, parsemé de vaisseaux capillaires, et dont les parties les plus superficielles tendent à se nécroser. La tunique celluleuse présente aussi des lésions d'inflammation avec formation de faisceaux fibreux indiquant l'évolution subaiguë ou chronique du processus inflammatoire. Quant aux faisceaux musculaires, ils sont séparés par des traînées de cellules embryonnaires et parfois par des tractus conjonctifs en évolution fibreuse. La couche adipeuse, qui vient ensuite, présente aussi en différents points des lésions d'inflammation chronique qui se manifestent surtout au niveau du revêtement péritonéal. Là, en effet, il y a une couche épaisse par place de tissu conjonctivo-cellulaire en lamelles aplaties parsemées de cellules plates, et de petites nappes hémorragiques.

« En résumé, ce diverticule offre des lésions inflammatoires intéressant surtout la muqueuse et diffusant jusqu'au revêtement péritonéal, où elles revêtent les caractères d'une lésion chronique.

« De l'étude de ces cas de diverticulite chronique nous concluons en disant : l'inflammation peut frapper les parois du diverticule de Meckel, comme elle frappe l'appendice iléo-cæcal, à des degrés divers ; et depuis la simple congestion jusqu'à la gangrène et la perforation on peut observer tous les intermédiaires. Ce qui est aujourd'hui démontré et établi d'une façon indiscutable pour l'appendicite nous paraît pouvoir être appliqué à la diverticulite. Les lésions inflammatoires qui la caractérisent sont dues, à l'origine, à l'infection de la muqueuse et du tissu adénoïde sous-muqueux. *Folliculite*, *péri-folliculite*, *lymphangite*, sont les 3 anneaux de la chaîne anatomo-pathologique. »

L'examen anatomo-pathologique du cas de Mauclaire (diverticulite pariétale avec péritonite septique) a montré des lésions inflammatoires du diverticule, et aussi du segment intestinal adjacent : « L'épithélium de la muqueuse du diverticule est à peu près normal. Par places, les glandes sont envahies par l'infiltration embryonnaire. Le maximum des lésions est dans la zone folliculaire ; on y trouve des traînées de cellules rondes envahissant le chorion sous forme de placards ; il y a de la folliculite et de la péri-folliculite. Les coupes portant sur le segment intestinal adjacent au diverticule montrent qu'il est aussi atteint de lésions inflammatoires du même ordre, mais atténuées ». Cette extension des lésions à l'intestin est à retenir et à rapprocher du cas précédemment cité de Nicolson, où les lésions gangréneuses intéressaient non seulement le diverticule, mais aussi l'anse iléale.

II. Lésions du péritoine. — Nous n'insisterons pas sur la péritonite généralisée, qui ne présente ici rien de spécial. Elle s'observe après les perforations du diverticule, soit au cours de la fièvre typhoïde (Galton, Boinet et Delanglade, Halstead), soit par des corps étrangers (Beale, Denucé, Körte, Hollander), soit par gangrène du diverticule (Darnall, Körte). Dans ce dernier cas, elle peut exister sans perforation (Ashe, Nicolson), et Mauclaire a vu la péritonite généralisée avec l'intégrité apparente du diverticule. Il s'agit ordinairement de péritonite septique, et l'on trouve dans l'abdomen le liquide bouillon sale caractéristique. Lorsque la péritonite généralisée succède à une diverticulite non gangréneuse ou à une péritonite primitivement localisée, on peut trouver du pus dans la cavité abdominale (Carrière, Lendeking). Dans le cas de Piquand et Grenet, il existait un vaste abcès aréolaire du foie, renfermant un litre de pus. Pas de pus dans la grande cavité, mais plusieurs petits abcès enkystés; un abcès périappendiculaire, l'appendice étant rouge et tuméfié, mais non perforé; un abcès périsplénique, un abcès du ligament large du côté droit.

Autrement intéressantes sont les lésions de péritonite localisée, et il ne nous paraît pas inutile d'y insister quelque peu, car nous y trouverons l'explication de l'aspect clinique un peu particulier que revêt souvent la diverticulite. C'est qu'en effet, il ne faut pas l'oublier, le diverticule siège en pleine cavité abdominale, au milieu des anses grêles. Il en résulte que toute inflammation péridiverticulaire circonscrite, quelle que soit sa forme, aura pour résultat d'immobiliser les anses voisines, d'où non seulement gêne plus ou moins considérable des fonctions intestinales, mais aussi parfois production de coudures susceptibles de devenir des facteurs d'occlusion. Il nous est possible d'en citer quelques exemples des plus démonstratifs. Chez le malade de Clinton[1], homme de quarante-quatre ans, opéré au cinquième jour, on trouve, « *près de la ligne médiane*, une masse, adhérente à l'épiploon et recouverte par lui, dont la paroi extérieure était formée par une anse de l'iléon, *coudée à angle aigu aux deux extrémités*, et adhérente à la base du mésentère. En détachant les adhérences, on ouvrit un abcès, dans lequel se trouvait un diverticule de Meckel enflammé, perforé à l'extrémité distale, et enroulé autour de lui-même. *Ce diverticule prenait naissance sur l'iléon, à plusieurs pieds de l'anse coudée* ». De même chez le petit malade de Sprengel et Denecke, enfant de sept ans, opéré au cinquième jour, « on trouve une *agglomération d'anses intestinales collées ensemble*. Le côlon transverse est déplacé vers le bas. L'anse sigmoïde est située sur la vessie et profondément injectée, les appendices épiploïques indurés et épaissis. L'anse sigmoïde est fortement épaissie en un point, au niveau duquel elle est contiguë à un diverticule de Meckel de la grosseur d'un œuf de poule, *qui est entouré de tous les autres côtés par les anses grêles*, et est ainsi

[1] Clinton. A case of acute intestinal obstruction due to perforation of an inflamed Meckels-diverticulum. *Buffalo Med. Journ.*, juin 1904.

isolé de la grande cavité péritonéale. Les adhérences sont fibrineuses et faciles à détacher. On trouve entre elles un peu de pus concret. Au collet du diverticule existe une perforation assez grosse. » Zimmermann trouve aussi une assez grande quantité de pus au milieu des anses grêles, avec un diverticule de Meckel gangréneux et perforé. Chez un malade de Von Karajan, il existait, autour du diverticule, un abcès du volume d'une pomme, qui creva malheureusement au cours des manœuvres d'extirpation et amena une péritonite généralisée mortelle. Dans un cas de Kramer, l'évolution se fit vers l'extérieur : l'incision d'un foyer de péritonite enkystée siégeant dans la région iléo-cæcale, mais remontant à deux travers de doigt au-dessous de l'ombilic, donna une grande quantité de pus ; il persista une fistule, et ce ne fut que sept mois plus tard, au cours d'une nouvelle intervention, qu'on en reconnut l'origine diverticulaire.

Mais il est encore plus fréquent de voir la réaction péritonéale se borner à la production d'adhérences entre le diverticule et les parties voisines. Cette péri-diverticulite adhésive, qui joue un rôle important, se voit surtout dans les cas subaigus ou chroniques, et se présente sous les aspects les plus variés. Dans le cas de Houston, le diverticule était entouré d'anses fortement agglutinées les unes aux autres par des productions néo-membraneuses de formation plus ou moins récente. De même chez le malade de Blanc des anses grêles adhéraient de tous les côtés au diverticule. Chez l'opérée de Pauchet, le diverticule adhérait sur toute sa longueur à l'une des faces du mésentère, rétracté et d'aspect fibreux. Assez souvent, c'est l'extrême pointe du diverticule qui est devenue adhérente : Cahier a vu un petit diverticule ainsi solidement fixé au cæcum et à l'épiploon. Nous avons vu plus haut la description anatomique du cas de Rebentisch, dans lequel une adhérence solide unissait à l'iléon l'extrémité d'un diverticule chroniquement enflammé.

Dans le cas de Jeannel, c'est avec le mésentère que s'étaient faites les adhérences inflammatoires.

Il est aisé de concevoir le rôle pathologique de ces adhérences péridiverticulaires : suivant leur siège, elles pourront, soit déterminer des coudures de l'iléon (Pauchet, Rebentisch), soit amener la formation d'anneaux plus ou moins complets dans lesquels l'intestin pourra s'étrangler (Jeannel), soit, plus rarement, jouer le rôle de brides.

Il a été beaucoup discuté sur les adhérences du diverticule. L'entente est facile si l'on envisage les adhérences péridiverticulaires totales, qui ne peuvent être que le fait de l'inflammation. Il n'en est plus de même si l'on considère la fixation de la pointe du diverticule. Cazin soutenait son origine inflammatoire, tout en admettant que « l'origine congénitale pourrait être supposée dans quelques cas ; ce qui aurait surtout quelque fondement pour les adhérences qui se font autour de l'ombilic, et qui sont très organisées. » Fitz regarde comme extrêmement rare l'adhérence inflammatoire de l'extrémité du diverticule, que Blanc admet au contraire d'une façon presque exclusive. Nous avons suffisamment insisté sur ce point dans les chapitres qui précèdent pour ne pas avoir à y revenir ici. On trouvera, au chapitre d'anatomie et à celui de l'occlusion par le diverticule, de nombreux exemples qui montrent que la fixation congénitale du sommet du diverticule est incontestablement beaucoup plus fréquente. Cependant, il ne faut pas rejeter la possibilité de l'adhérence inflammatoire du sommet du diverticule. La différenciation est d'ailleurs assez facile dans la plupart des cas; mais il ne faut pas vouloir se baser, pour la faire, sur la topographie des adhérences. Certes, on peut bien admettre, en règle générale, que la fixation *congénitale* du sommet du diverticule se fait, dans plus de la moitié des cas, à l'ombilic ou au mésentère. Mais il ne faut pas en conclure que cette fixation en un autre point de l'abdomen ou aux viscères ne puisse pas être congénitale, de même qu'on ne peut pas nier qu'il existe des cas très rares d'adhérence pathologique à la région ombilicale d'un diverticule enflammé.

L'adhérence congénitale se fait presque toujours par l'intermédiaire d'un cordon fibreux, de dimensions variables, qui représente, tantôt les vaisseaux omphalo-mésentériques, tantôt le canal omphalo-mésentérique lui-même. C'est là un fait absolument caractéristique, et la présence de ce filum terminale, *quel que soit son point d'attache*, doit faire rejeter l'idée de bride inflammatoire.

Il est moins facile de se prononcer si le diverticule est adhérent par son sommet, sans interposition de filum terminale. Cependant, si la fixation se fait à l'ombilic, la nature congénitale ne sera pas douteuse, en dehors de cas exceptionnels, car nous savons que la lumière du diverticule peut se prolonger et même s'ouvrir en ce point. Si la fixation s'est faite en un autre point de l'abdomen ou aux viscères, il y a de fortes chances pour qu'elle soit de nature inflammatoire, mais alors ses caractères, la trace sur le diverticule ou sur les parties voisines d'une phlegmasie antérieure, permettront de trancher la question. Rappelons enfin qu'on peut observer la coexistence des deux variétés d'adhérences, et que des diverticules fixés congénitalement à l'ombilic par un cordon fibreux ont pu secondairement devenir adhérents à la région ombilicale par un processus inflammatoire (Hilgenreiner).

Au surplus, cette discussion n'a guère qu'un intérêt théorique en ce qui concerne la diverticulite.

III. **Lésions de l'intestin.** — Plusieurs observations de diverticulite mentionnent des lésions plus ou moins étendues de l'intestin. Nous avons rapporté le cas de Nicolson, dans lequel 40 centimètres d'iléon étaient gangrenés sans étranglement, en même temps que le diverticule. Il s'agissait sans aucun doute d'un cas d'infection suraiguë. Mais il est plus intéressant de remarquer que dans certains faits, avec des lésions de diverticulite plus ou moins marquées, coexistent des lésions d'étranglement intestinal, d'intensité variable. Galeazzi[1] constate chez sa malade un étranglement intestinal dans un anneau formé par un diverticule fixé à l'ombilic ; *l'anse engagée est gangrenée, sans perforation ;* d'autre part, il existe de la péridiverticulite, des abcès sous-séreux et un abcès intra-diverticulaire. Picqué[2] voit à l'intervention et vérifie à l'autopsie qu'une anse grêle de 75 centimètres, engagée dans un anneau formé par le diverticule fixé au mésentère, était noirâtre, et en voie d'étranglement. Lendeking[3] constate à l'autopsie qu'une anse intestinale était lâchement engagée dans un anneau formé par un diverticule fixé au mésentère. On avait pensé pendant la vie à une occlusion intestinale, et on trouva une perforation du diverticule avec une péritonite généralisée. Gibbon[4] trouve un diverticule très enflammé et couvert de fausses membranes, mais constate aussi que « la portion de l'intestin à laquelle il était attaché avait été étranglée par lui, à un tel point qu'il y avait un anneau blanc distinct, s'étendant à peu près sur la moitié de sa circonférence, tel qu'on en voit dans les hernies étranglées ». Et de même nous trouvons des

[1] Galeazzi. *Loc. cit.*
[2] Picqué. *Loc. cit.*
[3] Lendeking. *Loc. cit.*
[4] Gibbon. *Loc. cit.*

lésions du diverticule décrites dans bon nombre d'observations anciennes d'occlusion. C'est ainsi que FANO [1], à l'autopsie d'un homme de cinquante ans mort au onzième jour des accidents, voit « une anse d'intestin grêle embrassée en forme d'anneau par une sorte de bride d'apparence bleuâtre ou bleu noirâtre, qui d'une part aboutissait à l'intestin grêle et se perdait d'autre part dans le mésentère, auquel elle adhérait... Il importe de remarquer que l'anse d'intestin grêle, embrassée par la bride, y jouait facilement, et qu'on pouvait l'en retirer sans peine. » Le diverticule était seul en cause dans ce cas, qui devrait plutôt être rangé parmi les diverticulites. Mais il en est d'autres où les lésions sont simplement prédominantes sur le diverticule : CRUVEILHIER [2] fait la laparotomie et trouve un amas d'anses étranglées qu'on ne peut libérer. L'autopsie, qui ne tarda pas, montra qu'il existait quelques perforations gangréneuses à la base du diverticule. Dans le cas de JACKSON [3] « à travers un anneau formé par le diverticule fixé à l'intestin, des anses grêles sont engagées, de couleur rouge foncé, la ligne de démarcation entre les anses saines et les anses étranglées est très distincte ; l'étranglement n'est pourtant pas complet, et permet la mobilité des anses qui sont modérément distendues. Exactement à l'origine du diverticule existe une perforation d'environ une ligne de diamètre. » HEIBERG [4] décrit aussi un étranglement d'une anse intestinale de 50 centimètres, de couleur bleuâtre : le diverticule est perforé. NEUMANN voit aussi, avec un étranglement intestinal dans un anneau diverticulaire, la gangrène du diverticule. Dans le cas de ULMER [5], une anse intestinale de 40 centimètres, de couleur bleu noirâtre, avait été étranglée par le diverticule, qui était gangréné et perforé à son point d'implantation sur l'intestin.

Plus près de nous, ZUMWINKEL [6] voit à l'autopsie deux sillons d'étranglement sur l'intestin, tandis que la base du diverticule, bleu noirâtre, présente déjà un début de gangrène.

Nous ne croirons pas avoir trop insisté sur l'anatomie pathologique de la diverticulite, si nous avons réussi à mettre suffisamment en

[1] Fano. *Union Médicale*, 1849, n° 60, 238.
[2] Cruveilhier. *Gaz. des Hôp.*, 1872, 1021.
[3] Jackson. *Descr. Catal. of the Mus. of Boston*, n° 497.
[4] Heiberg. *Arch. f. pathol. Anatomie*, Bd 54, p. 30-34.
[5] Ulmer. *Würt. Zeitschr. f. Chir.*, 1851.
[6] Zumwinkel. *Arch. f. Klin. Chir.*, 1890, XXXIII, 838-844.

lumière les quelques points qui nous paraissent caractéristiques. C'est d'abord *la fréquence des lésions gangréneuses du diverticule*, qui s'expliquent quelquefois par la grande virulence des germes, mais le plus souvent par l'intervention de causes mécaniques, intéressant soit le diverticule seul (volvulus du diverticule, étranglement du diverticule par bride) ; soit le diverticule et l'intestin (étranglement intestinal dans un anneau diverticulaire). C'est ensuite *la coexistence assez souvent constatée de lésions d'étranglement intestinal à des degrés divers*, particulièrement lorsqu'il s'agit d'un étranglement par anneau diverticulaire. Certains auteurs admettent en pareil cas que la diverticulite est primitive : l'intestin passe très librement à travers l'anneau et ce n'est que plus tard que, sous l'influence de l'inflammation et de la distension du diverticule, survient la compression de l'intestin, qui produit l'étranglement intestinal (Picqué et Guillemot). Certes, cela est possible ; mais si l'on admet que le diverticule, par sa simple distension, est capable de comprimer l'intestin au point de faire de l'étranglement, il est difficile ne ne pas admettre que les anses engagées dans un anneau diverticulaire (abstraction faite de toute bride fibreuse), exercent sur le diverticule une influence nocive. Il se fait là une sorte de compression élastique excentrique qui, s'exerçant sur l'anneau diverticulaire, inextensible, aura pour effet d'y produire des troubles de circulation plus ou moins marqués, pouvant soit aboutir à la gangrène par ischémie, soit favoriser l'apparition de lésions inflammatoires. En réalité, il est probable que les deux processus doivent se combiner, et qu'il se produit là un véritable cercle vicieux, la compression exercée par l'intestin intervenant pour favoriser l'infection du diverticule, et celle-ci aggravant la compression de l'intestin.

La preuve que cette compression excentrique exercée sur le diverticule par l'intestin étranglé n'est pas purement théorique nous est donnée par une observation de Nimier[1] qui note à l'autopsie d'un jeune soldat : « un diverticule intestinal long de 8 centimètres et prolongé par une corde fibreuse de 4 à 5 centimètres, fixée sur le mésentère, formant ainsi un pont au-dessus de l'intestin grêle, et étranglant une des dernières anses de l'iléon, sur laquelle l'étranglement était nettement accusé par une empreinte blanchâtre. Immédiatement

[1] Nimier, *Arch. de Méd. et de Pharm. Mil.*, 1894.

au-dessus, siégeaient sur l'intestin deux petites perforations, grosses comme un grain de millet. Enfin, chose à noter, comme indice d'une tendance à la guérison spontanée, *la bride fibreuse, à son insertion mésentérique, était rompue dans la moitié de son épaisseur.* »

Un autre point important à souligner est le retentissement rapide sur le péritoine : *fréquence des péritonites généralisées* (avec ou sans gangrène du diverticule, avec ou sans perforation) qu'explique la situation du diverticule au milieu des anses grêles ; *fréquence des péritonites enkystées*, suppurées ou non, qui, par leur situation en pleine cavité abdominale, immobilisent et coudent dangereusement les anses voisines.

IV° **Lésions de l'appendice.** — Un certain nombre d'observations font mention de l'état de l'appendice. Seuls, Erdmann[1] et Hilgenreiner ont trouvé des lésions de cet organe. Dans le cas de Erdmann, coexistant avec la gangrène de la pointe du diverticule, on trouva l'appendice en inflammation aiguë, et entouré par une épaisse masse d'adhérences. Chez le malade de Hilgenreiner, on découvre un abcès péri-cæcal. On enlève l'appendice sur lequel se voit un point de suppuration, qui correspondait à une ulcération arrivant jusqu'à la séreuse. Ce ne fut qu'à l'autopsie qu'on trouva un diverticule perforé. Hollander[2] a trouvé l'appendice ratatiné, oblitéré, mais sans trace d'inflammation récente ni de gangrène.

La plupart des observations publiées avec des détails suffisants spécifient au contraire l'intégrité de l'appendice. Elle est expressément notée dans les cas de Ashe, Blum, Brentano, Child, Clinton, Darnall, Sprengel et Denecke, Kramer, Mauclaire, Cahier, Picqué et Guillemot, Walther, Italo Antonelli.

ÉTUDE CLINIQUE

« Autant d'observations de diverticulite, autant d'erreurs de diagnostic », disait Blanc dans sa thèse. Cette phrase reste toujours aussi vraie, et c'est en vain que l'on s'efforcerait de trouver dans l'étude de la diverticulite un symptôme caractéristique. L'étude anatomo-pathologique sur laquelle nous avons particulièrement insisté, nous permettait presque de le prévoir, en nous montrant que, exceptionnellement,

[1] Erdmann. *Med. Rec.*, 1900, LVIII, 645.
[2] Hollander. *Loc. cit.*

le diverticule est seul intéressé : presque toujours, le péritoine, souvent l'intestin grêle, sont atteints par le processus pathologique. Il en résulte que la diverticulite se présentera habituellement soit comme une péritonite, généralisée ou localisée, soit comme une occlusion intestinale et comme, parmi les facteurs de péritonite, généralisée ou localisée, il en est un qui tient la première place dans la pathologie abdominale, c'est-à-dire l'appendicite, c'est le plus souvent à cette affection que le chirurgien sera conduit à penser.

1° *Antécédents.* — Nous avons déjà vu qu'il est possible de retrouver dans les antécédents des malades des troubles gastro-intestinaux. Souvent imputables à la fixation anormale de l'intestin par un diverticule, ils trahissent peut-être dans certains cas une infection diverticulaire légère et qui ne laissera aucune trace. C'est sans doute vers cette dernière hypothèse que l'on doit pencher lorsqu'il s'agit de troubles gastriques légers (Rayer), tandis qu'au contraire des signes d'obstruction passagère, avec vomissements, arrêt passager des matières, doivent plutôt être mis sur le compte d'un diverticule fixé.

2° *Début.* — Presque toujours le début est brusque, soudain, et surprend l'individu en pleine santé, en plein travail. Rarement, les symptômes s'installent d'une façon progressive (Gibbon). La malade de Piquand et Grenet, dont le diverticule renfermait une arête de poisson, souffrait depuis un an de douleurs abdominales ; son ventre lui paraissait avoir augmenté de volume, et elle avait beaucoup maigri. Mais, huit jours avant son entrée à l'hôpital, elle est prise subitement de douleurs vives dans l'hypochondre droit, qui correspondaient à la perforation du diverticule par le corps étranger.

La *douleur* est le premier symptôme. Soudaine dans son apparition, elle est quelque peu variable dans son intensité et sa localisation. Il s'agit ordinairement d'une douleur très violente et qui atteint d'emblée son maximum d'intensité ; elle peut toutefois avoir le caractère paroxystique (Keefe). Presque toujours il est fait mention de douleurs abdominales violentes, sans localisation nette (Ashe, Brentano, Carrière, Darnall, Erdmann, Gibbon, Keefe, Körte, Kramer, Mauclaire). Chez un malade d'Erdmann, la localisation se fit le lendemain, à la fosse iliaque droite, mais il y avait coexistence d'appendicite. Assez souvent, on a observé le début des douleurs dans la région ombilicale (Lediard, Sprengel et Denecke, Picqué et Guillemot), à gauche de l'ombilic (Nicolson, Pauchet). Plus rarement la localisation primitive se fait dans la fosse iliaque droite (Blum, Cahier, Walther). Chez le malade de Mauclaire, qui était sujet depuis quelques années à des douleurs abdominales qu'il qualifie de coliques, c'est ce même caractère que présentèrent les douleurs du début. Il en est de même chez celui de Picqué et Guillemot. Blum a noté, sans perforation, le coup de poignard péritonéal. Chez le malade de Sprengel et Denecke, on note des irradiations de l'ombilic vers l'épigastre. Chez celui d'Italo Antonelli, les douleurs, primitivement localisées dans la fosse iliaque droite, irradiaient dans la cuisse et le testicule.

Parmi les troubles fonctionnels digestifs, les *vomissements* suivent d'assez près la douleur. Il est à remarquer qu'ils sont en général moins précoces que dans l'occlusion. On les voit le plus souvent survenir plusieurs heures après le début de l'attaque (Whright). Ils font fréquemment défaut dès le début de l'attaque (Picqué et Guillemot). Ordinairement, ils apparaissent dans les jours qui suivent, au deuxième jour (Nicolson, Darnall), au troisième jour (Sprengel et Denecke), plusieurs jours après le début (Clinton), au sixième jour (Carrière), vers le septième jour (Child). Ils peuvent faire entièrement défaut; on constate alors un état nauséeux (Blum). Exceptionnellement, ils existent dès le début (Mauclaire). Alimentaires ou bilieux dès le début, ils peuvent devenir porracés, mais ils ne prennent pas le caractère fécaloïde, en dehors des cas d'occlusion concomitante.

L'arrêt des matières et des gaz est noté dans un assez grand nombre d'observations. Il est le plus souvent symptomatique d'une occlusion concomitante (Gally, Galeazzi, Lediard, Gibbon, Pauchet, Rebentisch, von Karajan); mais on peut aussi l'observer en dehors de toute compression évidente de l'intestin (Körte, Kramer, Lendeking, Mauclaire). Cahier insiste sur cette répercussion spéciale des affections du diverticule sur l'intestin et pense que l'ileus qui survient dans ces conditions doit être attribué à une sorte de shock réflexe, portant d'abord sur le segment adjacent au diverticule. Tout en reconnaissant que cette explication peut être admise dans certains faits pour lesquels il n'a pas été observé d'étranglement intestinal évident par bride ou par anneau diverticulaires, nous rappellerons qu'il n'est pas rare de voir se produire, tout autour du diverticule, des coudures plus ou moins marquées des anses voisines, en tout cas leur immobilisation par péritonite adhésive; aussi pensons-nous que dans nombre de cas, les symptômes d'occlusion si souvent constatés au cours de la diverticulite ne reconnaissent pas une autre cause.

Le cours des matières peut être normal : chez le malade de BLUM on ne note ni diarrhée, ni constipation; chez celui de CHILD, reçu à l'hôpital au huitième jour, avec un état général très mauvais, les selles n'avaient jamais cessé de se produire régulièrement. On a vu parfois des selles sanguinolentes (HILGENREINER).

Assez souvent on observe, soit dès le début, soit dans les jours qui suivent, une élévation thermique, et un accroissement de la fréquence du pouls. Mais ces deux signes, ainsi que le retentissement sur l'état général, varient beaucoup suivant la forme clinique de la diverticulite.

3° *Formes cliniques.* — Il nous semble logique d'admettre avec CAHIER, pour l'étude des formes cliniques de la diverticulite le cadre tracé par TERRIER pour l'appendicite. Nous décrirons donc, par analogie, cinq formes de diverticulite.

La diverticulite peut être *aiguë*. Nous distinguerons la *diverticulite pariétale, ou simple; la diverticulite avec péritonite enkystée; la diverticulite avec péritonite généralisée suppurée ; la diverticulite avec péritonite septique.*

Elle peut être *chronique*, à rechutes ou non.

I. Diverticulite simple ou pariétale aiguë. — Cette forme est très rare, peut-être parce qu'elle est simplement méconnue, mais peut-être aussi parce que l'inflammation du diverticule détermine beaucoup plus vite que celle de l'appendice une réaction péritonéale plus ou moins intense. MARTIN[1] a bien parlé d'un diverticule enlevé pour inflammation aiguë, mais il ne donne aucun détail clinique. A propos de ce cas, qu'il croit unique, il ajoute qu'on avait opéré, croyant à une appendicite. Sans doute, il est permis d'attribuer à la diverticulite aiguë les troubles digestifs que l'on retrouve quelquefois dans les antécédents des malades, mais nous manquons à ce sujet de documents précis, et nous savons que ces mêmes troubles peuvent aussi reconnaître pour cause la fixation congénitale du diverticule. WRIGHT décrit ainsi la première crise de diverticulite chez un homme qu'il opéra plus tard avec le diagnostic d'appendicite à rechutes : « Un homme de

[1] Martin. Removal of Meckel's diverticulum for acute inflammation. *Brit. Med Journ.*, 1902, I, 1375.

vingt-sept ans, fermier, gros et robuste, a toujours joui d'une parfaite santé, jusqu'il y a deux ans, époque à laquelle, travaillant dans les champs, il sentit soudain une douleur abdominale violente, tout d'abord répandue dans l'abdomen tout entier, mais se localisant graduellement à la région basse et droite de l'abdomen. On appela un médecin qui donna quelque chose pour soulager la douleur. On prescrivit un cathartique ; après évacuation de l'intestin, la douleur violente cessa et, en deux ou trois jours, il put reprendre son travail. Le malade ne sait pas, mais il croit avoir eu de la fièvre. Plusieurs heures après le début de l'attaque, il vomit. » Chez le malade de Mauclaire et Macaigne, mort d'un cancer de l'S iliaque, la symptomatologie du néoplasme dominait la scène. Chez celui de Blum, il y avait déjà de la péridiverticulite. Le début avait été brusque, par une douleur en coup de couteau dans la fosse iliaque droite, qui persiste les jours suivants, moins forte. On note un état gastrique, avec inappétence, langue sale, haleine fétide, quelques nausées, mais pas de vomissements. Selles normales. Facies pâle, fatigué, légère teinte subictérique des conjonctives et de la sclérotique. La température oscille entre 37 et 38°; le pouls régulier, fort, bien frappé, est à 90. La palpation de l'abdomen montre une contracture des droits et, dans la région cæcale, un empâtement profond, mal délimité, de la largeur de la paume de la main, douloureux à la pression. Cette forme est ordinairement bénigne dans sa manifestation clinique. Il est difficile de savoir si la *restitutio ad integrum* est possible. L'altération première du diverticule doit sans aucun doute favoriser son infection ultérieure.

II. **Diverticulite avec péritonite enkystée.** — Cette forme est plus fréquente et mieux connue. On doit lui rapporter les cas de Antonelli, Child, Clinton, Beach, Hilgenreiner, Houston, Kramer, Körte, Rebentisch, von Karajan, Walther, Zimmermann. Abstraction faite des cas compliqués d'occlusion vraie (Jeannel, Galeazzi), elle se présente ordinairement avec une exagération et une persistance des symptômes fonctionnels et généraux, et avec des symptômes de localisation plus ou moins nets, mais nullement caractéristiques. Les douleurs du début persistent, mais tendent à se localiser. On note des vomissements, plus ou moins fréquents; l'arrêt des matières existe parfois, mais est rarement absolu.

Il y a ordinairement de la fièvre. Les observations ne sont pas toutes très explicites à cet égard. L'élévation thermique a été notée par Walther, Kramer (elle atteignait 39°,5 dès les premiers jours). Chez le malade d'Italo Antonelli, la température atteint 39°. Cependant la fièvre peut faire défaut, comme il est expressément noté dans un cas de Hilgenreiner et dans le cas de Rebentisch.

L'*état général* est ici plus influencé. Mais on observe à ce sujet d'assez grandes variations. Tantôt il est peu atteint (Clinton, Hilgenreiner, Kramer, Walther) ; tantôt il est franchement mauvais : chez le malade de Child, jeune homme de dix-sept ans, le pouls était à 120, et filiforme, la langue sèche et chargée ; il existait des douleurs considérables à la miction, qui furent expliquées à l'intervention. Le malade de Zimmermann donne l'impression d'une appendicite très grave. Körte spécifie que l'état de son malade ne permettait pas une longue intervention. Enfin, chez le jeune garçon de cinq ans vu par Rebentisch, on note le facies abdominal, le pouls à 128, petit, une respiration superficielle, costale, mais peu gênée.

L'*examen local* donne des résultats qui sont loin d'être concordants. La fixation possible du diverticule à l'ombilic, sa variabilité de siège sur l'iléon permettent bien de concevoir qu'il en puisse être ainsi.

Cependant, la diverticulite atteignant plus fréquemment le diverticule en situation basse, c'est plutôt vers l'abdomen inférieur que semble devoir se manifester la réaction péritonéale localisée. C'est ainsi que Körte constate dans le flanc droit une certaine résistance de la paroi ; Antonelli un empâtement considérable de la région iléo-cæcale à grand diamètre vertical ; Kramer voit se former dans la région iléo-cæcale une tuméfaction dure, mate à la percussion, remontant jusqu'à une ligne horizontale passant par deux travers de doigt au-dessous de l'ombilic. Cette tuméfaction diminue, se ramollit, et on perçoit la fluctuation par la palpation abdominale et le toucher rectal.

Chez le malade de Child, l'abdomen, légèrement distendu, rendait à la percussion un son tympanique; mais il existait une légère bande transversale de matité au-dessus du pubis, bien que la vessie eût été préalablement vidée. Le toucher rectal, combiné à la palpation abdominale, permettait de sentir sur la ligne médiane et dans la région de la vessie, une masse molle, ce qui fit hésiter le diagnostic entre l'invagination et une appendicite avec abcès prévésical. Chez la malade de Beach, dont les urines renfermaient des matières fécales, la palpation permettait de constater dans la fosse iliaque *gauche* une résistance toute particulière, qui s'étendait à la région ombilicale. Les touchers vaginal et rectal furent absolument négatifs. Chez un malade de HILGENREINER, l'abdomen était légèrement tendu. A droite de l'ombilic, parallèlement à la ligne blanche, on sent une résistance de 6 centimètres sur 3, qui ne disparaît pas lorsque le muscle droit est en résolution. REBENTISCH voit l'abdomen très ballonné dans la région sus-ombilicale; les anses se dessinent sous la paroi. Dans la région ombilicale, à droite et au-dessous de l'ombilic, on trouve une tumeur résistante, arrondie, du volume du poing, mate et douloureuse à la pression. Rien d'anormal dans la fosse iliaque droite. Dans le cas de CLINTON, le ventre était légèrement météorisé, et partout douloureux.

Cette forme clinique peut avoir une évolution relativement bénigne lorsque, ce qui est rare, l'abcès pointe vers la paroi abdominale (KRAMER). On a observé l'ouverture du diverticule dans la vessie (BEACH), dans l'intestin au-dessous de son point d'origine (CARRIÈRE). On conçoit que la situation de l'abcès au milieu des anses grêles et en pleine cavité rende les interventions particulièrement dangereuses : un opéré de VON KARAJAN succombe à une péritonite généralisée consécutive à une ouverture d'un abcès péri-diverticulaire dans la grande cavité au cours de l'intervention. Chez un opéré de KÖRTE, on saisit à son début la formation d'une péritonite purulente généralisée : à côté d'un abcès péri-diverticulaire on trouve dans le péritoine une sérosité purulente. La résolution, lorsqu'elle se fait, laisse toujours le malade exposé aux dangers de l'occlusion intestinale par les adhérences anormales qui coudent ou étranglent les anses au voisinage du diverticule.

III. **Diverticulite avec péritonite généralisée.** — Souvent il s'agit d'une perforation du diverticule, soit au cours d'une fièvre typhoïde (GALTON, BOINET et DELANGLADE, les deux cas d'HALSTEAD), soit par corps étranger (KÖRTE, DENUCÉ), soit par gangrène (DARNALL).

La péritonite généralisée peut aussi succéder à une gangrène du diverticule sans perforation (ASHE, RAYER), à la gangrène du diverticule et de l'intestin (NICOLSON), à la perforation inflammatoire du diverticule (HILGENREINER, LENDEKING). Mais cette perforation n'est pas nécessaire (KEEFE).

On observe en pareil cas les symptômes habituels de la péritonite généralisée, sans aucune particularité notable. Nous n'insisterons donc pas sur le facies anxieux, le ballonnement du ventre, les vomissements porracés, l'arrêt des matières et des gaz, plus ou moins complet, l'élévation thermique habituelle, l'accélération du pouls et de la respiration. Il n'y a rien là de spécial à la diverticulite. Le seul signe qui ait quelque valeur est un signe de début, d'ailleurs inconstant, la localisation de la douleur initiale à la fosse iliaque droite ou dans le voisinage, et, logiquement, il fera penser à une péritonite généralisée d'origine appendiculaire.

IV. **Diverticulite avec péritonite septique.** — Il est parfois difficile, avec le vague de certaines observations, de différencier nettement cette forme de la précédente. Il en existe cependant quelques exemples des plus nets. Dans le cas de Hollander, les symptômes furent ceux d'une appendicite perforante et, opérant à la dixième heure, il trouva dans le péritoine un liquide bouillon sale. L'opéré de Brentano, avec une température de 37° et un pouls de 92, avait un demi-litre de liquide fécal dans son péritoine. Il existait dans les deux cas précités une perforation du diverticule. Le malade de Mauclaire avait plutôt une tendance à l'hypothermie : la température axillaire est de 36°,5. Le facies est altéré; le ventre n'est pas très ballonné; l'augmentation de volume répond surtout à la moitié inférieure. La palpation est très douloureuse dans toute la zone sous-ombilicale, mais pas spécialement dans la fosse iliaque droite. On pose le diagnostic de péritonite généralisée, probablement d'origine appendiculaire, avec parésie intestinale par infection péritonéale (il y avait des vomissements porracés et fécaloïdes, et un arrêt complet des matières et des gaz). La laparotomie montre les anses grêles très rouges et très distendues. Pas de pus dans le péritoine, mais seulement un peu de liquide louche dans le Douglas. Le diverticule, très volumineux et distendu, ne présente aucune trace de perforation ni de sphacèle.

V. **Diverticulite chronique, à rechutes ou non.** — On ne connaît pas la symptomatologie de la diverticulite chronique simple, qui doit passer inaperçue la plupart du temps, lorsqu'elle n'aboutit pas à une forme aiguë. Piquand et Grenet ont noté que leur malade souffrait depuis un an de douleurs abdominales et qu'elle avait beaucoup maigri, tandis que son ventre paraissait avoir augmenté de volume. Elle fut emportée par des accidents aigus, et on trouva dans l'abdomen plusieurs abcès que les auteurs considèrent comme métastatiques, et un grand abcès aréolaire du foie.

Chez un des malades de Hilgenreiner, il existait depuis plusieurs mois une douleur à droite de l'ombilic, à peu près constante, mais avec des paroxysmes assez fréquents. Il en est de même chez l'opérée de Pauchet.

Nous connaissons mieux la diverticulite chronique à rechutes. Sans discuter encore la question de savoir quelle est la part qui revient à la diverticulite et celle qui ressort de la fixation du diverticule dans la production de certains troubles gastro-intestinaux, nous ferons remarquer qu'il est des cas où les deux actions semblent se combiner, ou plutôt se succéder, l'apparition de la diverticulite semblant favorisée par des troubles mécaniques. C'est ainsi que le jeune garçon de treize ans vu par Galeazzi, porteur d'un diverticule en fuseau fixé à l'ombilic, avait depuis son tout jeune âge des alternatives de constipation et de diarrhée. Mais, entre la septième et la dixième année, il eut 3 crises caractérisées par des violentes douleurs ombilicales, des nausées et des vomissements, *une fièvre élevée*, et du météorisme, avec rétention des selles. Les crises duraient trois à quatre jours, et l'état redevenait ensuite satisfaisant. Trois jours avant son entrée à l'hôpital il eut une crise semblable qui est regardée comme un étranglement par bride. On pratique un anus *in extremis*. La preuve de la combinaison des deux processus est donnée par l'autopsie, qui montre de la diverticulite, avec un abcès intra-diverticulaire et des abcès sous-séreux péri-diverticulaires, mais aussi la gangrène complète, quoique sans perforation, d'une anse qui avait été étranglée dans un anneau formé par le diverticule fixé. De même un malade de von Karajan, qui avait eu pendant les premières années de sa vie une fistule entéro-ombilicale diverticulaire, avait souvent des crampes dans la partie droite de l'abdomen, avec fièvre, vomissements, rétention des selles. On trouve à l'intervention un abcès intra-diverticulaire à l'extrémité ombilicale du diverticule, et de plus une occlusion du côlon transverse par la bride diverticulaire : « le côlon était sur la bride comme un châle sur le bras ».

Un certain nombre d'observations donnent des exemples plus ou moins nets de diverticulite chronique à rechutes. Ce sont celles de

HOUSTON, ZIMMERMANN, ITALO ANTONELLI, CAHIER, WHRIGHT. Dans tous ces cas, il n'existait pas de fixation congénitale du diverticule; il ne peut donc y avoir aucun doute sur la nature des accidents antérieurs. La malade de HOUSTON s'était plaint, de nombreuses années avant sa mort, de douleurs occasionnelles très violentes dans l'abdomen. On trouva à l'autopsie des adhérences anciennes et récentes, unissant le diverticule à l'épiploon et aux intestins voisins. L'opéré de ZIMMERMANN avait eu trois mois auparavant une attaque semblable à celle qui détermina l'intervention; de même chez celui de ITALO ANTONELLI, qui présentait en outre, en dehors des crises, des douleurs abdominales vagues et de la constipation. Le malade de CAHIER, « âgé de vingt-deux ans, a eu sa première crise à l'âge de dix-neuf ans, caractérisée par des coliques, de la constipation, des douleurs dans la région iléo-cæcale d'une durée de huit jours. Trois ans après, en avril 1902, il a une deuxième crise avec symptômes analogues accompagnés d'élévation thermique, et ayant nécessité un séjour d'un mois à l'hôpital. Fin septembre de la même année, troisième crise encore plus accentuée : troubles gastriques, constipation, douleur dans la fosse iliaque droite; l'abdomen est ballonné, avec un empâtement localisé dans la région appendiculaire et douleur présentant son maximum en dedans du point de Mac Burney; hyperesthésie accentuée; température de 37 à 38°; constipation; pas de vomissements. Les accidents rétrocédèrent en quelques jours sous l'influence du traitement ordinaire, mais le malade garda, jusqu'au moment de l'opération à froid, pratiquée le 20 novembre, de la sensibilité au voisinage du point de Mac Burney et une tendance au ballonnement du ventre avec constipation nécessitant l'emploi des lavements tous les deux jours; il persistait une zone d'empâtement assez régulière dans laquelle on percevait par la palpation, une petite masse de la grosseur du pouce, qui fut considérée comme constituée par l'appendice. » Dans le cas de WHRIGHT, la première crise avait été légère, et en deux ou trois jours le malade avait pu reprendre son travail. « Mais il eut pendant l'année suivante 3 attaques ressemblant beaucoup à la première, sauf que chacune d'elles était plus violente que la précédente, et le força à garder la chambre un peu plus longtemps chaque fois. La dernière attaque se produisit à peu près six semaines avant son entrée à l'hôpital; elle fut caractérisée par des douleurs très vives, de la prostration, de l'élévation de la température et du pouls. Des vomissements apparurent, plusieurs heures après l'attaque. L'abdomen était tympanisé et très douloureux au-dessus de l'appendice. Le malade dut garder la chambre à peu près une semaine et a été pratiquement incapable de tout travail manuel depuis. L'examen objectif, pratiqué six semaines après cette dernière attaque, révélait une douleur violente à la pression, *au niveau même du point de Mac Burney*. »

Ces deux derniers cas montrent bien jusqu'à quel point l'aspect clinique de la diverticulite à rechutes peut simuler celui de l'appendicite à rechutes. Aussi n'est-il pas surprenant que ce soit ce dernier diagnostic qui ait été porté.

PRONOSTIC

Le pronostic de la diverticulite est grave. Il est grave même dans les formes légères, parce que les adhérences inflammatoires qui se font autour du diverticule intéressent les anses voisines, qu'elles immobilisent ou qu'elles coudent dangereusement, mais aussi parce que les conditions seront favorables pour une nouvelle infection, souvent plus intense que la première, ainsi qu'en témoignent les formes à rechutes. S'agit-il d'une forme aiguë? La situation du diverticule en pleine cavité abdominale, sa structure, expliquent la fréquence des péritonites généralisées, sur le pronostic desquelles il est inutile d'insister. D'autre part, les péritonites localisées donnent souvent naissance à des abcès plus ou moins volumineux, presque toujours situés entre les anses grêles, pointant très rarement vers la paroi, soit au niveau de l'ombilic, soit dans la fosse iliaque. La généralisation de l'infection péritonéale est donc toujours à craindre, spontanément ou au cours de l'intervention. La résolution même de ces abcès, lorsqu'elle est possible, n'est guère moins dangereuse, car elle laisse persister entre le diverticule et les anses voisines des adhérences plus ou moins étendues, susceptibles de produire ultérieurement des accidents d'occlusion.

Cette gravité de la diverticulite, incomparablement plus grande que celle de l'appendicite, est bien mise en relief par les chiffres suivants : sur 50 malades pour lesquels nous possédons des renseignements assez précis, abstraction faite bien entendu de ceux qui ont succombé à une autre affection (Vaughan, Chauffard, Mauclaire et Macaigne), on compte 21 guérisons, 24 morts, 5 résultats non donnés. La mortalité globale serait donc de 53 p. 100. Il est à remarquer que 9 cas, non opérés, donnent 8 morts et 1 résultat inconnu, tandis que 41 opérés donnent 16 morts, 21 guérisons, 4 résultats inconnus.

DIAGNOSTIC

Le diagnostic de la diverticulite n'a jamais été fait : l'absence de tout symptôme caractéristique, même inconstant, l'existence fréquente de symptômes d'occlusion, qu'explique parfois une occlusion vraie concomitante, dans nombre de cas une symptomatologie subjective et objective absolument calquée sur celle de l'appendicite, sont des raisons suffisantes pour que l'on n'ait pas songé à localiser le point de départ des accidents dans un organe qui n'existe guère que chez 2 à 4 p. 100 des sujets normaux.

Est-il possible cependant, en se basant sur l'étude détaillée des observations, de serrer quelque peu ce diagnostic ?

Il serait intéressant et utile de pouvoir reconnaître la diverticulite aiguë simple, ou pariétale. Mais cette forme est encore trop peu connue dans ses manifestations cliniques. Dans les observations de Cahier et Wright, la première crise d'une diverticulite à rechutes est décrite d'une telle façon qu'il est impossible de ne pas dire qu'il s'agit d'une appendicite. Et la ressemblance avec cette affection existe encore lorsque la diverticulite aiguë se transforme en diverticulite chronique à rechutes. Dans ces deux observations, très précises, l'examen objectif révélait une douleur présentant son maximum au point même de Mac Burney (Wright), un peu en dedans du point de Mac Burney, où existait une petite masse de la grosseur du pouce, qui fut considérée comme constituée par l'appendice (Cahier). On serait cependant en droit, semble-t-il, de poser le diagnostic de diverticulite si l'on se trouvait comme von Karajan en présence d'un jeune homme de vingt ans, qui avait eu pendant la première année de sa vie une fistule fécale à l'ombilic, qui guérit spontanément, mais se rouvrit par la suite à plusieurs reprises, donnant une sécrétion purulente. Depuis quelques années, ce jeune homme avait souvent des crampes dans la partie droite de l'abdomen, avec *fièvre*, vomissements et rétention des selles. Au moment de la crise qui décida l'intervention, le diagnostic fut : péritonite par perforation, d'origine appendiculaire; les mêmes symptômes existaient, exagérés; la douleur abdominale était généralisée;

il y avait de la matité dans toute la partie droite de l'abdomen, de l'apéristaltisme; de plus, on avait noté des vomissements fécaloïdes; l'intervention montra un étranglement du côlon transverse sur la bride diverticulaire, compliquant une péritonite enkystée suppurée, d'origine diverticulaire. Galeazzi au contraire fait le diagnostic d'étranglement par bride chez un jeune enfant, bien qu'il eût connaissance de 3 crises fébriles, survenues entre l'âge de sept à dix ans; l'intervention montre en effet un étranglement intestinal avec gangrène, mais aussi une diverticulite avec abcès intra-diverticulaire.

On voit donc par ces quelques exemples combien le diagnostic peut être difficile, même dans les cas où le malade a un passé pathologique susceptible d'attirer l'attention du chirurgien.

Mais, le plus souvent, ce n'est pas ainsi que les choses se passent, et, dans la pratique, on se trouvera presque toujours en présence d'accidents abdominaux survenus brusquement (acute abdomen des Anglais) et se traduisant rapidement par une péritonite généralisée ou localisée.

A. **Il existe une péritonite généralisée.** — Nous ne reprendrons pas ici le diagnostic différentiel de la péritonite et de l'occlusion diverticulaire, dont nous avons précédemment donné les éléments, en montrant à quelles difficultés insurmontables il peut se heurter, lorsqu'il s'agit de ces étranglements à marche rapide, produisant en quelques heures la gangrène de l'intestin ou du diverticule et l'infection péritonéale. Mais, étant donnée une péritonite généralisée, est-il possible d'en rapporter l'origine à l'inflammation, à la gangrène ou à la perforation d'un diverticule de Meckel? Il ne le semble pas, du moins si l'on se rapporte aux observations publiées. La perforation d'un diverticule au cours d'une fièvre typhoïde sera forcément confondue avec la perforation intestinale fréquente dans cette affection. Même dans les cas où le tableau clinique de la péritonite diverticulaire ne sera pas masqué par une autre affection, il ne présente rien de caractéristique. Hollander, Darnall, en présence de symptômes abdominaux très graves, à début soudain, sans localisation nette, pensent à une appendicite perforante. Si l'on se trouvait en présence de cas analogues, c'est sans doute aussi vers l'appendice que conduirait le diagnostic par exclusion, basé sur les commémoratifs, qui auraient permis d'éliminer l'origine gastrique, duodénale, ou biliaire. Le diagnostic paraissait suffisamment justifié dans le cas de Darnall par la rigidité abdominale plus marquée à droite. Keefe, Nicolson, font le diagnostic de péritonite généralisée d'origine appendiculaire. Dans le premier cas, les douleurs du début avaient été généralisées, mais il existait une sensibilité plus vive à droite de l'ombilic; dans le second, les douleurs, primitivement localisées à gauche de l'ombilic, s'étaient secondairement localisées à la fosse iliaque droite et à la région de l'appendice; le diagnostic primitif avait été occlusion intestinale, et l'intestin montra une péritonite consécutive à la gangrène du diverticule et d'une assez grande portion de l'*iléon, sans étranglement*. Mauclaire, en présence d'un tableau de péritonite généralisée, avec un ballonnement occupant surtout la moitié inférieure de l'abdomen, pense aussi à une origine probablement appendiculaire. Hilgenreiner, se basant sur une résistance iléo-cæcale diffuse avec de la matité fait le diagnostic de pérityphlite : il y avait d'ailleurs coexistence de diverticulite et d'appendicite. Il ne semble donc pas que le diagnostic de l'origine de la péritonite, même si l'on pensait au diverticule de Meckel, puisse avec quelque probabilité aller au delà de sa localisation dans l'abdomen inférieur. En pratique, cela sera d'ailleurs suffisant, *que l'on constate ou non l'intégrité de l'appendice*, pour faire chercher dans l'iléon inférieur l'origine possible des accidents. Nous n'insisterons donc pas davantage sur un diagnostic dont les éléments, du moins pour le moment, semblent nous faire totalement défaut.

B. **Il existe une péritonite localisée.** — Il serait permis de penser à des difficultés moindres de diagnostic lorsque l'appréciation des symptômes locaux n'est plus gênée par le ballonnement généralisé de l'abdomen. Or, nous avons vu combien ces symptômes locaux eux-mêmes étaient variables, ce qu'explique d'ailleurs la variabilité de situation du diverticule. Plusieurs erreurs sont possibles; elles se feront surtout avec l'*appendicite*, d'autant plus qu'il s'agit le plus souvent de diverticules en situation basse. Antonelli, constatant un empâtement considérable de la région iléo-cæcale, à grand diamètre vertical, croit à une appendicite. N'est-il pas logique de penser avec Kramer à une péritonite enkystée d'origine appendiculaire, si l'on voit se former dans la région iléo-cæcale une tuméfaction dure et mate, remontant à deux travers de doigt au-dessous de l'ombilic, qui se ramollit ensuite, et permet de sentir la fluctuation par le palper abdominal et le toucher rectal ? CHILD, en présence d'un jeune homme de dix-sept ans présentant depuis une semaine des symptômes abdominaux, sans arrêt des matières, mais avec un état général grave, et des douleurs considérables à la miction, sent par le toucher rectal combiné une grande masse molle dans la région de la vessie, sur la ligne médiane. La percussion avait d'ailleurs démontré l'existence d'une bande transversale de matité au-dessus du pubis, la vessie ayant été préalablement vidée. Il hésite entre une appendicite avec abcès prévésical et une invagination. Il semble bien cependant que ce soit le premier diagnostic qui ait prévalu, puisqu'il fit la laparotomie latérale droite. On conçoit combien le diagnostic de la diverticulite pelvienne chez la femme, observée par TRENDELENBURG, TAYLOR, consécutivement à des volvulus du diverticule, pourrait rencontrer de grandes difficultés, plus particulièrement s'il existe des lésions annexielles.

La mobilité du diverticule libre, le plus souvent atteint, et la variabilité de sa situation, exposent à d'autres méprises. Ne penserait-on pas volontiers à une *sigmoïdite* chronique en présence de la malade de BEACH, dont les urines renfermaient des matières fécales, qui souffrait du ventre depuis plusieurs années, et chez laquelle la palpation permettait de constater dans la fosse iliaque *gauche* une résistance toute particulière qui s'étendait à la partie ombilicale, avec touchers rectal et vaginal négatifs ?

On a pu penser à une *occlusion intestinale* (LEDIARD). L'erreur est d'autant plus excusable que nous avons vu à l'anatomie pathologique la coexistence fréquente de la diverticulite et de l'occlusion intestinale vraie. Et, dans le cas précité, il y avait réellement de l'occlusion, par des adhérences péri-diverticulaires. CAHIER a tenté le diagnostic de la diverticulite et de l'occlusion, « en se basant sur certains moyens d'investigation usités déjà pour le diagnostic de l'appendicite :

« 1° Le relèvement brusque de la main ou du doigt qui pèse légèrement sur l'abdomen détermine une douleur vive quand il y a péritonite et ne cause aucune réaction douloureuse quand il existe une occlusion (signe de KOCHER).

« 2° Le calme de la respiration en présence d'un météorisme prononcé de l'abdomen est un symptôme caractéristique de l'occlusion mécanique ; l'accélération et la superficialité de la respiration indique l'existence d'une péritonite étendue (TAVEL).

« 3° La chaleur appliquée sur un foyer de suppuration exaspère la douleur locale; donc, des applications chaudes prolongées pendant une heure ou deux sur la zone abdominale douloureuse, chez des sujets présentant des phénomènes d'occlusion de cause douteuse, exaspéreront la sensibilité s'il s'agit d'une diverticulite suppurée avec retentissement sur le péritoine et ne l'aggraveront pas si l'occlusion seule est en cause (Lewin).

« 4° La différence constatée entre la température axillaire et rectale, qui est d'environ 0°,6 chez les sujets bien portants, s'élève aux chiffres de 1°,1 à 1°,4, en moyenne 0°,9, chez les sujets atteints d'appendicite (ou de diverticulite par analogie) : ce qui s'explique par l'hyperémie des organes du petit bassin ou de son voisinage (Schule). »

A notre avis, ces signes, qui peuvent avoir, par leur association, une grande valeur lorsqu'il s'agit de différencier l'appendicite de l'occlusion, ne conservent plus du tout cette même valeur lorsqu'il s'agit de la diverticulite. C'est qu'on a trop voulu assimiler la diverticulite à l'appendicite, alors qu'il existe entre les deux affections, à côté d'analogies évidentes, des différences profondes. L'appendicite peut simuler l'occlusion, elle s'accompagne assez rarement d'occlusion vraie. Tout au contraire, la diverticulite fait presque fatalement de l'occlusion, par des mécanismes divers ou même elle est quelquefois secondaire à l'occlusion. Nombreuses sont les interventions, nombreuses sont les autopsies dans lesquelles on a trouvé des lésions intéressant à la fois le diverticule et l'intestin. Il n'y a donc rien de surprenant à ce que la clinique nous montre une symptomatologie qui tient à la fois de l'infection et de l'occlusion mécanique. Et dès lors, il devient illusoire de chercher à faire un diagnostic différentiel entre deux affections si fréquemment associées. Pour ces raisons, nous croyons devoir conclure qu'il n'est pas possible d'appliquer d'une façon générale les signes précités au diagnostic différentiel de la diverticulite et de l'occlusion.

A côté de ces cas où l'erreur est pour ainsi dire inévitable, il en est d'autres où un chirurgien prévenu pourrait peut-être songer à la diverticulite, et plus particulièrement lorsqu'il est permis de constater une élévation thermique coexistant avec des phénomènes d'occlusion et des signes de péritonite localisée péri-ombilicale. Cependant, même en pareille circonstance, ce diagnostic n'a pas été posé : Hilgenreiner sentant à droite de l'ombilic, en dehors de la ligne blanche, une tuméfaction résistante, se basant d'autre part sur l'existence de symptômes d'occlusion, pense à une tumeur sténosante de l'intestin adhérente à la paroi. Rebentisch, chez un jeune enfant de cinq ans présentant également des signes d'occlusion, constate dans la région ombilicale, à droite et au-dessous de l'ombilic, une tumeur résistante et arrondie, du volume du poing, mate et douloureuse. Rien d'anormal dans la fosse iliaque droite, rien au rectum. Ici non plus le diagnostic ne fut pas fait, mais il s'agissait d'un cas complexe, qui nécessita quatre laparotomies. Au cours de la première on découvrit un foyer de péritonite enkystée, dont l'origine diverticulaire ne fut démontrée que plus tard, en même temps que la coudure d'une anse grêle par le diverticule adhérent. Mais, même en pareil cas, l'erreur avec l'appendicite sera rarement évitée : l'ectopie de l'appendice est loin d'être exceptionnelle, et l'occlusion intestinale dans l'appendicite se voit bien quelquefois.

Nous sommes donc forcés de conclure qu'il n'existe aucun signe certain qui permette le diagnostic de la diverticulite. Parmi ceux récemment groupés par Cahier, il en est de très discutables : la localisation des phénomènes douloureux entre la fosse iliaque droite et l'ombilic, ou à l'ombilic, est loin d'être constante, et d'ailleurs le siège de la douleur ombilicale ou péri-ombilicale est commun à beaucoup d'étranglements portant sur l'intestin grêle; on peut en dire autant pour la situation du plastron, qui est très rarement péri-ombilical, les diverticules atteints étant le plus souvent en situation basse; quant à la présence du sang dans les selles, elle a été assez souvent constatée dans les diverses variétés d'occlusion pour que l'on ne puisse pas songer à en faire un signe de présomption en faveur de la diverticulite.

Que l'on ne soupçonne même pas l'existence d'une diverticulite, cela n'a rien de surprenant, puisque, dans la très grande majorité des cas, il est impossible de soupçonner même l'existence du diverticule. Il n'en est plus de même si l'on a des raisons de croire à celle-ci Toutefois, ce n'est pas l'existence de malformations congénitales apparentes qui pourra nous être d'un grand secours. Halstead, sur 69 observations étudiées à ce point de vue, a trouvé une seule fois un bec-de-lièvre. Sur les 600 observations que nous avons compulsées, un grand nombre, très bien prises, n'en parlent même pas, et beaucoup signalent leur absence. Certainement il n'en existe pas plus de vingt dans lesquelles ce fait ait été noté. Il était bon de revenir un peu de cette opinion classique, acceptée sans contrôle depuis Meckel. Au contraire, la persistance de quelques vestiges omphalo-mésentériques apparents fera conclure à peu près certainement à l'existence d'un diverticule chez le porteur; il ne peut y avoir aucun doute si le sujet a eu dans son enfance une fistule ombilicale diverticulaire; s'il existe une tumeur adénoïde diverticulaire, sans fistule, on peut penser qu'il existe aussi un diverticule, mais ce n'est pas absolument démontré. Dans ces conditions, on sait qu'il s'agit d'un diverticule fixé à l'ombilic et l'existence d'une tuméfaction inflammatoire péri-ombilicale venant se surajouter aux symptômes précédemment décrits, peut faire penser à une diverticulite.

Au terme de cette longue discussion de diagnostic, nous voilà revenus à notre point de départ, et obligés de conclure que le diagnostic clinique de la diverticulite n'est pas possible. Tout au plus si, dans quelques cas exceptionnels, il sera permis d'y penser. Toutefois, les considérations qui précèdent n'auront pas été inutiles : elles nous montrent que certaines péritonites, certaines occlusions, certaines fausses appendicites doivent être mises sur le compte d'une affection jusqu'ici trop peu étudiée et trop peu connue, la diverticulite. Et il nous est permis d'en retirer d'importants enseignements thérapeutiques.

TRAITEMENT

L'importance que nous avons donnée à la thérapeutique de l'occlusion diverticulaire nous permettra d'être plus brefs, du moins en ce qui concerne le côté technique, sur celle de la diverticulite.

Le traitement de la diverticulite sera d'abord *prophylactique* : tout diverticule rencontré au cours d'une intervention doit être enlevé dans sa totalité, si l'état du sujet le permet. Il ne faudra donc pas se contenter de réduire les diverticules rencontrés au cours des cures radicales de hernies ; on doit les réséquer à leur implantation sur l'intestin, suivant la technique précédemment décrite. La gravité de l'intervention n'en sera nullement accrue, si elle est pratiquée par un opérateur familiarisé avec la chirurgie intestinale. De même l'intervention pour diverticule ouvert et pour tumeur adénoïde diverticulaire ne se bornera pas à fermer la fistule ou à enlever la tumeur ; elle enlèvera aussi le diverticule à son implantation sur l'intestin.

Les indications du traitement *curatif* ne sont pas faciles à préciser. Certes, il serait désirable de pouvoir dépister cette affection dès les premières heures, afin d'intervenir au plus tôt. Si ce diagnostic pouvait être fait, la « Früh-operation » serait de rigueur et moins dangereuse que la temporisation, pour les raisons que nous avons déjà longuement développées. Mais, en pratique, le diagnostic de la diverticulite, quelle que soit son allure clinique, ne sera jamais fait, à moins que l'on ne soit certain de la présence d'un diverticule. Aussi nous paraît-il oiseux d'établir des règles thérapeutiques spéciales. Il est autrement logique et conforme à la réalité de rechercher dans quelles conditions on est appelé à intervenir pour diverticulite, et ce qu'il convient de faire en pareil cas.

Dans l'immense majorité des cas, on intervient pour *péritonite généralisée*, pour *occlusion intestinale*, pour *appendicite*, à rechutes ou non. La conduite à tenir sera variable et doit être dictée par l'exploration rapide de l'abdomen, une fois l'incision faite.

1° **Il existe une péritonite généralisée.** — S'agit-il d'une péritonite par perforation au cours d'une fièvre typhoïde, l'intervention devra être réduite au minimum. On pourra se contenter, à l'exemple de Schrœder, de suturer la perforation, sans pratiquer, comme l'ont fait Boinet et Delanglade, la résection du diverticule. L'état du sujet, la présence possible d'autres perforations sur l'intestin, obligent à aller vite. On sait d'ailleurs que les résultats de ces interventions ne sont pas très encourageants. Lorsqu'on intervient pour une péritonite généralisée de cause inconnue, il ne faudra pas se contenter de porter ses investigations du côté de l'estomac, du duodénum, de la vésicule ou de l'appendice. C'est alors qu'il faudra se rappeler l'existence possible du diverticule de Meckel et le rechercher dans l'iléon terminal. On ne craindra pas de dévider, à partir du cæcum, les anses grêles sur une assez grande étendue, car si le diverticule se détache le plus souvent dans le dernier mètre de l'iléon, plusieurs opérateurs l'ont trouvé à une plus grande distance du cæcum : Keefe l'a vu à 2m,30 et Darnall à 1m,15. Pratiquement, on pourrait borner ses recherches à la dernière moitié de l'intestin grêle. Ces recommandations ne sont pas inutiles : Körte, par la laparotomie médiane, trouve une péritonite généralisée, dont il ne peut reconnaître la cause ; l'autopsie montre un diverticule perforé par des noyaux de cerise. Darnall, opérant par l'incision iliaque et examinant rapidement l'intestin grêle, après avoir constaté l'intégrité du cæcum et de l'appendice, *n'a pas vu le diverticule.*

Trois jours après, l'autopsie montra la gangrène et la perforation d'un diverticule fixé à l'ombilic. HILGENREINER opérant par l'incision iliaque, enlève l'appendice altéré, mais non perforé, et *ne voit pas le diverticule*, perforé à 2 centimètres de son extrémité. Il est vrai qu'il fut obligé d'aller très vite à cause du collapsus de son malade, qui mourut d'ailleurs avant la fermeture de la paroi. C'est encore à l'incision iliaque qu'a eu recours KEEFE ; mais, vu le petit volume du diverticule, il se contente de l'enfouir dans l'iléon, pratique dangereuse qu'a suivie MAUCLAIRE dans un cas désespéré. Si le temps pressait, il nous paraîtrait préférable d'imiter la conduite de LEDIARD qui, après résection du diverticule, fixe sa base à *la paroi, établissant ainsi un anus contre nature sur le diverticule lui-même*. GIBBON, PICQUÉ, DENECKE, ont pu pratiquer, par la voie latérale, la résection du diverticule; NICOLSON, la résection du diverticule et de 40 centimètres d'iléon. La plupart des opérateurs ont choisi la voie latérale, croyant à l'origine appendiculaire de la péritonite et cette conduite n'a rien que de très rationnel. Cependant, il ne faudrait pas hésiter, le cas échéant, à imiter l'exemple de BRENTANO qui, après avoir constaté par l'incision latérale l'intégrité de l'appendice et la présence d'un contenu fécaloïde dans le petit bassin, pratique aussitôt la laparotomie médiane, assèche le petit bassin, examine soigneusement les anses grêles agglutinées et y découvre un diverticule qu'il résèque. Les deux incisions lui permettent d'établir un large drainage et son malade guérit.

2° **Il n'y a pas de péritonite généralisée.** — Tantôt, pensant à une occlusion, on a fait la laparotomie médiane, tantôt, se guidant sur une tuméfaction dans la fosse iliaque droite ou son voisinage, on a fait la laparotomie latérale. Deux éventualités peuvent se présenter : ou bien on se trouve en présence d'un étranglement de l'intestin par le diverticule, auquel cas on interviendra comme nous l'avons dit à propos de l'occlusion, ou bien on arrive sur un foyer de péritonite localisée. S'il s'agit d'une simple péritonite adhésive, il est indiqué, après la libération des adhérences, de pratiquer la résection immédiate du diverticule, *pas trop près de l'intestin*, de façon à ce que la suture du moignon ne diminue pas le calibre de l'iléon : CHILD s'est vu obligé d'opérer à nouveau son malade, trois semaines après l'intervention, pour des accidents d'occlusion s'étant produits au niveau du moignon inverti. Les manœuvres de libération du diverticule doivent être faites avec la plus grande douceur et la plus grande prudence, les anses voisines et la grande cavité étant soigneusement protégées par des compresses : von Karajan a perdu un de ses opérés de péritonite, déterminée par l'irruption dans la grande cavité d'un abcès péridiverticulaire, au cours de l'intervention. En pareil cas, il serait peut-être plus prudent de se borner à l'évacuation de l'abcès, sans tenter l'extirpation du diverticule, qui peut être périlleuse. Toutefois, si celui-ci se présente, il sera enlevé, comme l'ont fait Zimmermann, Körte. Clinton, détachant les adhérences qui coudaient à angle aigu une anse grêle, ouvre un abcès, dans lequel se trouvait un diverticule enflammé et perforé. Il pratique la résection du diverticule et du segment intestinal adjacent, fait l'entéro-anastomose au bouton de Murphy et guérit son malade. Au surplus il est difficile de donner à ce sujet des règles bien précises et chaque chirurgien devra s'inspirer du cas particulier. Toutefois ici encore, plus que pour l'appendicite, il est dangereux, s'il y a du pus, de se livrer à des manœuvres trop prolongées et il pourra être sage de remettre l'extirpation du diverticule à une nouvelle intervention, en se bornant à drainer largement la cavité de l'abcès.

Suivant le diagnostic préopératoire, appendicite ou ileus, les auteurs ont fait la laparotomie latérale ou la laparotomie médiane. Il est à remarquer que la plupart ont trouvé l'appendice sain. Nous devons donc en retenir cet enseignement utile que, si au cours d'une laparotomie latérale pour appendicite on trouve l'appendice sain, il faut explorer la moitié inférieure de l'iléon pour y rechercher un diverticule ; on n'hésitera pas, si cela est nécessaire, à faire une incision médiane.

A côté des cas faciles, où l'extirpation du diverticule se fait aisément par l'incision latérale, il en est de très complexes, où l'association de la diverticulite et de l'occlusion rend les interventions longues et périlleuses. Pauchet a publié en 1903 l'observation d'une jeune fille opérée pour des accidents d'étranglement interne : une première laparotomie montra une coudure de l'iléon par un diverticule chroniquement enflammé, qui fut réséqué. La réapparition des phénomènes d'occlusion quelques jours après obligea à pratiquer un anus artificiel à droite, qui fut fermé deux mois plus tard, d'où nouvelle réapparition des accidents. Une nouvelle laparotomie est faite, au cours de laquelle on décolle quelques adhérences et rétablit l'anus artificiel à son ancienne place. Enfin, dans une cinquième intervention, qui est suivie d'une guérison définitive, on abouche l'anus artificiel dans le cæcum.

La même année, Rebentisch publie une observation analogue : il s'agissait d'un enfant de cinq ans qui a subi en dix mois 5 opérations, dont quatre laparotomies. La première laparotomie, pour ileus, permet d'ouvrir un volumineux abcès situé au milieu des anses grêles. Les phénomènes d'occlusion persistant, on établit un anus contre nature dans la plaie opératoire. Aucune amélioration n'étant survenue, une deuxième laparotomie est faite : une anse grêle ballonnée est maintenue par des adhérences; iléocolostomie transverse, avec exclu-

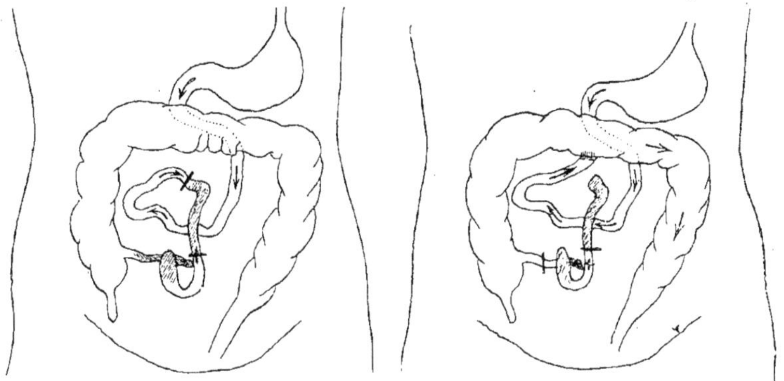

Fig. 48. — La croix indique le siège de l'anus, immédiatement au-dessus de l'implantation du diverticule, que l'on voit coudant l'intestin. Le trait transversal indique le point où fut pratiquée la section de l'intestin grêle en vue de l'iléo-colostomie (deuxième laparotomie) (Rebentisch).

Fig. 49. — Troisième laparotomie chez un enfant de cinq ans. On voit l'iléocolostomie pratiquée lors de la deuxième laparotomie. Résection de la portion d'iléon comprise entre les deux traits (Rebentisch).

sion unilatérale de l'iléon terminal; réouverture de l'anus, fermé provisoirement au début de l'intervention. Quelques jours après, se produit un prolapsus intestinal à travers l'anus : dans une troisième laparotomie, faite en vue de sa suppression, on trouve des adhérences nombreuses ; l'anse grêle exclue est longue de 60 centimètres ; on la déchire en essayant de la libérer et on en pratique la résection, d'une part à 20 centimètres de la valvule de Bauhin, d'autre part au-dessus de la fistule. L'examen des pièces montra un diverticule chroniquement enflammé, moniliforme, coudant fortement l'anse sur laquelle il s'insérait. Entérorraphie circulaire des deux bouts. Quelques jours après, nouvelles douleurs abdominales et vomissements porracés : une quatrième laparotomie montre un début de péritonite et un étranglement intestinal par bride avec début de gangrène. Résection de 8 centimètres d'intestin et entérorraphie circulaire. Guérison.

Exceptionnellement (Kramer) l'intervention s'est bornée à l'incision d'un abcès pointant vers la peau, dans la fosse iliaque droite. Comme il persistait une fistule, l'extirpation du diverticule fut pratiquée sept mois plus tard.

3° **L'opération est faite à froid.** — Il n'y a guère que les observations de Cahier et Whright d'opération faite à froid, pour appendicite à rechutes. Cahier résèque l'appendice, qui était sain, et enlève ensuite le diverticule après avoir détruit ses adhérences au cæcum et à l'intestin grêle. Whright résèque l'anse qui portait le diverticule, soit 8 centimètres d'iléon, qui lui avait parue diminuée dans sa résistance. L'intestin était en effet très aminci en ce point. L'auteur ajoute : « après une recherche très prolongée, nous renonçâmes à chercher l'appendice, sous l'impression que le diverticule avait pris sa place. » Peut-être était-il simplement ectopique, puisque « le côlon ascendant était beaucoup plus court que normalement et l'intestin grêle rejoignait le gros intestin près du foie ». Cependant, nous rappellerons que Ramé a constaté l'absence de l'appendice chez un sujet porteur d'un diverticule.

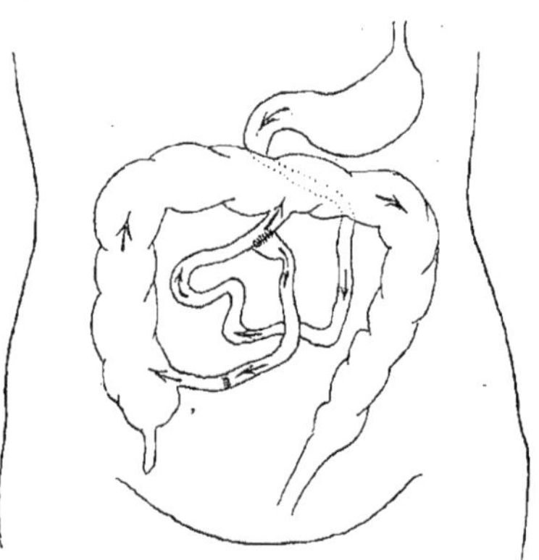

Fig. 50. — Quatrième laparotomie chez un enfant de cinq ans. Nouvelle résection d'intestin, suivie d'entéro-anastomose. Guérison. (Rebentisch).

L'intervention à froid étant faite généralement avec le diagnostic d'appendicite, il sera nécessaire d'explorer minutieusement l'iléon terminal si l'on constate l'intégrité de l'appendice. L'incision de Jalaguier pourra suffire, à condition d'agrandir la fente péritonéale que nous avons coutume de réduire au minimum pour l'appendicite.

Résultats. — Comme le fait remarquer avec juste raison Cahier, les résultats opératoires englobent des faits trop disparates, pour qu'il soit permis d'en tirer des conclusions d'ensemble. Il est cependant intéressant de rappeler que 9 cas, non opérés, donnent 8 morts et un résultat inconnu, tandis que 41 opérés donnent 16 morts, 21 guérisons, 4 résultats inconnus.

Nous pouvons donc nous appuyer sur eux pour défendre encore avec plus de force la précocité de l'intervention, non seulement dans la péritonite mais encore dans l'occlusion, et même dans les cas douteux, où une laparotomie exploratrice, faite par un chirurgien prévenu, donnera souvent de brillants résultats. Ne voyons-nous pas Hollander guérir son malade en opérant à la dixième heure, et déjà en pleine péritonite septique?

CHAPITRE III

HERNIES DU DIVERTICULE DE MECKEL. (HERNIES DE LITTRÉ)

Les vraies hernies de LITTRE sont les hernies du diverticule seul. Toutefois, nous pensons qu'il y a lieu de réunir dans un même chapitre les hernies du diverticule seul, et les hernies du diverticule et d'autres organes : la différenciation en est souvent impossible en clinique; de plus, dans l'un comme dans l'autre cas, une indication nouvelle, la suppression du diverticule, s'ajoute aux indications habituelles de la cure radicale ou de la kélotomie d'urgence. Nous laisserons volontairement de côté les hernies ombilicales, qui seront décrites avec la pathologie de l'ombilic.

HISTORIQUE

C'est RUYSCH[1] qui a le premier signalé la présence possible du diverticule de l'iléon dans les hernies. Mais c'est LITTRE[2] qui, le premier, en donne en 1700 deux observations détaillées : il admet d'ailleurs que le diverticule est une formation secondaire : « une diverticulisation » de l'intestin engagé dans l'anneau par un point de sa circonférence. Un an plus tard, MÉRY[3] publie une nouvelle observation. WALTHER[4] dissèque en 1778 une hernie inguinale qui contenait un diverticule de l'iléon de la longueur du médius. MECKEL, qui s'est exclusivement occupé de l'anatomie des diverticules intestinaux, ne paraît pas avoir eu connaissance de ces faits. RICHTER[5], dans son *Traité des hernies*, signale à peine les « hernies formées par un appendice de l'iléon », qu'il explique d'ailleurs, comme LITTRE, de la façon

[1] Ruysch. *Loc. cit.*

[2] Littre. *Mémoires de l'Acad. Royale des Sciences*, 1700, p. 300.

[3] Méry. *Ibid.*, 1701, p. 273.

[4] Walther. Cité par Sabatier. *Traité complet d'Anatomie*, Paris, 1798, III, p. 99.

[5] Richter. *Traité des hernies*. Trad. Rougemont. Bonn, 1788.

suivante : « Lorsque le côté pincé d'un intestin reste longtemps dans l'anneau ou dans une autre fente quelconque de la circonférence du bas-ventre, il peut être distendu peu à peu par les vents et les excréments, et être changé en un sac long ou espèce de bourse ». A l'exemple de Méry, il admet cependant que ces appendices peuvent être quelquefois des vices de la première conformation. Malgré le travail de Haase [1], ces hernies sont encore fort peu connues. C'est ainsi que Scarpa [2], qui avait vu l'étranglement par l'appendice cæcal, dont il donne une observation, qui d'autre part décrit et figure dans son atlas le pincement latéral, ne signale même pas les hernies de l'appendice iléal. Boyer [3], dans son *Traité des maladies chirurgicales* paru en 1822, plus tard, Malgaigne [4], Gosselin [5] dans sa thèse d'agrégation de 1844, ne font que de brèves allusions à ces hernies spéciales. Pendant ce temps, plusieurs travaux allemands paraissaient sur le sujet. Riecke [6], en 1841, leur donne le nom de hernies de Littre, qui a été depuis couramment adopté par tous les auteurs. Raesfeld [7], Wallenstein [8], Hager [9], consacrent encore aux hernies de Littre leur thèse inaugurale, et Busch [10] en présente une pièce au Congrès de chirurgie allemand de 1884. Elles ont été peu étudiées en France, et tout porte à croire qu'elles ont été parfois méconnues. C'est ainsi que Cabaret [11] publie en 1842, sous le titre de hernie crurale de l'appendice cæcal, une observation où il s'agissait sans aucun doute d'un appendice iléal : « la hernie était formée par un appendice de 3 pouces de long, *affectant la forme d'un intestin grêle très gonflé, ayant le volume de 2 pouces*, d'une couleur rouge brune, et se terminant en pointe aiguë, infiltrée de sang noirâtre... La base de l'appendice était fortement serrée par la partie interne de l'orifice du canal crural. » Broca [12] soutient que les accidents observés quelquefois dans

[1] Haase. De hernia a diverticulo intestini ilei nata. 4° Lipsiæ, 1791-1792.
[2] Scarpa. *Traité pratique des hernies*. Paris, 1812, 8°.
[3] Boyer. *Traité des maladies chirurgicales*, 1822, p. 5.
[4] Malgaigne. *Gaz. méd. de Paris*, 1840.
[5] Gosselin. Thèse agrég.. 1844.
[6] Riecke. Ueber Darmanhangs Brüche (Herniæ Littricæ), 8° Berlin, 1841.
[7] Raesfeld. De hernia Littrica. 4° Berolini, 1852.
[8] Wallenstein. Ueber die Hernia Littrica (Darmanhangsbruch) 4° Giessen, 1868.
[9] Hager. Ueber die Hernia Littrica (Darmanhangsbruch) 8° Greifswald, 1884.
[10] Busch. *Deutsche Gesellsch. f. Chir.*, 1884, XIII, 85.
[11] Cabaret. *Journal des Connaissances Médico-Chirurgicales*, 1842-1843, X, 54-56.
[12] Broca. Des étranglements dans les hernies abdominales et des affections qui peuvent les simuler. Thèse d'agrég. Paris, 1853.

ces hernies ne sont pas dus à l'étranglement du diverticule, mais à son inflammation, et fait remarquer que le diagnostic avec le pincement latéral peut être rendu très difficile. CAZIN[1] réunit dans sa thèse quelques observations de hernies du diverticule. Les observations devaient se multiplier avec les progrès de la chirurgie aseptique et l'avènement de la cure radicale opératoire. Parmi les travaux récents, il faut citer ceux de TÉDENAT[2], qui apporte deux observations nouvelles, et surtout l'importante étude de EKEHORN[3], qui a rassemblé 22 cas, que le mémoire de PAYR[4] porte à 39. Quelques cas ont été rapportés dans ces dernières années à la Société de Chirurgie. En rassemblant ces divers faits, nous avons pu faire figurer, dans notre statistique, les hernies du diverticule de Meckel pour 52 cas, sans tenir compte des hernies ombilicales.

ÉTIOLOGIE

Les hernies du diverticule de Meckel ne sont pas fréquentes, puisqu'il n'en existe que 52 cas sur un total de près de 600 observations. Dans les affections d'origine diverticulaire, elles viennent par ordre de fréquence, après l'occlusion, après le diverticule ouvert, après la diverticulite, mais avant les tumeurs adénoïdes et les entérokystomes.

En ce qui concerne *l'âge* des malades, aucune indication spéciale. Nous trouvons en effet, abstraction faite des hernies ombilicales :

de 1 à 10 ans	7 cas
de 10 à 20 —	7 —
de 20 à 30 —	7 —
de 30 à 40 —	6 —
de 40 à 50 —	9 —
de 50 à 60 —	7 —
de 61 à 70 —	3 —
au delà de 70 —	1 —
âge non précisé	5 —
Total.	52 cas

[1] Cazin. Diverticules de l'intestin. Thèse, Paris, 1862.

[2] Tédenat. Hernies diverticulaires étranglées et pincement herniaire. *Montpellier Méd.*, 1885, 2 s. IV, 407-429.

[3] Ekehorn. Die Brüche des Meckel'schen Divertikels. *Arch. f. Klin. Chir.*, Berl., 1901, LXIV, 115-133.

[4] Payr. Ueber Darmdivertikel und durch sie erzeugte seltene Krankheitsbilder. *Arch. f. Klin. Chir.*, Berlin, 1902, LXVII, 996-1012, 1 pl.

Nous ne retrouvons donc pas ici la prédominance marquée pour le jeune âge, observée dans les autres affections du diverticule.

La prédominance du *sexe* masculin reste assez grande. Nous trouvons 38 hommes pour 11 femmes.

Les hernies *inguinales* sont de beaucoup les plus fréquentes : on en compte 40 observations, dont 36 hommes, 2 femmes, 2 cas à sexe non indiqué. Il est à remarquer que le diverticule se rencontre assez souvent dans les hernies inguinales *gauches* : pour 22 hernies inguinales droites, il existe 13 hernies inguinales gauches; les autres observations ne donnent pas de renseignements à ce sujet.

Les hernies *crurales* sont plus rares : elles figurent pour 11 cas, dont 9 femmes. La hernie crurale droite comprend 7 cas, dont 5 femmes et 2 hommes; la hernie crurale gauche, 1 seul. Dans 2 cas, chez des femmes, le côté n'est pas indiqué.

Une observation ne donne ni le sexe du malade, ni le siège de la hernie.

Les conditions de production des hernies du diverticule paraissent être les mêmes que celles de l'intestin grêle qui le porte : un diverticule, libre et mobile dans la cavité abdominale, peut venir s'engager soit dans un canal vagino-péritonéal resté perméable, soit dans un sac herniaire de néoformation. Ekehorn, se basant sur l'existence parfois signalée, dans les hernies inguinales, d'adhérences entre l'extrémité du diverticule et le testicule ou le cordon, sans traces d'inflammation, admet cependant que l'insertion du filum terminale du diverticule, après sa séparation du *mésentère*, peut se faire sur le testicule ou son recouvrement péritonéal, pour être plus tard entraînée lors de la descente de cet organe dans le canal inguinal. Il y a là d'abord une erreur de fait : c'est de l'ombilic que se sépare le filum terminale, qui n'est que la partie distale atrophiée du canal ou des vaisseaux omphalo-mésentériques. Quant à sa fixation secondaire sur le testicule lorsqu'il est encore organe abdominal, si elle est théoriquement possible, au même titre que les fixations sur d'autres organes, elle ne paraît pas suffisamment démontrée.

ANATOMIE PATHOLOGIQUE

Le diverticule peut former à lui seul le contenu de la hernie. Entièrement libre dans les deux cas de Littre et celui de Cazin, il présentait souvent des adhérences au sac. MIGNON[1] trouve, au cours d'une cure radicale, un diverticule de 7 centimètres de longueur, du même calibre que l'iléon, adhérent au fond et à la partie externe du sac. Dans le cas de HOWSE[2], le diverticule, de 6 centimètres et demi de longueur et aussi large que l'intestin grêle, était adhérent au sac par son extrême pointe. Il s'agissait dans tous les cas de hernies inguinales, ainsi d'ailleurs que dans les observations suivantes, où il a été noté des adhérences du diverticule au testicule ou à l'épididyme. Les connexions du diverticule avec le testicule semblent être parfois assez intimes : ANNANDALE[3], opérant un enfant de trois ans, enlève la tunique vaginale, le diverticule et le testicule. MARIOTTI[4], pratiquant une cure radicale chez un enfant de neuf ans, trouve un diverticule des dimensions de l'index, adhérant intimement par son extrémité au testicule atrophié. Chez le malade de SIRON[5], enfant de huit ans et demi, le diverticule, long de 7 à 8 centimètres, venait adhérer par sa pointe au testicule, près de la tête de l'épididyme. VON KARAJAN[6], remarque aussi l'adhérence du diverticule au fond du sac, immédiatement au-dessus du testicule; ces adhérences étaient tendues, dures, et nulle part on ne remarquait de traces d'inflammation. EKEHORN s'appuie sur ces faits pour admettre que l'adhérence de l'extrémité du diverticule au testicule peut se faire, par fixation secondaire du filum terminale sur celui-ci, alors qu'il est encore organe abdominal; plus tard, lors de la descente, il entraînerait le diverticule au fond des bourses. Il est assez difficile de trancher la question, car il ne semble pas qu'on ait vu cette fixation du diverticule se faire par le filum terminale, dont l'origine congénitale n'est pas douteuse. Dans le cas de BLAND-SUTTON[7], il existait un kyste sacculaire, ou peut-être une hydrocèle : « A l'ouverture du sac, il sort environ 60 grammes de liquide jaunâtre; le bout supérieur du kyste semble être bouché par du tissu qui ressemblait à de l'intestin. Une seconde incision faite au-dessus du sac permit de trouver un diverticule qui occupait tout le canal inguinal, et dont le bout inférieur était si solidement adhérent qu'il

[1] Mignon. *Bull. et Mém. de la Soc. de Chir.* Paris, 1903, XXIX, 485.
[2] Howse. *Lancet*, 1906, I, 224.
[3] Annandale. *Lancet*, 1898, I, 725.
[4] Mariotti. *Suppl. al Policlinico.* 1900, n° 35, 1107.
[5] Siron. *In* Cazin, *loc. cit.*
[6] Von Karajan. *Wiener Klin. Woch.*, 1901, XIV, 714.
[7] Bland-Sutton. *Médecine Moderne*, 1896.

fut nécessaire de laisser un morceau circulaire du sac adhérent à l'extrémité du diverticule, qui fut réduit.

Kirmisson[1], Méry, Mitchell[2], ont vu des hernies inguinales *étranglées* renfermant, en plus du diverticule, une longueur variable d'intestin grêle. Dans le cas de Barnett[3], il y avait en outre une grande quantité d'épiploon. Hunter[4] a vu, dans une grosse hernie inguinale

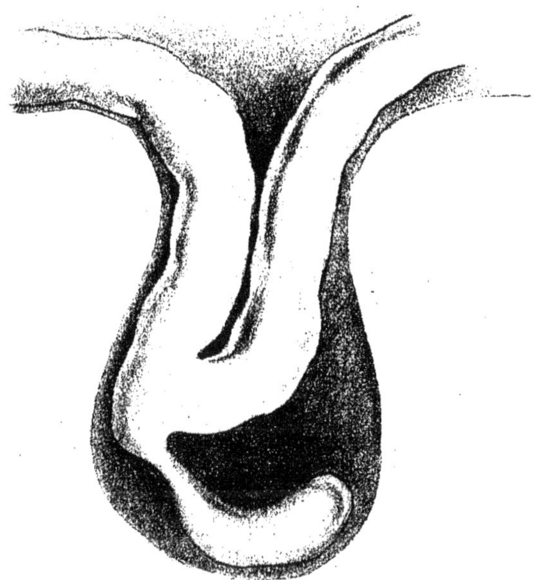

Fig. 51. — Hernie d'une anse iléale portant le diverticule (M.-F. Porter).

gauche, une grande partie de l'anse sigmoïde, et la plus grande partie de l'iléon, avec un diverticule. La présence simultanée du diverticule et de l'intestin dans un sac herniaire n'aurait qu'un intérêt tout à fait secondaire, si, tout récemment, Auvray[5] n'avait pas voulu faire jouer un rôle au diverticule dans la pathogénie de l'étranglement. Opérant une hernie inguinale droite étranglée depuis vingt-quatre

[1] Kirmisson. Traité des maladies chirurgicales d'origine congénitale, p. 212.

[2] Mitchell. *John's Hopkins Hosp. Rep.*, 1901.

[3] Barnett. *Lancet*, 1905, II, 292.

[4] Hunter. *Journ. An. a. Phys.*, Lon., 1891-1892, XXVI, 91-93.

[5] Auvray. *Bull. et Mém. Soc. de Chir.*, 1905. p. 1014.

heures, chez un enfant de sept semaines, il constate une hernie vagino-péritonéale complète : « l'anse étranglée, mesurant 8 à 10 centimètres, descendait jusqu'au contact du testicule. Au-dessous du collet du sac, un diverticule court, trapu, implanté sur l'intestin, s'enfonçait à la façon d'un coin entre les bouts afférent et efférent de l'intestin d'une part, et la paroi correspondante du sac d'autre part. » Pour l'auteur, le diverticule aurait attiré l'intestin dans le sac, puis, ayant subi un mouvement d'ascension, se serait interposé entre l'intestin et la paroi du sac, produisant ainsi l'étranglement. Rieffel[1] émet des doutes sur ce mécanisme, qu'il déclare tout à fait insolite. Sans nous prononcer à ce sujet, nous nous contenterons de faire remarquer que Miles F. Porter[2] a rapporté, malheureusement sans détails, un cas analogue, dû à Duncan : « Le sac herniaire contenait des anses grêles avec un diverticule enfoncé entre ces replis au collet du sac, rendant la réduction par taxis impossible. »

Nous nous bornerons à signaler l'ectopie testiculaire parfois notée (Braun[3], Armstrong[4]).

Jusqu'ici, il ne s'agit que de hernies simples du diverticule, ou de hernies étranglées renfermant à la fois le diverticule et l'intestin, mais les unes comme les autres sont des hernies inguinales. Alglave[5] a vu une hernie inguinale gauche non étranglée, qui renfermait aussi le diverticule et l'intestin. — L'étranglement du diverticule seul, qui s'observe dans les hernies inguinales, est surtout fréquent dans les hernies crurales.

Au cours d'une discussion soulevée en 1905 à la Société de Chirurgie à propos d'une observation de Brin[6], Berger[7] a fait remarquer qu'il n'a jamais eu affaire à l'étranglement d'un diverticule intestinal contenu dans une hernie ; il aurait plutôt observé des accidents d'inflammation ou de péritonite herniaire. Broca[8], de son côté, ajoute que les observations d'étranglement vrai sont douteuses, et il cite, d'après Blanc, celles de Kirmisson et de Méry. Or, dans ces deux

[1] Rieffel. *Ibid.*
[2] Miles F. Porter. *Loc. cit.*
[3] Braun. *In* Ketteler, *Inaug. Diss.* Göttingen, 1900.
[4] Armstrong. *Montreal Med. Journ.*, 1899, XXVIII, 498.
[5] Alglave. *Bull. Soc. Anatomique*, juillet 1906.
[6] Brin. *Bull. et Mém. Soc. de Chir.*, 1905, 5 avril, p. 366.
[7] Berger. *Ibid.*
[8] Broca. *Ibid.*

cas, l'intestin grêle était aussi étranglé. Toutefois, il nous semble hors de doute que l'étranglement vrai du diverticule existe : à côté de cas d'interprétation difficile, à côté de cas où il s'agit de troubles inflammatoires, véritables diverticulites herniaires, il en est d'autres, en assez grand nombre, où l'étranglement du diverticule est incontestable. En voici quelques exemples : Ekehorn[1] opère un ouvrier de trente-huit ans pour une hernie crurale droite irréductible, et devenue douloureuse. « Le sac contient un peu de liquide séreux, et un morceau d'intestin étroit, rappelant un appendice épais. Il n'existe pas d'adhérences au sac. Le petit intestin inclus a été l'objet d'un véritable étranglement. Après que l'orifice a été agrandi, on reconnaît un diverticule de Meckel de 4 centimètres de long, pourvu d'un petit méso. A sa base, est un sillon d'étranglement net, mais il n'existe pas de partie gangrénée. » Minter[2] rapporte qu'une femme de quarante-quatre ans avait ressenti subitement dans un effort une douleur violente dans la région inguinale droite, où l'on remarqua une tuméfaction, qui fut soignée par les cataplasmes. Cinq jours après, la tuméfaction fut ouverte par un médecin, qui l'avait prise pour un abcès; au lieu de pus, il sortit des matières fécales... La malade meurt trois mois plus tard, d'une autre maladie. L'autopsie montra une hernie crurale renfermant un diverticule long de 8 centimètres. Dans le cas de Rudolph Smith[3], il s'agissait d'un étranglement du diverticule, dans une hernie crurale gauche, chez une femme de trente-quatre ans : « à l'ouverture du sac, un liquide teinté de sang s'échappa, et on vit de l'intestin fortement congestionné, qui se trouva être une partie d'un diverticule intestinal, dont l'extrémité en cul-de-sac formait le reste de la tumeur, et s'étendait vers l'épine iliaque antérieure et supérieure. Le diverticule avait 15 centimètres de longueur, son calibre était celui de l'iléon légèrement distendu. Il fut très difficile de sectionner l'agent de l'étranglement, à la partie supéro interne de l'anneau. En tirant le diverticule vers le bas, on vit qu'il était pincé sur à peu près 2 centimètres à partir de son point d'origine de l'iléon. » Il semble d'après l'auteur qu'il y ait eu pincement latéral d'un volumineux diverticule. Tédenat[4] voit à l'intervention

[1] Ekehorn. *Loc. cit.*
[2] Minter. *Müller's Arch. f. An. u. Phys.*, 1835, 507.
[3] R. Smith. *Brit. Med. Journ.*, 1901, II, 1734.
[4] Tédenat. *Loc. cit.*

une anse longue de 7 à 8 centimètres, terminée en cæcum; après débridement du collet, on aperçoit un sillon d'étranglement ulcéré. Il s'agissait ici d'une hernie inguinale droite chez un homme de trente-neuf ans. BUNTS[1] voit un homme de vingt-trois ans qui, vingt heures avant son admission à l'hôpital, avait été pris d'une douleur violente dans la région inguinale droite, en soulevant une lourde malle. Des vomissements étaient apparus. « L'opération montre dans le sac un liquide sombre et sanguinolent, et de plus quelque chose qui, paraissant être une anse simple d'intestin, ressemblait davantage à une vésicule biliaire de dimensions modérées. Attirée en bas, cette portion d'intestin fut reconnue être un diverticule de 6 centimètres de longueur sur 4 de largeur, fortement étranglé à sa base, où une partie de l'iléon avait été aussi tirée en bas dans le sac, et saisie par l'anneau. Le diverticule et l'iléon adjacent étaient minces et sur le point de se gangrener. HILGENREINER[2] rapporte l'observation d'une vieille femme de soixante-quatorze ans, qui « à la suite d'une toux due à un catarrhe bronchique, portait depuis six mois une petite tumeur dans la région inguinale gauche, qui ne lui occasionnait aucune gêne. Elle devient subitement irréductible, douloureuse, la peau s'enflamme et il se fait une ouverture d'où s'échappe un liquide fécaloïde. L'opération permet de reconnaître un diverticule de l'intestin grêle, de $3^{cm},1/2$ de largeur, qui, à 2 centimètres au-dessous de l'intestin, présente un anneau d'étranglement de 1 centimètre de diamètre, où l'on remarque une petite perforation. L'extrémité périphérique du diverticule paraît manquer complètement; il communique largement avec l'extérieur. » Est-il possible enfin de trouver un cas d'étranglement plus typique que celui de VON LACZKOVICH[3] : « Un ouvrier mécanicien de cinquante-six ans, après avoir soulevé au cours de son travail une pièce de machine pesant 50 kilos, ressent depuis quatre jours des douleurs dans la partie inguinale droite et il y remarque une tuméfaction. Après des essais infructueux de taxis faits au troisième jour, il est opéré au quatrième. Dans le sac, environ une cuillerée à café de liquide brun rouge, trouble, inodore. Le contenu herniaire se compose d'un prolongement émanant de l'intestin, en forme de doigt de gant, de 3 centimètres de long et $1^{cm},5$ de large,

[1] Bunts. *Annals of Surgery*, 1904, XL, 536.
[2] Hilgenreiner. *Beiträge z. Klin. Chir.*, 1903, XL, 99-135.
[3] Von Lackovich. *Centralblatt für Chir.*, 1893, 778.

dont la surface paraît rouge noirâtre et mate, avec quelques petits points, gros comme des lentilles, colorés en gris. Le diverticule est tuméfié. Après avoir levé l'étranglement, on attire un peu l'intestin, on voit alors le sillon de constriction apparent, mais non gangréneux. L'intestin, entouré de gaze iodoformée, est laissé dehors. Le jour suivant, au pansement, cette partie extériorisée est rouge vif, brillante, sans traces de gangrène. Réduction et suture. Guérison. »

Nous sommes loin cependant de vouloir nier l'existence de la *diverticulite herniaire*. Le diverticule qui forme le contenu d'une hernie, par sa situation déclive, par ses adhérences fréquentes, qui permettent la stagnation, par son exposition aux traumatismes ou aux contusions répétées, se trouve dans des conditions particulièrement favorables à son inflammation, et nous en citerons deux exemples des plus nets: AMYAND[1] voit un enfant de onze ans, chez lequel il s'est établi, il y a deux mois, une petite fistule stercorale, qui s'ouvre entre le scrotum et la cuisse. Il n'y a aucun accident aigu, mais la tumeur et la fistule étant incommodes, l'enfant entre à l'hôpital pour y subir une opération. Le sac ouvert, on trouve dans la hernie un peu d'épiploon et un intestin terminé en cul-de-sac qu'on prend pour l'appendice cæcal ; une épingle incrustée de matières pierreuses a perforé cet intestin et a été la cause de la fistule. Plus démonstratif encore est le cas de BROCA[2], rapporté par BARBARIN ; il s'agissait d'une hernie inguino-superficielle : « Un enfant de onze ans entre à l'hôpital pour une hernie inguinale étranglée. Réduction spontanée de l'étranglement. A l'examen, on peut constater une hernie de la grosseur d'un œuf de poule, sortant par un énorme anneau qui permet au doigt d'entrer dans l'abdomen perpendiculairement à la paroi. Sortie, cette hernie vient se placer en dehors de l'anneau, sous les téguments, parallèlement à l'arcade crurale et un peu au-dessus d'elle. Il existe du même côté, à droite, une ectopie testiculaire. La hernie se réduit en masse ; à sa partie inféro-externe, on peut sentir une petite masse arrondie constituée par le testicule. Pendant l'opération, on voit que le sac est adhérent, rouge, et présente des traces d'inflammation ancienne et que dans ce sac se trouve une anse grêle portant un diverticule

[1] Amyand. *In* Planque, *Bibl. choisie de Médecine*, 1749.

[2] Broca. *In* Barbarin, *Bull. Soc. Anat.*, 1899, 924.

très difficile à libérer. *L'aspect offert par les anses agglutinées rappelle absolument celui d'une appendicite ancienne.* »

Mais il existe en outre, à côté de ces faits dont l'interprétation est indiscutable, un certain nombre d'observations dans lesquelles il est bien difficile de préciser la part de l'inflammation et la part de l'étranglement, qui peuvent d'ailleurs se trouver associés. Le manque de renseignements précis fait qu'il n'est pas souvent possible de trancher

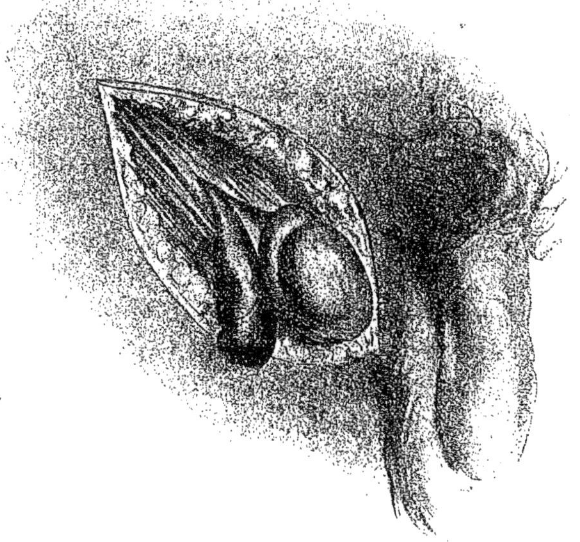

Fig. 52. — Hernie inguinale étranglée du diverticule de Meckel. Ectopie testiculaire (Armstrong).

la question. S'agissait-il d'un étranglement ou d'une diverticulite dans le cas intéressant d'Armstrong[1] ? Chez un enfant de treize ans, au huitième jour des accidents, on voyait dans le canal inguinal droit une masse de la dimension d'une noix, dont la surface est enflammée ; le testicule droit est absent. « A l'opération, on vit que la tumeur consistait en une masse enflammée d'à peu près les dimensions d'une noix, ferme au toucher, et adhérente au tissu qui l'entourait. Il fut impossible de disséquer le cordon, à cause des adhérences. Aussi, on

[1] Armstrong. *Montréal Méd. Journ.*, 1899, XXVIII, 498.

fit une ligature en masse et on enleva le testicule... On vit alors que l'intestin était complètement gangrené et ouvert, mais qu'il ne présentait qu'un orifice. En débridant un peu vers le haut, et en tirant cet intestin, on s'aperçut qu'il joignait l'intestin grêle à angle droit. Il s'agissait donc d'un étranglement du diverticule de Meckel sous un testicule non descendu... On trouva une quantité de pus dans le bassin

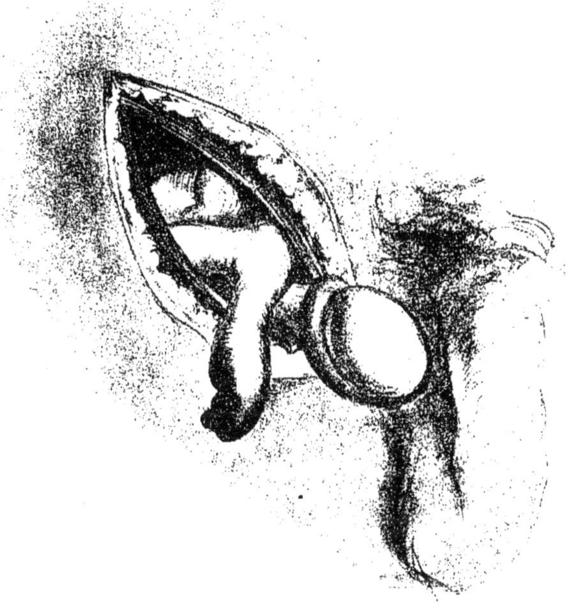

Fig. 53. — La même, après hernio-laparotomie. Le diverticule est seul gangréné (Armstrong).

et dans l'abdomen inférieur. » L'auteur parle bien d'étranglement, mais sa description paraît plutôt se rapporter à des accidents inflammatoires, et de plus, l'autopsie montra le lendemain un épaississement chronique de l'iléon et du mésentère dans le voisinage du diverticule. Busch [1] rapporte qu'un homme de cinquante-trois ans, souffrant depuis longtemps d'une petite hernie crurale droite, tomba malade subitement de péritonite aiguë, et mourut quelques heures après son entrée à l'hôpital. L'autopsie montra un diverticule de Meckel de la

[1] Busch. Congrès allemand de Chirurgie, 1884.

grosseur du pouce, à la base duquel se trouvait un ulcère perforé. Le sac herniaire était vide. D'après l'auteur, « l'origine de l'ulcère doit être attribuée, sans doute, moins à un véritable étranglement qu'au bord vif de l'anneau crural, dont l'action était renforcée peut-être par la pression du bandage. » Escher[1] opère une femme de trente-cinq ans, qui portait depuis trois ans une hernie crurale, survenue, disait-elle, après l'ouverture d'un abcès qui avait donné issue à des ascarides. Dans la paroi du sac, il trouve un cordon qui est reconnu comme un diverticule de Meckel. D'après l'auteur, il y aurait eu là une diverticulite antérieure, provoquée par les ascarides, avec formation d'abcès, et production secondaire de la hernie. Malgré la rédaction de l'auteur, aussi bien que la diverticulite, l'étranglement peut rendre compte du cas de Martin (de Bordeaux) rapporté par Cazin : « Un homme de quarante ans souffrait depuis six à sept ans, d'une hernie crurale gauche, réductible. La tumeur herniaire s'enflamma, et à la fin s'ouvrit. De l'ouverture de perforation sortit un liquide fécal et quelques ascarides. Un mois après, le malade mourut d'une autre maladie. On trouva le contenu de l'abdomen tout à fait normal. Mais un diverticule de l'iléon long de 10 centimètres, était inclus par son quart inférieur dans le sac herniaire et détruit par la gangrène. » Un nègre de cinquante ans, vu par Thompson[2] se plaint de douleurs abdominales, après avoir lui-même réduit la veille une hernie inguinale gauche, vieille de quelques années. La hernie existait depuis dix ans et n'avait jamais pu être complètement réduite. Elle n'avait jamais occasionné de malaise que dans les efforts, où elle augmentait de volume. Chaque fois, elle avait pu être partiellement réduite, mais cette fois il avait fallu trois heures d'efforts pénibles. A l'ouverture du sac, sortent des gaz fétides, des matières, et un liquide purulent. Pas d'intestin. On ouvre alors l'abdomen par une hernio-laparotomie, et on constate une péritonite généralisée, dont la cause reste introuvable. L'autopsie montre une perforation de 2 centimètres à la base d'un diverticule de Meckel, dont le sommet portait des traces d'adhérences anciennes à la paroi du sac.

On peut observer l'association des lésions de l'étranglement et de celles de la diverticulite : Webster[3] opère une femme de quarante-

[1] Escher. Congr. allemand de Chirurgie, 1891.

[2] Thompson. *Annals of Surgery*, 1898, avril.

[3] Webster. *Annals of Surgery*, 1902, XXXV, 503.

deux ans qui souffre du ventre depuis trois jours et présente une tuméfaction douloureuse dans la région inguinale gauche.

Il trouve, au milieu d'adhérences, un diverticule pourvu d'un méso, qu'il enlève, et qui présentait à son sommet un épaississement inflammatoire ancien. « Il existait aussi de l'épaississement inflammatoire de l'iléon entourant le diverticule, à l'endroit où il avait été resserré dans le canal inguinal. » Broca a fait remarquer, à propos de l'observation de Brin, qu'il y avait sur la pièce présentée des lésions de deux ordres : la partie herniée était sûrement enflammée, indurée et adhérente; à sa limite, il y avait étranglement par le collet du sac. Pour lui, l'inflammation aurait été primitive.

Des faits rapportés ci-dessus, nous concluons donc à l'existence incontestable de l'étranglement du diverticule seul dans une hernie, presque toujours dans une hernie crurale. Toutefois, la diverticulite herniaire n'est pas une exception, et l'on peut voir son association avec l'étranglement vrai.

Dans le cas de Grünnbaum[1], il existait une coudure de l'anse afférente. A l'autopsie d'un homme de quarante-deux ans, mort de péritonite après un taxis laborieux fait pour réduire une hernie inguinale gauche étranglée six semaines auparavant, Hare[2] a trouvé le diverticule dans le canal inguinal, et adhérent au sac par tout son pourtour; l'intestin portait un rétrécissement à la base du diverticule, et, immédiatement au-dessus, il existait une petite perforation intestinale. Enfin Riecke[3] rapporte qu'une femme de cinquante ans, opérée pour une vieille hernie crurale qui provoquait des symptômes d'étranglement, mourut quelques jours après, sans que les symptômes d'étranglement aient disparu. « L'autopsie montra un diverticule adhérent au sac, et non gangrené. A son point d'insertion sur l'intestin, celui-ci est rétréci, et permet à peine l'introduction du petit doigt. »

Nous signalerons à titre documentaire que Berger cite un cas, dû à Lallemand, de hernie obturatrice renfermant un diverticule. Payr parle de deux cas de hernie obturatrice, mais sans donner aucun renseignement.

[1] Grünnbaum. *Centralblatt f. Chir.*, 1889, 108.

[2] Hare. *Trans. Pathol. Soc.*, Lon., vol. VII, 181.

[3] Riecke. *Wochenschr. f. die Ges. Heilk.* (Casper's) 1841, 2 s. VII, 17-37.

ÉTUDE CLINIQUE

Laissant de côté tout ce qui concerne les hernies associées de l'intestin et du diverticule, nous nous bornerons à signaler dans cette étude les particularités cliniques dues à la présence d'un diverticule de Meckel dans une hernie.

Un diverticule adhérent peut être une cause d'*irréductibilité*. Presque toujours il s'agit d'une irréductibilité incomplète (Tédenat, Thompson). Dans le cas de Siron, chez un enfant de huit ans et demi, la hernie était facilement réductible, mais entraînait le testicule à l'anneau inguinal, et on avait pensé à une adhérence épiploïque. Dans plusieurs autres cas, on sentait dans le canal inguinal un cordon plus ou moins nettement perçu. Howse nous dit que la volumineuse hernie de son malade, un jeune homme de dix-huit ans, était facilement réductible avec gargouillement, dans le décubitus dorsal. Cependant, en examinant de plus près, on sentait dans le canal inguinal et suivant sa direction, une masse indistincte qui gargouillait quand on la roulait entre le pouce et l'index. Elle n'avait pas d'impulsion à la toux, et ne pouvait être réduite. Kirmisson a noté qu'il restait toujours un peu de tuméfaction du cordon après réduction de la hernie. König [1] signale aussi que la réduction de la hernie est toujours incomplète : il reste un cordon dans le scrotum. Chez le malade de Mignon [2], on sentait dans le sac un cordon dur, qui fut pris pour de l'épiploon adhérent. L'opéré de Bland-Sutton, homme de cinquante ans, qui souffrait d'une hernie inguinale droite irréductible, portait, à la partie supérieure du scrotum, une tumeur du volume d'un œuf de poule. Cette tumeur était transparente, mais on pouvait facilement distinguer un cordon arrondi qui remontait le canal inguinal.

Pour un chirurgien prévenu, la présence dans le canal inguinal, après réduction partielle de la hernie, d'un cordon irréductible, assez volumineux et gargouillant sous le doigt, devra faire penser à un diverticule de Meckel. Mais si le diverticule est de petit volume (plume d'oie) et si la hernie siège à droite, la confusion avec l'appendice sera inévitable. En tout cas, si les enveloppes de la hernie ne sont pas

[1] König. *In* Ketteler. *Inaug. Diss.* Gottingen, 1900.

[2] Mignon. *Bull. de la Soc. de Chir.*, 1903, XXIX, 485.

enflammées ou épaissies, il sera assez facile de différencier ce cordon d'une adhérence épiploïque.

Plus intéressante est la symptomatologie des hernies de Littre, lorsqu'elles sont étranglées. LITTRE lui-même, dans sa communication de 1700, a décrit, d'après ses deux observations, les conditions de cet étranglement, et les signes qui en permettent le diagnostic. « On peut aisément comprendre qu'il doit arriver un étranglement dans de semblables appendices engagés dans les anneaux des muscles du ventre :

1° Lorsque la matière contenue dans la cavité de cet appendice est trop épaisse, trop grossière, trop visqueuse, trop abondante, et parce qu'il faut qu'elle monte contre son propre poids, et par la même route qu'elle est descendue.

2° Lorsque les humeurs, renfermées dans leurs membranes, y causent une fluxion, de la tension, de la douleur, un apostème, etc.

3° Lorsque les mêmes accidents arrivent aux anneaux des aines.

4° Lorsqu'il y a dans le voisinage de ces appendices quelque tumeur, ou un corps étranger qui, venant à les comprimer, empêche que le sang et la lymphe n'en reviennent et que la matière tombée dans leur cavité ne se décharge dans celle du corps de l'intestin iléon.

5° Lorsqu'un coup, une chute, un brayer trop dur et trop serré, fait à ces appendices une compression, une contusion. une plaie considérable.

Les signes diagnostiques, qui font connaître cette hernie particulière accompagnée d'étranglement sont :

1° Que le malade va à la selle pendant tout le cours de la maladie, parce que le canal intestinal n'étant point intercepté, les excréments ont la liberté de le parcourir d'une extrémité à l'autre ;

2° Que le malade n'a point de hoquet, ou très rarement.

3° Qu'il ne vomit pas, ou incomparablement moins que dans les hernies ordinaires, et jamais de matières fécales ;

4° Que le ventre du malade n'est ni gros, ni tendu, ni plein de vent, comme dans les hernies ordinaires ;

5° Que la tumeur de l'aine se forme plus lentement et ne devient jamais si grosse.

6° Que l'inflammation, la douleur, la fièvre, et les autres accidents qui accompagnent cette espèce particulière de hernie, sont plus longtemps à se manifester et ont moins de violence. »

Encore aujourd'hui, la description de Littre reste vraie dans ses grandes lignes, et l'on peut certes lui pardonner d'avoir confondu l'étranglement et la diverticulite herniaire, dont la différenciation clinique est souvent fort malaisée. Toutefois, il est nécessaire d'y apporter quelques réserves.

Le malade de Ekehorn, un ouvrier de trente-huit ans porteur depuis trois ou quatre ans d'une petite hernie crurale droite, souffrant depuis une semaine du bas-ventre et de sa hernie, continue à avoir des selles régulières, tout comme auparavant, et n'accuse ni vomissements, ni nausées. Le diverticule était seul étranglé au voisinage de sa base, mais non gangrené. La femme de cinquante-cinq ans dont parle Hager n'accusait que des symptômes locaux : douleur au niveau de la hernie, une crurale. Il n'y avait chez elle ni constipation, ni vomissements, ni nausées, au huitième jour des accidents. Le diverticule fut trouvé très congestionné, mais non gangrené. Nous devons cependant faire remarquer qu'il s'agissait dans ces deux cas d'un diverticule de petit volume : celui de Ekehorn ressemblait à un gros appendice; celui de Hager[1] avait 15 millimètres seulement de largeur. Dans le cas de Brin, où l'étranglement siégeait à 3 centimètres de l'intestin, il n'y avait ni vomissements, ni constipation.

Lorsque l'étranglement porte sur un diverticule volumineux, et surtout au voisinage de l'intestin, le tableau symptomatique est un peu plus accentué : la malade de G. Michel[2], femme de soixante-cinq ans qui portait depuis deux ans une petite hernie crurale droite réductible, fut prise un matin d'accidents d'étranglement et se mit à vomir. Le ventre est ballonné, elle continue à vomir et n'a pas eu de gaz, mais l'état général reste bon, le pouls à 90, régulier et fort. On trouve dans le sac, avec du liquide et de l'épiploon rouge et adhérent, un diverticule long de 4 à 5 centimètres, dont la base était étranglée au voisinage de l'intestin grêle. Le malade de von Laczkovich peut travailler deux jours, après l'étranglement de sa hernie inguinale. Le troisième jour, la douleur locale devient très forte et il s'alite. Examiné au quatrième jour, il raconte qu'il n'a pas eu de selle depuis le début; cependant, il n'y a pas eu suppression des gaz. Pas de vomissements, mais des envies de vomir. L'abdomen est légère-

[1] Hager. *Loc. cit.*

[2] G. Michel. *In* L. Michel. *Revue Médicale de l'Est*, 1er novembre 1905, 643.

ment ballonné, le pouls est fréquent, dépressible, les traits du malade trahissent la douleur. Le sac contient un diverticule étranglé, noir et mat, avec quelques points grisâtres. Dans un cas de Tédenat (hernie inguinale droite), on note au troisième jour des selles diarrhéiques, avec d'assez vives coliques, et, dans la nuit, quelques mouvements de hoquet, avec des nausées pénibles. Pas d'arrêt des gaz. Le matin du quatrième jour, vomissements bilieux, facies grippé, pouls à 120. La kélotomie montre un volumineux diverticule étranglé. Parfois, même s'il s'agit d'un volumineux diverticule, on n'observe que des symptômes locaux : Un jeune homme de dix-sept ans, opéré par L. Michel, voit sa hernie inguinale droite s'étrangler à quatre heures du matin. Il accuse simplement des coliques et de la douleur à la pression au niveau de sa hernie. Il ne vomit pas, et va 3 fois à la selle durant la journée; pas d'arrêt des gaz. Le lendemain, à huit heures du matin, le pouls est à 80, il n'y a pas de fièvre, la figure est normale. La hernie est irréductible, très tendue. Le diverticule avait une longueur de 7 centimètres, et une largeur de 4 centimètres à son extrémité libre; il se rétrécissait au voisinage de l'intestin et avait été étranglé à ce niveau.

Ce n'est pas à dire que l'on ne puisse observer des accidents graves et même mortels, comme suites de l'étranglement du diverticule seul. Mais, si l'on veut bien lire attentivement les observations, on s'aperçoit le plus souvent qu'ils doivent être attribués soit à une lésion surajoutée, soit à une infection péritonéale secondaire. C'est ainsi que la malade dont l'observation a été rapportée par Dutil et Témoin [1], une femme de cinquante-six ans, est prise à la suite d'un travail fatigant, de nausées, vomissements, et de vives douleurs dans la partie droite du bas-ventre, où elle remarque une tumeur. Les symptômes s'amendent, et elle peut vaquer à ses occupations, lorsqu'elle meurt en quelques heures au douzième jour, avec des accidents de péritonite suraiguë. L'autopsie montra, engagé dans le canal crural du côté droit un diverticule de 6^{cm},5 de longueur, du calibre d'une plume d'oie, noirâtre et sphacélé à sa partie terminale; la bande de sphacèle remonte jusqu'à sa base, au niveau de laquelle il est détaché de l'intestin sur la moitié de sa circonférence, figurant un doigt de gant partiellement décousu. De même chez le petit malade d'Armstrong, les lésions

[1] Dutil et Témoin. *Gazette Médicale de Paris*, 1886, 280-282.

gangréneuses intéressaient simplement le diverticule, et, pendant quatre jours sur huit, les selles se firent normalement. L'état s'aggrava dans les derniers jours, et le malade succomba à une péritonite consécutive à la gangrène du diverticule et qui s'explique facilement par le fait qu'il s'agissait d'une hernie interstitielle. Les malades de Busch et Thompson succombent aussi à des accidents de péritonite dus à la perforation d'un diverticule réduit dans l'abdomen.

Dans le cas de Grünnbaum, les vomissements, très fréquents, qui revenaient toutes les demi-heures, s'expliquent par la coudure de l'anse afférente constatée à l'intervention : « après redressement de celle-ci, les gaz intestinaux pénètrent bruyamment dans l'anse efférente. » Chez le malade de Hare, la mort survient par péritonite : il existait un rétrécissement de l'intestin au point d'implantation du diverticule et, immédiatement au-dessus, une petite perforation intestinale. Il en était de même dans le cas de Riecke.

Ainsi donc l'étranglement du diverticule seul ne détermine presque jamais par lui-même des accidents graves : presque toujours les symptômes locaux prédominent, et les symptômes généraux sont légers et transitoires. Dans les cas non traités, on assiste à la formation d'un phlegmon stercoral, qui s'ouvre au dehors, et donne lieu à une fistule stercorale. Le plus souvent, l'ouverture est spontanée; dans le cas de Minter, c'est un médecin qui avait pratiqué l'incision, croyant à un abcès : il vit sortir des matières fécales au lieu de pus. Amyand, Gross [1], Hilgenreiner, Martin, Escher, Tédenat, Tilling, ont observé des fistules stercorales d'origine diverticulaire. Ces fistules donnent ordinairement peu de matières et, si l'on interroge le malade on apprend que le plus souvent leur apparition n'a pas été précédée des signes ordinaires des hernies étranglées, quoique leur siège ne puisse laisser aucun doute sur leur mode de formation. Dans l'observation de Gross, « tous les symptômes d'étranglement herniaire avaient manqué lors de l'établissement de la fistule. » Dans celle de Martin, rapportée par Cazin, il n'y avait eu ni vomissements, ni constipation, ni coliques. Hilgenreiner, vu le peu de gravité des symptômes généraux, pense à l'étranglement de l'appendice dans la hernie.

Si, dans la description symptomatique qui précède, nous avons eu surtout en vue l'étranglement du diverticule, c'est que nous manquons

[1] Gross. *In* Grandjean. Thèse Nancy, 1901-1902, n° 7.

de documents en ce qui concerne la diverticulite herniaire. Elle existe cependant, et nous en avons cité des exemples auxquels il faut encore ajouter une observation de Payr[1], mais nous ne pensons pas qu'on doive lui faire jouer le rôle principal dans les accidents des hernies de Littre. Nous croyons avoir suffisamment démontré l'existence de l'étranglement vrai du diverticule. Il est possible toutefois, il est même probable, que l'inflammation d'un diverticule hernié, surtout s'il s'agit d'une hernie crurale, à petite orifice et à sac étroit, favorise son étranglement. Mais nous devons reconnaître que les observations sont rares, parmi celles que nous avons longuement étudiées, qui montrent des lésions de diverticulite. Et, tout en nous rangeant à l'opinion de Broca, en ce qui concerne l'observation de Brin, d'une malade qui avait eu certainement des crises antérieures de diverticulite, tout en admettant avec lui, théoriquement, l'existence d'une diverticulite herniaire à rechutes, comparable à l'appendicite herniaire à rechutes, nous sommes obligés d'attendre, pour décrire la diverticulite herniaire, des observations nouvelles et plus démonstratives. Au surplus, l'association des deux processus paraît probable dans certains cas, sans qu'il soit possible de préciser leur relation exacte.

Il y a peu de choses à dire sur le *diagnostic* des hernies de Littre. Dans une hernie associée, le diverticule, s'il est adhérent, déterminera une irréductibilité partielle. S'il s'agit d'une hernie inguinale, il sera assez facile de percevoir dans le trajet un cordon arrondi, plus ou moins volumineux. La confusion avec une bride épiploïque pourra être évitée, mais on pensera plutôt à l'appendice, surtout si l'on a affaire à une hernie droite. On devrait conclure à la présence du diverticule de Meckel si l'on avait la sensation d'une anse intestinale simple, terminée en cul-de-sac.

Lorsque le diverticule forme à lui seul le contenu de la hernie, sa présence passera le plus souvent inaperçue du sujet qui en est porteur, jusqu'au jour où se manifesteront des accidents d'étranglement ou d'inflammation. Ces accidents pourront être facilement confondus avec ceux du pincement latéral. Cependant, lorsqu'il s'agit d'un pincement latéral, l'arrêt des matières est plus fréquemment observé, et l'on peut voir des vomissements fécaloïdes. L'existence d'une tumeur herniaire assez volumineuse serait un signe en faveur de la hernie de Littre.

[1] Payr. *Arch. f. Klin. Chir.*, 1902, LXVII, 996.

Mais la variabilité des dimensions du diverticule, qui souvent ne dépassent pas celles d'une plume d'oie, ou d'un crayon, rendra parfois inévitable la confusion avec un étranglement de l'appendice. Au surplus, le diagnostic exact du contenu de la hernie n'a qu'une importance secondaire dans le cas particulier, puisque la seule constatation de phénomènes locaux au niveau d'une hernie constitue aujourd'hui une indication formelle à l'intervention.

En présence d'une fistule stercorale occupant une région herniaire, on pourra penser à une fistule d'origine diverticulaire si les commémoratifs apprennent qu'elle s'est installée sans grande réaction générale. Cependant, ces « fistules occultes » dont parle Richter se voient aussi bien dans le pincement latéral. La présence d'un cordon plus ou moins volumineux dans le trajet peut faire penser à la présence d'un diverticule de Meckel, mais la confusion avec l'appendice reste toujours possible.

Les hernies associées du diverticule, au même titre que les entérocèles ordinaires, constituent une infirmité dangereuse, et leur étranglement comporte le même pronostic d'une particulière gravité.

Le *pronostic* des hernies de Littre est incontestablement moins sérieux : la hernie isolée du diverticule passe souvent inaperçue jusqu'au moment où des accidents d'étranglement ou d'inflammation révèlent sa présence. Ces accidents eux-mêmes, par leur peu de retentissement habituel sur l'état général, et la prédominance des symptômes locaux, sont loin d'atteindre la gravité des accidents ordinaires de l'étranglement herniaire, et il n'est pas rare de les voir se terminer, si l'on n'intervient pas, par la formation d'un abcès et d'une fistule stercorales. Cependant il ne faut pas exagérer la bénignité des hernies de Littre : on a vu des péritonites généralisées consécutives à des étranglements du diverticule. De plus, l'existence de lésions concomittantes (coudures, rétrécissement de l'intestin), la réduction d'un diverticule enflammé ou altéré, peuvent produire des accidents mortels qui, à vrai dire, ne sont plus sous la dépendance de la hernie elle-même. Les fistules diverticulaires elles-mêmes ne sont pas toujours inoffensives, et Tédenat a vu un malade, qui avait gardé volontairement pendant près de dix ans une fistule stercorale au niveau du canal inguinal du côté droit, succomber en quelques jours, d'une péritonite consécutive à un phlegmon gangréneux ayant débuté au niveau de la fistule.

Pour toutes ces raisons, le pronostic des hernies de Littre, lorsqu'elles sont étranglées, conserve un certain degré de gravité, et, si le diagnostic en avait été fait, l'intervention opératoire ne serait pas moins urgente.

TRAITEMENT

Tout diverticule de Meckel rencontré au cours d'une cure radicale de hernie sera enlevé. C'est la conduite qu'ont suivi ANNANDALE, MARIOTTI, MIGNON, avec plein succès ; elle est certainement préférable à celle de BLAND-SUTTON, HOWSE, KÖNIG et SIRON, qui se sont contentés de réduire. La réduction d'un diverticule peut-être déjà altéré par son séjour prolongé dans une hernie, où il est resté exposé aux traumatismes de toutes sortes, nous paraît très dangereuse. Seule, l'ablation du diverticule, toujours possible en pareil cas, mettra le malade à l'abri des accidents de diverticulite, que nous connaissons bien.

Tout diverticule de Meckel rencontré au cours d'une kélotomie pour hernie étranglée sera enlevé, si l'état du malade le permet. L'irréductibilité et l'existence de phénomènes douloureux au niveau d'un trajet herniaire commandent l'intervention immédiate, quels que soient les symptômes généraux. La résection du diverticule avait été faite avec succès par AMYAND au XVIIIe siècle : il s'agissait d'une diverticulite herniaire avec fistule. Le diverticule fut simplement ligaturé et excisé au-dessous de la ligature ; celle-ci tomba le dixième jour, et la guérison fut complète en un mois. BROCA, DUNGAN, MITCHELL, rencontrant le diverticule dans des hernies étranglées renfermant aussi l'intestin, en font la résection, sans incident. BRIN, EKEHORN, GRÜNNBAUM, L. MICHEL, TÉDENAT, WEBSTER, ont fait l'extirpation du diverticule, qui formait le seul contenu d'une hernie étranglée. Tous les malades ont guéri. Seul, l'opéré d'ARMSTRONG meurt d'une péritonite, qui existait déjà au moment de l'intervention.

AUVRAY, BARNETT, BRAUN, HAGER, G. MICHEL, R. SMITH, se sont contentés de réduire dans l'abdomen après avoir levé l'étranglement, et leurs opérés ont guéri, mais celui de KIRMISSON succombe par continuation des accidents.

VON LACZKOVICH, intervenant au quatrième jour, trouve un diverticule altéré et le laisse dans la plaie ; il en fait la réduction le lendemain. Cette conduite n'est pas à imiter. Dans tous les cas, la résection du diverticule s'impose ; elle n'a d'autres contre-indications que la résistance du malade. Cependant, si l'on se trouve amené à intervenir en plein phlegmon stercoral, il sera prudent, à l'exemple de PAYR, de se borner à l'ouverture simple et, lorsqu'on aura reconnu qu'il s'agit d'un diverticule, de ne pas en poursuivre l'ablation.

Dans tous les cas, on examinera avec soin l'état de l'intestin adjacent, afin de vérifier l'existence possible d'un rétrécissement, qui rendrait nécessaire une résection intestinale.

Quant au traitement des fistules stercorales d'origine diverticulaire, il consistera, après fermeture préliminaire extemporanée de la fistule, en l'ablation du diverticule à son implantation sur l'intestin. Comme y a insisté BERGER, il faudra se garder, s'il s'agit d'un volumineux diverticule, de pratiquer l'écrasement suivi d'enfouissement du moignon, qui exposent au rétrécissement de l'intestin. Le moignon diverticulaire sera suturé à 3 plans, comme on ferme un bout d'intestin après entérectomie.

CHAPITRE IV

ENTÉROKYSTOMES D'ORIGINE VITELLINE

Par analogie avec ce qui se passe au niveau de l'ombilic, la portion juxta-intestinale du canal vitellin peut persister seule, et, plus ou moins modifiée dans ses rapports avec l'iléon, arriver à former de véritables kystes.

Tous les kystes juxta-intestinaux ne sont pas cependant d'origine vitelline. Nous nous bornerons dans cette étude rapide à esquisser les caractères principaux de ceux d'entre eux qui paraissent devoir être rattachés à des restes du canal omphalo-mésentérique, tout en reconnaissant que cette interprétation pathogénique est parfois quelque peu incertaine : indiscutable pour certains faits, probable seulement pour d'autres, elle paraît douteuse dans certains cas. Pour ces raisons, nous ne décrirons pas longuement les kystes juxta-intestinaux, n'ayant en vue dans notre ouvrage que les restes omphalo-mésentériques.

Roth[1] a le premier décrit, sous le nom d'*entérokystomes*, « des poches congénitales remplies de liquide, dont la paroi possède d'une façon plus ou moins parfaite la structure du canal intestinal. » Il les divise en plusieurs groupes, et se borne à étudier les entérokystomes d'origine vitelline. Mais il comprend dans sa description, à tort selon nous, un cas de volvulus du diverticule ayant déterminé une péritonite mortelle. Depuis, un certain nombre de travaux ont été publiés, surtout en Allemagne, sur les kystes du conduit vitellin. Nous citerons, parmi les principaux, ceux de Dittrich[2], Runkel[3], Rimbach[4],

[1] Roth. Ueber Missbildungen im Bereich des Ductus Omphalomesentericus. *Arch. f. Pathol. Anat.*, 1881, LXXXVI, 371-390, 1 pl.

[2] Dittrich. Ueber zwei seltenere, auf mangelhafte Involution des Ductus omphalomesaraïcus zu beziehende Darmbefunde. *Zeitschr. f. Heilk.*, Prag., 1885, VI, 277-286, 1 planche.

[3] Runkel. Ueber cystische Dottergangsgeschwülste (Enterokystoma, Roth). *Inaug. Diss.*, Marbourg, 1897.

[4] Rimbach. Zur Casuistik der Enterokystomen. *Inaug. Diss.*, Giessen, 1897.

Gfeller[1], et le mémoire tout récent de Colmers[2]. En France, Terrier et Lecène[3] en ont publié une intéressante observation, qu'ils ont fait suivre d'une revue rapide des cas connus.

ÉTIOLOGIE

Les entérokystomes (kystes entéroïdes de Terrier et Lecène) sont rares : Colmers en a réuni 35 cas dans son travail, dont nous avons eu connaissance trop tard pour pouvoir profiter des documents nouveaux qu'il renferme. Ils se rencontrent surtout chez les jeunes, mais on peut aussi les voir chez l'adulte (4 cas sur 19, Gfeller ; 7 cas sur 18, Terrier et Lecène). En ce qui concerne le sexe, la proportion est inverse de celle que nous avons observée jusqu'ici pour le diverticule : Gfeller a trouvé 10 sujets du sexe féminin, 6 du sexe masculin et 3 de sexe inconnu.

ANATOMIE PATHOLOGIQUE

Dans la très grande majorité des cas, les entérokystomes siègent dans l'iléon terminal, plus ou moins rapprochés de la valvule iléo-cæcale, sur laquelle on peut même les rencontrer. Le plus souvent, ils répondent au bord convexe de l'anse, mais il n'est pas rare de les voir sur le bord mésentérique (5 fois sur 13 cas, Gfeller) ; Terrier et Lecène ont figuré un kyste intra-mésentérique. Des faits analogues avaient été signalés par Roth et Runkel.

En ce qui concerne les rapports immédiats de ces kystes avec l'intestin, Terrier et Lecène ont distingué trois variétés : dans une première variété, il s'agit de kystes *sous-muqueux* (Quensel) ; une deuxième variété est constituée par des kystes dédoublant les couches musculaires de l'intestin (cas de Gfeller) ; enfin la troisième variété comprend les kystes *sous-séreux*. Tantôt ils se présentent sous la forme d'un renflement localisé, et assez régulier, de l'intestin ; tantôt ils for-

[1] Gfeller. Beitrag zur Kenntniss der angeborenen Darmcysten. *Deutsche Zeitschrift f. Chir.*, Leipz., 1902, LXV, 330-359, 2 pl.

[2] Colmers. L'entérokystome et son importance chirurgicale. *Arch. f. Klin. Chir.*, 1906, LXXIX, Heft I, p. 132-169, 1 pl.

[3] Terrier et Lecène. Un nouveau cas de kyste juxta-intestinal. *Revue de Chirurgie*, 1904, XXIX, 161-174.

ment une saillie assez nette se détachant plus ou moins de l'anse, à laquelle ils peuvent rester reliés par un pédicule; plus rarement ils sont complètement indépendants de l'intestin.

Presque toujours, la cavité kystique est uniloculaire, et ne communique pas avec celle de l'intestin. Il y a cependant quelques exceptions : TIEDEMANN [1] a trouvé, dans une hernie du cordon ombilical d'un fœtus mâle à terme, une vésicule en forme de poire, longue de 3 centimètres, large de 2, attachée à la convexité d'une anse iléale par un pédicule de 1 centimètre; elle contenait un liquide jaune clair, et

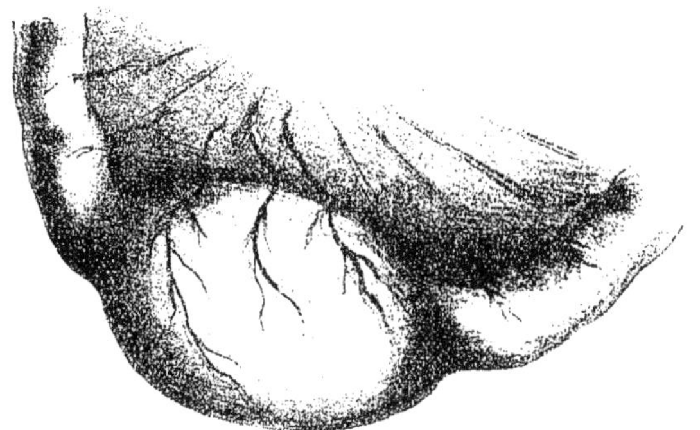

Fig. 54. — Entérokystome (Gfeller).

communiquait par son pédicule avec la cavité intestinale. TIEDEMANN regardait cette vésicule comme la vraie vésicule ombilicale; nous avons vu à l'embryologie que cette opinion ne pouvait être soutenue. RIMBACH [2] rapporte qu'un kyste de 17 centimètres de diamètre, était en communication ouverte, probablement avec le jéjunum, par un pédicule de 2 centimètres et demi de long, conique, *perméable*, et présentant la structure de l'intestin. BUCHWALD [3], CAUTLEY [4], ont vu des kystes volumineux, et communiquant avec l'intestin, mais, comme nous le verrons, l'origine vitelline de ces kystes paraît douteuse. Dans un cas de ROTH [3], on trouva chez un nouveau-né des entérokystomes multiples de l'abdomen et du thorax. Vers la fin de l'iléon, entre les deux

[1] Tiedemann. *Kopflose Missgeburten*, 1813, S. 66, Taf. 4.

[2] Rimbach. *Loc. cit.*

[3] Buchwald. *Deutsche Med. Wochenschr.*, 1887, 868.

[4] Cautley. *Lancet*, 1906, I, 436-437.

[5] Roth. *Loc. cit.*

feuillets du mésentère, on découvrit une tumeur allongée, en forme de massue, disposée parallèlement à l'anse intestinale correspondante, dans laquelle son extrémité adhérente s'ouvrait par un petit orifice de 3 millimètres de diamètre situé sur le bord mésentérique. Cette tumeur, considérée comme un diverticule de Meckel, portait dans sa cavité plusieurs rétrécissements en diaphragme, qu'on ne put franchir qu'avec une soie de sanglier. A son extrémité libre, inaccessible à la sonde, se trouvait un kyste de la grosseur d'un haricot, complètement fermé.

Le contenu des kystes est ordinairement formé par un liquide muqueux clair; il était sanguinolent dans le cas de Rimbach.

Histologiquement, on retrouve dans la plupart des cas la structure de l'intestin grêle : au-dessous de la séreuse, des faisceaux musculaires plus ou moins régulièrement disposés au milieu de tissu conjonctif, et une muqueuse portant un épithélium cylindrique avec des formations glandulaires. On a signalé dans quelques observations des altérations de structure : dans les cas de Nasse, Buchwald, Terrier, la paroi kystique était uniquement formée de tissu conjonctif, dégénéré en sarcome fusocellulaire dans un cas de Quensel. Anderson, Terrier ont vu la dégénérescence adénomateuse de la muqueuse. Dans un autre cas de Quensel, il existait des tubercules miliaires et une ulcération tuberculeuse, l'infection étant venue du segment intestinal susjacent.

PATHOGÉNIE

Tous les entérokystomes ne sont pas d'origine vitelline. Il nous semble cependant que l'on peut admettre avec Terrier et Lecène « qu'ils sont développés aux dépens d'un débris du canal omphalo-mésentérique et par conséquent très proches parents du diverticule de Meckel, lorsqu'il s'agit des kystes sous-séreux du bord libre ». Ces kystes présentent en effet, comme le font remarquer ces auteurs, un certain nombre de points communs :

« 1° Ils siègent, dans la grande majorité des cas, sur la fin de l'iléon, ou dans l'angle iléo-cæcal.

2° Ils sont pour ainsi dire toujours uniloculaires.

3° Leur contenu est un liquide visqueux, filant, clair, jaunâtre ou brunâtre. »

Nous ferons toutefois remarquer que le diverticule de Meckel peut s'implanter sur l'intestin en un point plus ou moins rapproché de son bord mésentérique (voir première partie). Il en résulte que la situation des entérokystomes en un point autre que le bord convexe de l'anse intestinale, n'exclut pas nécessairement la possibilité d'une origine vitelline. Il en est de même du polymorphisme de l'épithélium kystique signalé par Geller; ce polymorphisme s'explique fort bien si l'on admet que la formation du kyste remonte à une époque de la vie embryonnaire où l'épithélium intestinal était encore incomplètement différencié. Quoi qu'il en soit, cette origine, si elle paraît probable, pourra rarement être affirmée.

Pour expliquer les kystes intra-musculaires et sous-séreux du bord mésentérique, Terrier et Lecène admettent qu'il s'agit là « probablement d'un pincement et d'un enclavement secondaire de la paroi intestinale au cours du développement ».

Runkel a cru pouvoir rattacher aux restes du canal vitellin de petites tumeurs polypeuses qu'il a rencontrées dans l'iléon terminal; il s'agissait d'adéno-myomes. C'est là une pure hypothèse, qu'aucun semblant de preuve n'est venue appuyer.

ÉTUDE CLINIQUE

Parfois les entérokystomes passent complètement inaperçus pendant la vie, et constituent de simples trouvailles d'autopsie. Lorsqu'il existe des symptômes intestinaux, ils ne présentent rien de caractéristique. Ce sont alors de vagues douleurs abdominales, accompagnées de vomissements, revenant par crises. Assez souvent, on a noté des accidents d'occlusion intestinale par divers mécanismes. Dans le cas de Geller et chez un malade de Quensel, le kyste, qui occupait le pelvis, avait déterminé une torsion longitudinale de l'intestin, d'où symptômes d'iléus. Dans un cas de Fränkel[1], les accidents d'occlusion furent déterminés par la saillie du kyste dans la lumière de l'intestin. La malade de Sprengel[2] avait des crises de douleurs abdominales accompagnées de vomissements, mais sans symptômes d'occlusion. Battle put sentir dans l'hypochondre gauche une tumeur douloureuse, du volume d'une orange. Dans le cas

[1] Fränkel. *Arch. f. pathol. Anat.*, 1882, LXXXVII, 281.

[2] Sprengel. *Deutsche Gesellsch. f. Chir.*, 1900, p. 537.

rapporté par Terrier et Lecène, un seul symptôme, la présence d'une ascite très abondante, se reproduisant rapidement après les ponctions, et qu'expliquait probablement le début de dégénérescence maligne de l'épithélium.

Le *diagnostic* n'a jamais été fait, et cela ne doit pas surprendre, vu l'absence de tout symptôme caractéristique. En admettant même, ce qui est rare, qu'il existe une tumeur abdominale perceptible, la détermination exacte, sinon de ses rapports avec l'intestin, du moins de sa nature, ne nous apparaît pas comme possible. Le plus souvent, on a posé le diagnostic d'occlusion, sans autre précision; Sprengel avait pensé à une péritonite tuberculeuse; Terrier à un kyste de l'ovaire droit avec ascite.

Le *pronostic* des entérokystomes est grave : non seulement ils sont susceptibles d'occasionner par eux-mêmes des accidents d'occlusion intestinale, mais encore ils sont parfois le siège de dégénérescences qui en font de véritables tumeurs malignes. Aussi réclament-ils une thérapeutique active.

Le *traitement* consistera en l'extirpation du kyste en sa totalité après laparotomie. S'agit-il d'un kyste intra-mésentérique, il sera nécessaire d'inciser un feuillet du mésentère, après quoi la poche sera facilement énucléée, car elle présente rarement des connexions intimes avec l'intestin. Pour les kystes du bord convexe, la conduite à tenir variera suivant les cas. Existe-t-il un pédicule assez étroit, l'ablation de la tumeur sera facile, par la section de ce pédicule, suivie non pas d'enfouissement, mais d'entérorraphie latérale, pour éviter le rétrécissement de l'iléon (Berger). Si la tumeur est largement implantée sur l'intestin, on pourra en tenter la décortication, à l'exemple de Geller. Mais, pour peu que le kyste soit volumineux, il sera préférable de faire une résection intestinale.

LIVRE II

LES RESTES OMPHALO-MÉSENTÉRIQUES ET LA PATHOLOGIE DE L'OMBILIC

La persistance sous diverses formes, à l'ombilic ou dans son voisinage, de restes omphalo-mésentériques, n'est pas un des points les moins intéressants de la pathologie de cette région. Mais, en outre de l'intérêt pathogénique qui s'attache à cette question, nous pensons qu'on ne saurait trop attirer l'attention sur des faits qui soulèvent pour la plupart un important problème de thérapeutique.

Lorsque, dans le courant du troisième mois de la vie embryonnaire, un peu avant la formation de l'ombilic définitif, se fait la rentrée dans l'abdomen de l'anse vitelline, on admet que le canal omphalo-mésentérique, entraîné en quelque sorte par cette anse, s'étire d'abord, puis se rompt et se détache de l'ombilic, comme se détachent les deux fragments d'un tube de verre que l'on sépare à la lampe. Nous avons vu ce que devenait le canal omphalo-mésentérique après rupture de ses connexions avec l'ombilic. Nous avons vu aussi que, dans certains cas, ces connexions persistaient sous la forme d'une bride fibreuse unissant à la paroi abdominale antérieure, l'extrémité du diverticule, mais sans que rien puisse faire soupçonner l'existence de celui-ci.

Que se passe-t-il maintenant lorsque l'arrêt de régression intéresse la partie ombilicale du canal omphalo-mésentérique, soit isolément, soit en même temps que sa portion abdominale?

Tantôt il existe à la naissance une *hernie ombilicale*, renfermant avec ou sans l'intestin, le diverticule de Meckel, le plus souvent adhérent au sac, quelquefois ouvert à l'extérieur. Tantôt, le conduit vitellin persiste sous la forme d'un canal entièrement perméable, ouvert d'une part dans l'intestin, de l'autre à l'ombilic. C'est là ce qu'on a appelé le *diverticule ouvert*. Une forme spéciale de diverticule ouvert, plus rare, a été décrite par certains auteurs : dans ces cas, le canal omphalo-mésentérique persiste bien jusqu'à l'ombilic, mais il est oblitéré à sa partie moyenne, laissant ainsi persister, d'une part un diverticule intestinal fixé à l'ombilic, d'autre part un trajet muqueux ouvert du côté de l'ombilic, mais fermé du côté de l'intestin. Que cette oblitération partielle du canal omphalo-mésentérique se fasse plus près encore de l'ombilic, et l'on verra de véritables *kystes*, fermés ou ouverts à l'extérieur, et dont la situation intra ou rétro-pariétale dépendra de la longueur du canal vitellin restée perméable. Enfin, le prolapsus fréquent à l'ombilic de la muqueuse qui tapisse en ce point les restes du canal vitellin donne naissance à ces petites tumeurs désignées par Lannelongue et Frémont sous le nom de *tumeurs adénoïdes diverticulaires*. Dès maintenant, il est un point essentiel à retenir, c'est que les restes omphalo-mésentériques ombilicaux (kystes, tumeurs adénoïdes) paraissent, dans le plus grand nombre des cas (certaines observations ne sont pas suffisamment explicites pour qu'on puisse dire dans tous les cas) avoir conservé des connexions avec l'intestin, soit par un diverticule persistant, soit par un simple cordon fibreux.

HERNIES OMBILICALES DIVERTICULAIRES

En dehors des malformations incompatibles avec la vie, il existe peut-être une vingtaine d'observations de hernies ombilicales congénitales, renfermant le diverticule de Meckel. Nous en signalerons rapidement les particularités anatomiques et cliniques.

Le diverticule est ordinairement adhérent au sac. Il en était ainsi dans les cas de Müller[1], Hope[2], Duchamp[3], Landmann[4]. Hope, opérant chez un nouveau-né une hernie funiculaire de la grosseur d'un œuf de poule, y trouve le gros intestin et l'intestin grêle, celui-ci adhérent au sac par un diverticule, que l'on avait d'abord pris pour l'appendice, et que l'on fut obligé de couper après ligature. L'enfant guérit. Duchamp voit un enfant né de la veille mourir de péritonite à la suite de la rupture du sac d'une hernie ombilicale; il trouve à l'autopsie un diverticule adhérent au sac. Landmann rapporte un cas

[1] Müller. Cité par M. F. Porter, *loc. cit.*

[2] Hope. *Lancet*, 1886, II, 773.

[3] Duchamp. *Loire Médicale*, Saint-Étienne, 1887, VI, 289.

[4] Landmann. *Lancet*, 1905, II, 1405.

opéré par Inglisch : un enfant du sexe féminin âgé de un jour portait à l'ombilic une tumeur du volume d'une mandarine, qui existait à la naissance, et dont les enveloppes étaient celles du cordon, qui avait été coupé et lié au delà de la tumeur. L'orifice ombilical était large d'environ $2^{cm},5$; à la palpation, on percevait du gargouillement, mais la tumeur était *irréductible*. On vit à l'intervention que le contenu du sac était formé par l'intestin grêle et par un diverticule adhérent, dans lequel pénétrait un vaisseau qui donna une assez abondante hémorragie. Réduction ; cure radicale ; mort par péritonite au troisième jour. On vit à l'autopsie un diverticule de 5 centimètres de longueur, d'une largeur double de celle de l'intestin grêle.

Dans un certain nombre d'observations, non seulement le diverticule est adhérent au sac, mais encore il est ouvert au dehors. Nous les retrouverons plus loin. Nous citerons cependant une très intéressante observation de de Font-Réaux [1], dans laquelle on peut en quelque sorte saisir le mécanisme de formation du diverticule ouvert ; un nouveau-né du sexe féminin meurt au neuvième jour. L'autopsie montre l'absence de la vésicule biliaire, un abouchement anormal du rectum, à la partie postérieure de la vulve, et ce que l'auteur appelle une hernie ombilicale étranglée. Voici en quoi consistait cette prétendue hernie ombilicale étranglée : « A l'ouverture de l'abdomen, l'intestin grêle, vers son extrémité inférieure, à 35 centimètres du cæcum, envoie une sorte de diverticulum qui pénètre par l'orifice interne de l'ombilic et monte dans le cordon. Cet appendice représente comme la tige d'un Y, dont les deux branches sont figurées par les deux bouts de l'intestin. Il se rétrécit en entonnoir jusqu'à la paroi abdominale ; dans cette paroi, il offre un conduit étroit, admettant un stylet très fin, et, en disséquant le cordon, nous trouvons que sa portion herniée est renflée à la base du cordon, et forme là une poche à peu près sphérique, étranglée au niveau de la paroi abdominale, d'une hauteur de 15 millimètres. Cette cavité est tendue, rénitente, la pression ne vide nullement son contenu, elle adhère par les trois quarts de sa surface à l'enveloppe épaissie du cordon, mais assez lâchement. La surface de cette tumeur est vascularisée, violacée ; le sommet est manifestement enflammé et ramolli, et se laisse perforer par une soie de sanglier introduite par l'anneau ombilical. Par la petite perforation se vide aussitôt une matière

[1] De Font-Réaux. *Bulletins de la Société Anatomique*, Paris, 1864, p. 101.

demi-fluide, verdâtre, identique au contenu de l'intestin. Une fois que la tumeur est affaissée, l'orifice de communication avec la portion intra-abdominale de ce prolongement intestinal est plus large et admet un stylet. Cet appendice traverse la paroi abdominale en laissant au-dessus de lui la veine ombilicale, et au-dessous les deux artères et l'ouraque; il est situé à quelques millimètres à droite de la ligne médiane. » Si l'on tient compte de ce fait, que la ligature du cordon avait été pratiquée à 5 centimètres de l'ombilic, alors que la petite tumeur ombilicale faisait une saillie de 15 millimètres à peine hors de l'anneau ombilical, il est facile d'en conclure que, du moins dans le cas particulier, le diverticule n'avait pu être pincé par la ligature. Si l'enfant avait vécu, avec la chute du cordon déjà partiellement nécrosé, se serait faite l'ouverture de la petite tumeur ombilicale déjà altérée elle aussi, d'où production d'une fistule entéro-ombilicale diverticulaire. Nous tenions à rapporter ce fait, qui vient à l'appui des idées de Barth sur le mode de formation du diverticule ouvert, et semble devoir faire rejeter, du moins en tant qu'interprétation exclusive, le pincement du diverticule dans la ligature du cordon ombilical.

CHAPITRE PREMIER

LE DIVERTICULE OUVERT

A l'exemple de Morian, nous décrivons sous le nom de *diverticule ouvert* deux ordres de faits : d'une part, ceux dans lesquels le diverticule, perméable de l'intestin à l'ombilic et ouvert au dehors réalise une *fistule entéro-ombilicale congénitale ;* d'autre part, ceux, de connaissance beaucoup plus récente, dans lesquels la communication avec l'intestin est interrompue en un point du trajet, par l'oblitération du canal. Dans les deux cas, on voit fréquemment se produire le prolapsus de la muqueuse du conduit; dans la première forme seulement on peut observer une redoutable complication, qui est le prolapsus de l'intestin à travers le diverticule, lui-même prolabé. Nous tenons à faire remarquer dès maintenant qu'une simple différence de degré existe entre le diverticule ouvert de la deuxième forme, avec son prolapsus muqueux si fréquent, et les kystes ouverts ou les tumeurs adénoïdes diverticulaires. Les données de l'anatomie pathologique appuient d'ailleurs et confirment cette interprétation.

HISTORIQUE

L'existence de fistules stercorales congénitales, ouvertes à l'ombilic, était connue bien avant MECKEL. Mais elles n'avaient guère été vues que chez des fœtus porteurs de malformations multiples, ordinairement incompatibles avec la vie. C'est ainsi que LITTRE [1], MÉRY [2], VOISIN [3], les avaient vu coïncider avec l'absence totale du côlon, DELPHINI [4], avec la terminaison du còlon en cul-de-sac, HOUSSET [5], avec l'absence totale de l'anus.

MECKEL [6], ayant eu connaissance de ces faits, et de quelques autres, auxquels il ajoute des observations personnelles, a le grand mérite d'établir la signification précise de ces fistules. Il démontre la présence fréquente, à côté du canal de communication entre l'intestin et l'ombilic, de vaisseaux plus ou moins oblitérés, qui, dit-il, sont les vaisseaux de la vésicule ombilicale, et conclut que le canal lui-même n'est autre que le conduit de la vésicule ombilicale. Il voit surtout dans cette constatation la meilleure preuve de sa théorie de l'origine vitelline du diverticule libre : « la différence entre ces malformations et le prolongement intestinal, dit-il, est que celui-ci est une partie du conduit de la vésicule ombilicale séparée de la paroi abdominale et fermée tout contre celle-ci. » Logiquement, il ajoute que le diverticule intestinal, lui aussi, se rencontre fréquemment chez des sujets porteurs d'autres malformations congénitales.

Jusque-là, la fistule stercorale congénitale de l'ombilic, ne paraît pas avoir été observée en dehors des cas de malformations complexes et de véritables monstruosités.

POUSSIN [7] voit en 1817 un enfant de trois ans, dont l'ombilic, au lieu de former un enfoncement, est de la grosseur d'une petite noisette, terminé en pointe, et laisse apercevoir à son centre une petite cicatrice qui se rompt très souvent, pour donner issue à une matière

[1] Littre. *Mém. de l'Acad. Royale des Sciences*, 1709, 13.
[2] Méry. *Hist. de l'Acad. des Sciences*, 1700, p. 33.
[3] Voisin. *Ibid.*
[4] Delphini. *Op. sc. di Milano*, 1783, VI, 41.
[5] Housset. *Hist. de l'Acad. des Sciences*, 1772, p. 42.
[6] J.-F. Meckel. *Arch. f. d. Physiol.*, Halle, 1809.
[7] Poussin. *Biblioth. Méd.*, 1818, p. 213.

ressemblant au suc intestinal. Par cette fistule il voit sortir et peut extraire des ascarides. L'un d'eux se rompt, et la moitié restée dans l'orifice est rendue le lendemain dans les selles. Mais, dit-il, « l'inquiétude des parents m'empêcha de me confirmer dans l'idée où je suis que le trajet fistuleux communiquait avec le canal intestinal ».

En 1834, Brun[1], dans une thèse inspirée par Dupuytren, publie trois observations de cet auteur, où la fistule, s'accompagnant d'un bourrelet muqueux, fut guérie par la ligature. Après avoir discuté l'hypothèse de l'étranglement d'un diverticule hernié, et celle de la persistance de la communication embryonnaire entre l'intestin et l'ombilic par le canal vitellin, Brun admet comme plus probable, pour expliquer la formation de ces fistules, le pincement partiel ou total d'une anse d'intestin comprise dans une hernie ombilicale du cordon, et liée accidentellement avec celui-ci. Le manque de vérification anatomique des rapports de l'intestin avec l'ombilic rendait d'ailleurs l'interprétation difficile.

Cependant, même avec cette vérification anatomique, les idées de Meckel semblaient oubliées ou méconnues en France, et lorsque Demeaux[2] présente en 1839 à la Société anatomique un fœtus à terme, « chez lequel un conduit anormal faisait communiquer l'ombilic avec le canal intestinal », il se contente de donner cette observation comme un fait qui semble se rattacher à une grande question d'embryologie, laissant à d'autres le soin d'en tirer des conséquences.

Il faut arriver à King[3] et à Cruveilhier[4] pour voir la doctrine de Meckel définitivement appliquée à la pathogénie des fistules entéro-ombilicales congénitales. « Il arrive quelquefois, dit Cruveilhier, que le diverticule, au lieu de se séparer complètement de l'ombilic, y reste adhérent, soit immédiatement, soit par l'intermédiaire d'un cordon fibreux, ou bien y reste engagé et se prolonge dans l'épaisseur de la base du cordon ombilical. Dans ce cas, l'ouverture ne se produit qu'au moment de la chute du cordon. »

Cazin[5] consacre dans sa thèse un court chapitre à la fistule entéro-ombilicale diverticulaire, dont il donne sept observations.

[1] Brun. Thèse de Paris, 1834, n° 238.

[2] Demeaux. *Bull. Soc. Anatomique de Paris*, 1839, XIV, 92-94.

[3] King. *Guy's Hosp. Reports*, octobre 1843.

[4] Cruveilhier. *Anatomie Pathologique*, 1852, II, 596.

[5] Cazin. *Loc. cit.*

Depuis cette époque, et surtout depuis l'époque antiseptique, ces observations se sont multipliées, en même temps que la thérapeutique entrait dans une phase nouvelle.

Parmi les auteurs qui se sont occupés de la question, en France, il faut citer, Thérémin[1], Franchomme[2], Blanc[3]. Kirmisson[4], Broca[5], ont surtout développé le côté thérapeutique.

A l'étranger, il faut citer le travail de Roth[6] qui, dès 1881, décrit avec minutie le prolapsus ombilical du diverticule ; le mémoire intéressant de Barth[7], qui envisage surtout le prolapsus intestinal à travers le diverticule ouvert ; l'importante thèse d'Ophüls[8], et le travail plus récent de Morian[9].

ÉTIOLOGIE

Fréquence. — Les fistules ombilicales d'origine vitelline ne sont pas fréquentes. Brun rapporte dans sa thèse que Dupuytren n'avait pas eu l'occasion d'en voir une seule, lorsqu'il en reçut trois en un an dans son service d'hôpital. Dans notre statistique générale, le diverticule ouvert figure pour 88 cas, soit environ le 1/6e.

Sexe. — Nous retrouvons, à un degré plus considérable, la même disproportion entre les sexes que nous avons vue jusqu'ici : sur 84 cas où le sexe a été indiqué, le sexe masculin figure 75 fois, et le sexe féminin seulement 9 fois. Le diverticule ouvert se rencontre donc avec une fréquence 8 fois plus grande dans le sexe masculin, sans qu'il soit possible d'en donner les raisons. Et il semble bien que cette fréquence soit absolue, car il ne s'agit pas ici de statistiques d'autopsies, portant sur certaines catégories de sujets. Il s'agit de jeunes enfants, presque tous observés et soignés indistinctement dans le cours de la première année.

[1] Thérémin. *Revue mens. des maladies de l'Enfance*, 1885, p. 556.
[2] Franchomme. *Loc. cit.*
[3] Blanc. *Loc. cit.*
[4] Kirmisson. *Revue d'Orthopédie*, 1901.
[5] Broca. *Bull. Soc. de Chirurgie*, 7 novembre 1894.
[6] Roth. *Archiv. f. Pathol. Anat.*, 1881, LXXXVI, 371-390, 1 pl.
[7] Barth. *Deutsche Zeitschrift f. Chirurgie*, 1887, XXVI, 193-215.
[8] Ophüls. *Inaug. Diss.* Gottingen, 1895.
[9] Morian. *Arch. f. Klin. Chir.*, 1899, LVIII, 306-316, 1 pl.

Age. — C'est en effet le plus souvent au cours de la première année que l'on est appelé à voir et à traiter le diverticule ouvert : sur 75 cas où l'âge était indiqué, 62 fois il s'agissait d'enfants de moins d'un an. Au delà de cet âge, il n'est pas rare de voir se faire l'oblitération spontanée de la fistule, surtout si elle donne peu. On l'a vu cependant persister dans la jeunesse et même l'âge adulte. Morian, Kehr[1], ont observé respectivement le diverticule ouvert chez des hommes de vingt-quatre et vingt-huit ans, Forster[2], chez une femme de trente-quatre ans. Dans ce cas, il n'y a pas à proprement parler de fistule stercorale.

Époque d'apparition. — A quel moment se fait l'ouverture du diverticule à l'ombilic? Il existe des cas rares, mais indiscutables, où cette ouverture s'est faite pendant la vie intra-utérine. Un enfant nouveau-né observé par Barth[3] présentait sur le cordon ombilical, à 2 centimètres de son insertion, une ouverture à bords boursouflés et rougeâtres. La mère affirmait que cette ouverture existait à la naissance. Auvard[4] voit, le troisième jour de la naissance, un anus contre nature congénital à l'ombilic ; la sage-femme et la mère affirment que cette ouverture existait dès le moment de la naissance. Dans le cas de Hubbard[5], « quand le bébé naquit, il existait à l'ombilic une tumeur rouge en saillie, ayant à peu près les dimensions du cordon. Quand le cordon tomba, cette tumeur demeura. »

L'observation de Brindeau[6] est encore plus démonstrative : vers la fin du travail, l'enfant perdait abondamment son méconium. L'expulsion se fait normalement. « Lorsqu'on veut lier le cordon, on remarque immédiatement qu'il présente une fistule stercorale, située à 1 centimètre de l'anneau ombilical. Le méconium sort abondamment par la fistule et s'évacue en entier par cette voie ; l'anus, bien conformé, n'en rend que quelques traces. » Nous croyons devoir signaler ici, quoique sans intérêt clinique, le cas curieux de Orth, reproduit par Ophüls : « Dans des cas rares, la fistule diverticulaire ne s'ouvre pas

[1] Kehr. *Deutsche Med. Wochenschr.*, 1892, XVIII, 1166.
[2] Forster. *Würtzburg Med. Zeitschr.*, vol. III, p. 207.
[3] Barth. *Bull. Soc. Anat.*, 1853, XXVIII, 178.
[4] Auvard. *Travaux d'Obstétrique*, I, 331-336, 2 fig.
[5] Hubbard. *Ann. of Surgery*, 1902, XXXV, 495.
[6] Brindeau. *Bull. de la Soc. d'Obstétr. et de Gynécologie de Paris*, 13 décembre 1894.

à l'ombilic, mais au-dessous ; j'ai autopsié dernièrement un nouveau-né chez lequel un diverticule fendu dans toute sa longueur faisait corps avec la paroi abdominale antérieure, de telle sorte que le méconium faisait issue dans la cavité abdominale, où il se collectait entre l'épiploon épaissi et la paroi abdominale antérieure. »

On a vu la fistule s'établir après la naissance, mais avant la chute du cordon : au moment de lier le cordon, Carter [1] remarque « qu'à sa base l'amnios est soulevé par un liquide foncé. La ligature est faite en cordon sain. Le lendemain, la mince gaine amniotique était dissoute et le voisinage de l'ombilic était barbouillé de méconium, qui continua de s'écouler par cette voie ; au bout de quelques jours, l'écoulement devint fécal, tandis que rien ne passait encore par l'anus, normal ».

Le cas de Gambert [2] est particulièrement intéressant, parce qu'il précise nettement l'apparition de la tumeur diverticulaire fistuleuse : « Il s'agissait d'un enfant du sexe masculin. Le cordon était normal, mais gras, et présentait à sa base une épaisseur un peu plus considérable que d'habitude. La ligature a été faite à 9 centimètres de l'ombilic, qui est proéminent. Le cinquième jour après la naissance, la sage-femme remarque que l'ombilic saigne, que le cordon ne se dessèche pas et qu'à sa base on voit sortir des matières jaunes... Le cordon, bien que cela soit déjà le cinquième jour, est adhérent sur un quart de la circonférence de l'ombilic et pas encore complètement desséché. On voit encore le fil de ligature placé à 9 centimètres de l'ombilic. L'anneau cutané ombilical est saillant et forme un gros bourrelet autour d'une tumeur qui en occupe le centre. Cette tumeur est grosse comme le petit doigt, rouge, de forme cylindrique, dépassant l'ombilic de un demi-centimètre environ et ayant un diamètre d'un centimètre. A son sommet, est un petit orifice central, par lequel sortent un liquide fécaloïde et des gaz. »

Mais, dans la très grande majorité des cas, c'est au moment de la chute du cordon qu'apparaît la fistule ombilicale, soit sous la forme d'une fistulette à peine bordée d'un léger bourrelet muqueux, soit d'emblée et le plus souvent sous la forme d'une petite tumeur due au prolapsus de la muqueuse du diverticule,

[1] Carter. *Lancet*, 1901, I, 330.

[2] Gambert. *Arch. de Tocologie*, 1893.

Beaucoup plus rarement, la fistule apparaît quelque temps après la chute du cordon : MAAS [1] l'a vue deux jours après ; SAUER [2], cinq jours après. Dans un cas de DUPUYTREN, elle se serait montrée un mois après la naissance ; à l'âge de neuf mois, dans un cas de DREYFUSS [3].

ANATOMIE PATHOLOGIQUE

On doit distinguer deux formes anatomiques de diverticule ouvert, suivant que la communication avec l'intestin est ou non conservée. De ces deux formes, celle qui aboutit à la production d'une fistule entéro-ombilicale est de beaucoup la plus fréquente et la mieux connue. L'une et l'autre peuvent se compliquer de prolapsus partiel ou total du diverticule, celle-ci seule du prolapsus de l'intestin voisin. Nous les réunissons dans une description anatomique commune, en ayant soin d'indiquer successivement leurs caractères distinctifs.

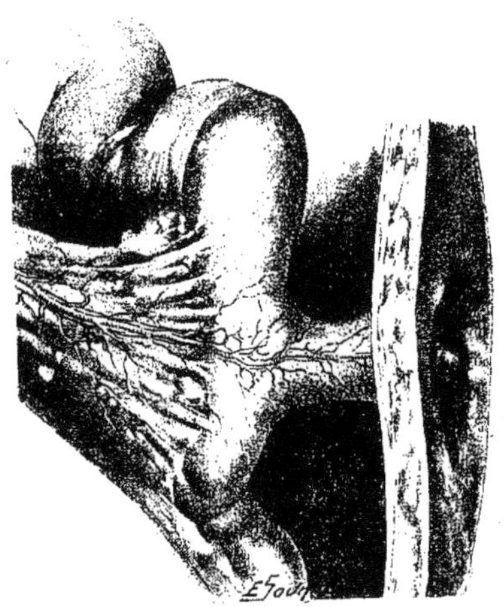

Fig. 55. — Diverticule ouvert, court et large, qui permettra facilement le prolapsus de l'intestin (imité de Kelly).

1° Communication avec l'intestin. — Le plus souvent, le diverticule ouvert s'abouche largement dans l'intestin, suivant une des modalités que nous avons décrites au chapitre d'Anatomie. Son implantation se fait presque toujours sur le bord convexe de l'anse, opposée à l'insertion mésentérique, parfois cependant sur une des faces latérales, plus ou moins près du bord concave. Il n'y a pas habituellement de valvule à l'orifice ; ROTH [4] cependant en a décrit une, disposée de façon à barrer l'entrée du diverticule aux matières venant du bout

[1] Maas. *Berl. Klin. Wochenschr.*, 1903, XL, 645.

[2] Sauer. *Deutsche Zeitschr. f. Chir.*, 1895, XLIV, 316-328.

[3] Dreyfuss. *Münch. Med. Woch.*, 1904, n° 40, p. 1785.

[4] Roth. *Arch. f. pathol. Anat.*, 1881, LXXXVI, 371-390.

afférent de l'anse iléale : « un pli muqueux, large de 4 millimètres et haut de 7 millimètres s'élevait du pourtour de l'iléon au-dessus de l'origine du diverticule. Ce pli cède à la sonde introduite par l'ouverture ombilicale, mais, si l'on sonde en partant du bout intestinal afférent, il se place comme une valvule sur l'orifice du diverticule. » Au point de vue de la communication entre l'intestin et l'ombilic, deux formes secondaires sont à considérer : dans une première forme, le diverticule est court, large, l'orifice intestinal est en regard de l'anneau ombilical ; la fistule ombilicale sera de grandes dimensions et se compliquera faci-

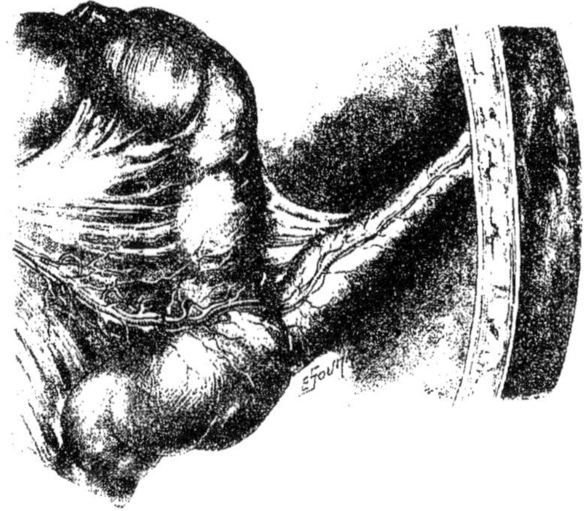

Fig. 56. — Diverticule ouvert, allongé, conique, à petit orifice ombilical (imité de Kelly).

lement de prolapsus du diverticule et de l'intestin (fig. 55). La deuxième forme au contraire est constituée par un diverticule conique, allongé, dont le diamètre, qui peut à l'origine égaler celui de l'intestin, va se rétrécissant vers l'ombilic ; il n'y a plus correspondance entre son orifice intestinal et son orifice ombilical. La lumière du conduit va aussi se rétrécissant graduellement de l'intestin vers l'ombilic (fig. 56). Ces dispositions, si elles permettent toujours un certain degré de prolapsus muqueux, réalisent au contraire des conditions anatomiques défavorables au prolapsus total du diverticule et au prolapsus de l'intestin.

Forster[1] a vu un étranglement à la partie moyenne. Lorsque cet étranglement s'accentue, la partie moyenne du conduit peut être obli-

[1] Forster. *Loc. cit.*

térée, tandis que ses extrémités ombilicale et intestinale restent seules perméables. Lexer [1] a décrit et figuré un exemple très net de cette disposition, qui répond à la deuxième variété de diverticule ouvert (fig. 57).

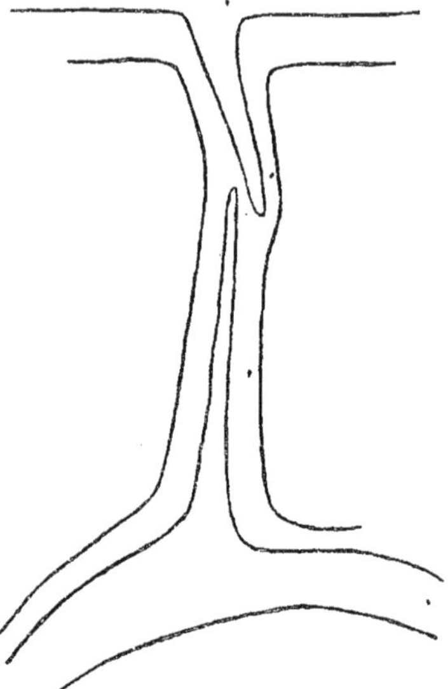

Fig. 57. — Schéma du diverticule ouvert ne communiquant pas avec l'intestin (Lexer). (En bas l'intestin, en haut l'ombilic. La bride iléo-ombilicale persiste, mais sa cavité est oblitérée à sa partie moyenne).

2° **Orifice ombilical.** — Le *siège* de l'orifice ombilical est quelque peu variable. Parfois, on l'aperçoit sur les enveloppes mêmes d'une hernie ombilicale. Dans d'autres cas, c'est vers la base du cordon, ou sur ses parties latérales, qu'il est situé, à une distance de l'ombilic qui ne dépasse jamais 2 ou 3 centimètres. Mais, le plus souvent, c'est après la chute du cordon que l'on a à examiner le petit malade et c'est sur la cicatrice ombilicale que l'on découvre l'ouverture fistuleuse.

Ses *dimensions* sont aussi variables, et il existe tous les intermédiaires entre la fistulette à peine visible et le diverticule largement ouvert, « dont le calibre répond à peu près à celui du petit doigt » (Auvard [2]). En règle générale, cependant, l'orifice est plutôt petit, parce qu'il est *toujours* bordé d'un bourrelet muqueux, constitué par le prolapsus de la muqueuse diverticulaire.

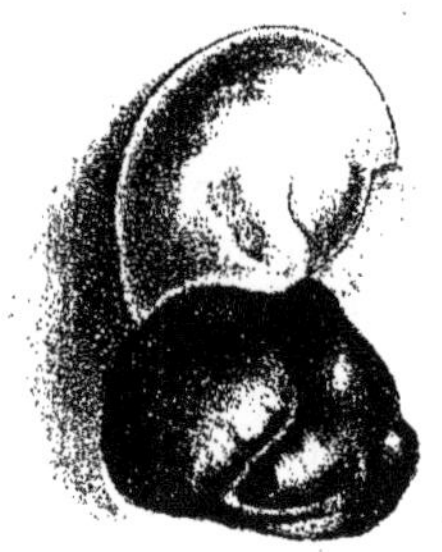

Fig. 58. — Diverticule ouvert et prolabé (Sauer).

a. *Prolapsus muqueux.* — Ce prolapsus muqueux peut être assez léger et se présenter sous la forme d'un liseré rougeâtre ou d'un bourrelet à peine marqué, rétrécissant à peine l'orifice du

[1] Lexer. *Arch. f. Klin. Chir.*, Bd LIX, Heft 4.

[2] Auvard. *Travaux d'Obstétrique*, I, 331-336.

diverticule. Mais il est fréquent de le voir constituer une véritable petite tumeur, au centre de laquelle l'orifice, considérablement diminué, apparaît souvent comme une dépression punctiforme. DUPUYTREN la comparait à une cerise. THÉRÉMIN[1] la décrit ainsi : « tumeur conique,

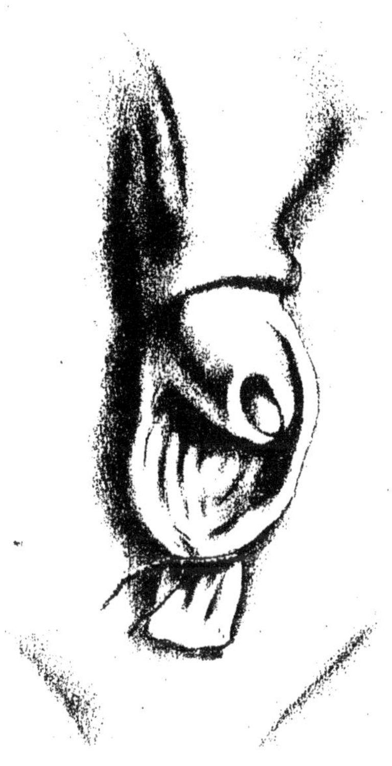

Fig. 59. — Diverticule ouvert, avant la chute du cordon. Hernie ombilicale (Auvard).

charnue, rouge, pointillée de petites éminences et ressemblant à une fraise des bois bien mûre. » C'est certainement la comparaison la plus heureuse que l'on puisse trouver pour le prolapsus muqueux du diverticule.

[1] Thérémin. *Rev. mens. des Maladies de l'Enfance*, 1885, p. 560.

b. *Prolapsus total du diverticule.* — A un degré plus élevé, le prolapsus du diverticule intéresse, non plus seulement la muqueuse, mais toutes les tuniques. La forme de la tumeur ombilicale change : au lieu de la petite fraise, on voit apparaître à l'ombilic des tumeurs plus allongées, de forme généralement cylindrique, et que leur aspect a fait comparer à un gland (BROCA), à un pénis (MAAS). Leur surface est veloutée, rouge vif, et tranche nettement par sa coloration avec celle de la peau environnante, sans qu'il y ait la moindre zone de transition. A l'extrémité libre de la petite tumeur, qui pend

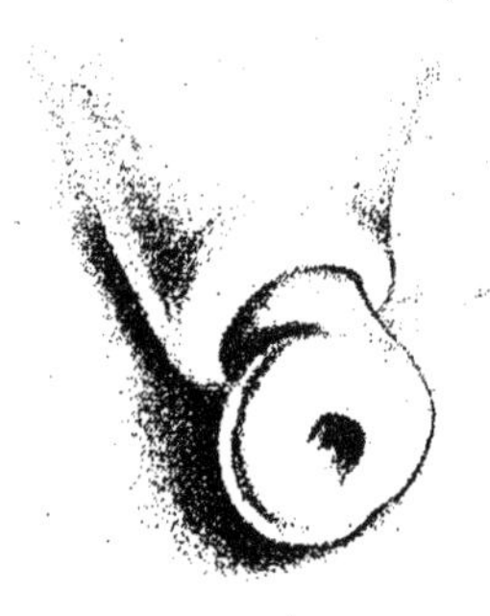

Fig. 60. — Diverticule ouvert et prolabé, après la chute du cordon (Auvard)

généralement au-dessous de l'ombilic, on retrouve la dépression qui répond à l'orifice du diverticule. Cette forme a été minutieusement décrite par ROTH[1] sous le nom de *diverticule proéminent* : « A l'ombilic de l'enfant, proéminant d'environ 5 milimètres, pend une tumeur cylindrique, rougeâtre, d'une longueur d'un peu plus de 2 centimètres, reposant par sa partie postérieure sur la paroi abdominale. La surface en est partout veloutée. Les dimensions sont un peu supérieures à celles de la dernière phalange du petit doigt. Cette sorte de trompe peut être soulevée jusqu'à former un angle droit avec la paroi abdominale ; elle paraît insensible et non érectile. A son sommet libre est un orifice, par lequel on peut introduire, jusqu'à 4 cen-

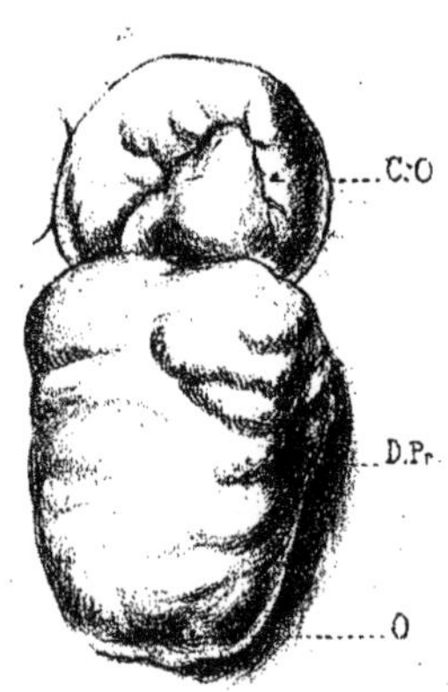

Fig. 61. — Diverticule proéminent (Roth), ou prolapsus total du diverticule ouvert.

C. O. Cicatrice ombilicale; D. Pr. prolapsus du diverticule; O. Orifice.

[1] Roth. *Loc. cit.*

timètres, une sonde élastique qui ramène une masse jaune pâle en bouillie, évidemment du contenu intestinal. L'autopsie permet de montrer que *l'appendice ombilical se comporte comme la* pars intussus-cepta *d'une invagination intestinale* : comme dans ce cas, on trouve ici

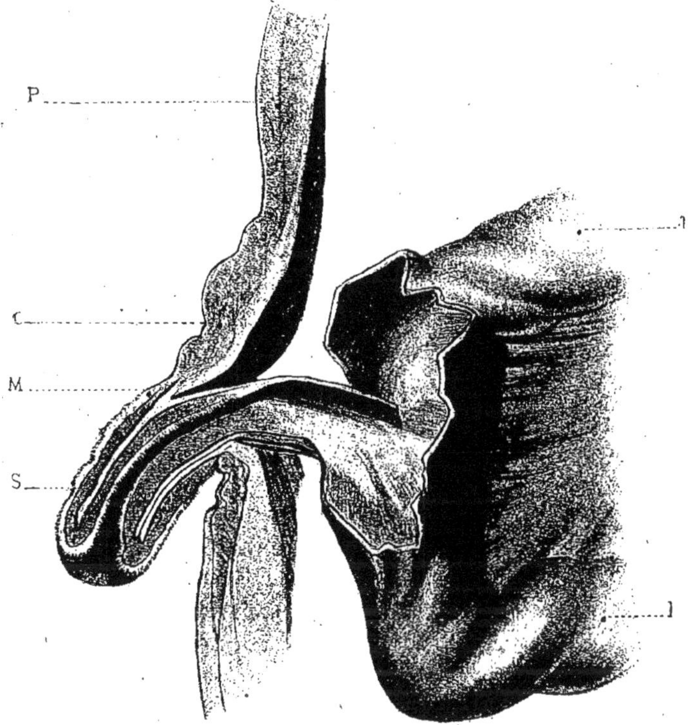

Fig. 62. — Diverticule proéminent (Roth), ou prolapsus total du diverticule ouvert, vu en coupe sagittale.

P. Paroi abdominale; O. Ombilic; M. Point où s'arrête la muqueuse du cylindre externe; S. les deux séreuses accolées. La paroi supérieure du diverticule se prolonge en une valvule à l'intérieur de l'iléon.

deux cylindres intestinaux (diverticulaires plutôt), emboîtés l'un dans l'autre et se continuant l'un dans l'autre à l'extrémité libre; de ces deux cylindres, l'externe tourne sa muqueuse au dehors. Ici encore, comme dans l'invagination, l'ensemble de la tumeur est attiré d'un côté (en bas) par la traction unilatérale du mésentère, figuré par le méso-diverticule. »

Lorsque le prolapsus du diverticule intéresse toutes ses tuniques, la tumeur ombilicale peut être assez volumineuse. Broca[1] a vu chez un enfant de six mois un diverticule prolabé former à l'ombilic une tumeur piriforme, longue de 4 centimètres, à grosse extrémité inférieure libre, évasée en corolle.

Le prolapsus total du diverticule devient rapidement irréductible, par formation d'adhérences entre les faces séreuses des deux cylindres, mises en contact. Battle[2] a pu le constater à l'autopsie d'une fillette de un an et demi, morte de péritonite après l'extirpation du diverticule prolabé : « les surfaces séreuses en contact, en dehors de l'abdomen, étaient adhérentes, d'une façon irrégulière, mais ferme ».

Si l'on introduit une sonde dans l'orifice, qu'il faut toujours chercher au centre ou à l'extrémité libre d'une de ces petites tumeurs, elle s'engage à une profondeur variable. Souvent, elle ne dépasse pas 4 à 6 centimètres; mais si l'on se sert, ce qu'il faut toujours faire en pareil cas, d'une fine sonde de Nélaton, il n'est pas rare de la voir s'engager beaucoup plus profondément jusqu'à 10 centimètres (Sauer), jusqu'à plus de 25 centimètres (Stierlin[3]).

Les considérations qui précèdent sont applicables à la forme commune du diverticule ouvert, communiquant avec l'intestin. Si l'on a affaire à la forme rare, deux éventualités peuvent se présenter : ou bien la portion ombilicale du canal a gardé sa situation normale dans l'abdomen, auquel cas on verra à l'ombilic un orifice bordé d'un bourrelet muqueux plus ou moins développé, mais la sonde introduite dans cet orifice n'ira jamais bien loin, et ne ramènera jamais de matières intestinales ; ou bien cette portion ombilicale s'est elle-même éversée au dehors, constituant une tumeur plus ou moins volumineuse qui ne diffère pas, dans ses caractères macroscopiques, de celles que nous avons décrites plus haut avec la première forme, *mais qui s'en distingue parce qu'il n'est jamais possible d'y trouver un orifice conduisant plus ou moins profondément dans l'abdomen.* Cette description de l'évagination d'un diverticule ayant perdu sa communication avec l'intestin répond à des faits bien décrits, et en particulier au cas de Löwenstein[4], et à celui de Chandelux[5], et la dénomination

[1] Broca. *Bull. Soc. de Chir.*, 7 novembre 1894.
[2] Battle. *Clin. Soc. Trans.*, 1893, XXVI, 237.
[3] Stierlin. *Deutsche Med. Woch.*, 1897, XXIII, 188.
[4] Löwenstein. *Arch. f. Klin. Chir.*, 1894-1895, XLIX, 541.
[5] Chandelux. *Archives de Physiologie*, 1881, 2 s. p. 93.

d'*exomphale funiforme diverticulaire inversée*, proposée par cet auteur, nous paraîtrait parfaitement acceptable, s'il n'était pas plus simple, pour éviter la création de mots nouveaux, de dire qu'il s'agit du prolapsus d'un diverticule ouvert, sans communication avec l'intestin.

Il faut bien reconnaître cependant que nous manquons de documents pour pouvoir préciser les conditions de ce prolapsus. Y aurait-il prolapsus d'un diverticule ouvert communiquant avec l'intestin et, secondairement, oblitération de la lumière? Cela ne paraît guère probable, car les surfaces muqueuses en présence n'ont aucune tendance à s'unir. Cependant, nous verrons plus loin qu'il y a des faits indiscutables de fermeture spontanée de fistule diverticulaire, avec conservation du prolapsus muqueux (Railton). Y a-t-il encore des connexions de la tumeur avec l'intestin, et comment sont-elles établies? par un cordon fibreux, ou par un diverticule? Autant de questions auxquelles il est impossible de répondre pour le moment, mais que les interventions croissantes permettront sans aucun doute de résoudre, comme parfois elles nous montrent déjà un diverticule de Meckel au-dessous des tumeurs adénoïdes de l'ombilic.

3° **Prolapsus de l'intestin à travers le diverticule ouvert.** — Lorsque le diverticule communique à plein canal avec l'intestin, il n'est pas rare de voir se produire le prolapsus de l'intestin à travers l'orifice ombilical. Cette grave complication figure pour 25 cas dans notre statistique.

Tantôt le prolapsus intestinal est léger, et se limite à la portion de l'anse diverticulaire qui est située en face de l'orifice ombilical. Mais presque toujours, dès qu'il est amorcé, il ne tarde pas à devenir plus considérable. Il intéresse ordinairement, mais d'une façon inégale, les deux bouts afférent et efférent. Très rarement un seul des bouts est prolabé. Barth a bien décrit le prolapsus intestinal à travers le diverticule ouvert, et nous reproduisons ici sa description et son dessin : « On trouve alors une tumeur bicorne, allongée dans le sens transversal, et implantée perpendiculairement sur un pédicule cylindrique sortant de l'ombilic. *Cette tumeur intestinale présente un orifice à chacune des extrémités latérales* ; le tout, pédicule et tumeur, est recouvert d'une muqueuse, qui se continue à l'intérieur des deux orifices. Par l'une de ces deux ouvertures, lorsqu'il n'y a pas d'étranglement, on voit sortir les matières. *Ce qui caractérise le prolapsus intestinal d'origine diverticulaire, c'est le pédicule relativement long formé par le diverticule prolabé.* Ce pédicule est toujours très court s'il s'agit d'un prolapsus consécutif à une fistule d'origine inflammatoire. »

Voici maintenant quelques types de ces prolapsus : Briddon[1] voit à l'ombilic d'un jeune enfant de trois semaines une masse ovoïde de

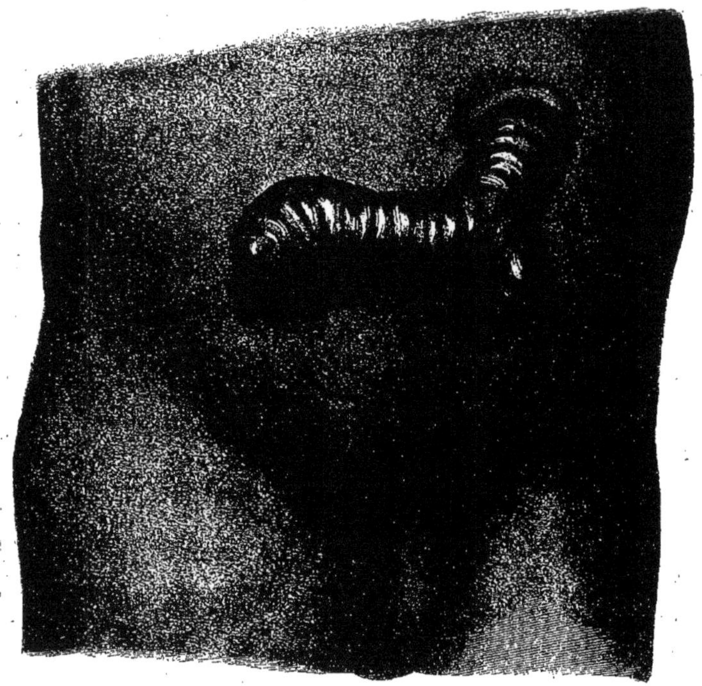

Fig. 63. — Prolapsus de l'intestin à travers le diverticule ouvert (Barth).

couleur marron, des dimensions et de la forme d'un gros œuf de poule, recouverte de valvule conniventes, et qui était le siège de mouvements péristaltiques visibles ; à sa pointe, une ouverture communiquant avec l'intestin. Près de sa base, se trouve une masse plus petite, des dimensions et de la forme du petit doigt ; à sa pointe se trouve aussi une ouverture qui communique avec l'intestin. Morshead[2] décrit ainsi les deux cas qu'il a observés : « Chez un jeune enfant de trois

[1] Briddon. *Annals of Surgery*, 1898, XXVIII.

[2] Morshead. *Lancet*, 1904, II, 1347.

mois, on voit à l'ombilic 2 tumeurs en forme de saucisse, mesurant respectivement 5 et 10 centimètres, se continuant l'une avec l'autre à leur base. C'était de l'intestin très congestionné et qui avait donné une petite hémorragie. Dans un deuxième cas, chez un enfant de dix semaines, chacune des tumeurs mesurait 10 centimètres de longueur, et l'intestin était presque gangrené. » Dans le cas de MOTTE[1], la tumeur ressemblait assez bien à une S horizontale (∽), attachée par le milieu à l'anneau ombilical. Le prolapsus du bout supérieur formait un cylindre de 8 centimètres de longueur, correspondant à 16 centimètres d'intestin éversé : celui du bout inférieur formait un cylindre de 10 centimètres, correspondant à 20 centimètres d'intestin. THÉRÉMIN[2] a vu les deux cornes muqueuses disposées en demi-cercle : chacune mesurait 5 à 6 centimètres. VIOLBING[3] décrit un prolapsus intestinal de 17 centimètres, qui formait 2 anneaux incomplets, en forme de cornes, recouverts de muqueuse, et partant de l'ouverture ombilicale. Chez l'enfant de deux semaines vu par SUBBOTIC[4], « la portion intestinale prolabée mesurait 25 centimètres de longueur, était placée dans l'axe transversal du corps. Le bout droit, le plus court, mesurait 10 centimètres, le bout gauche, 15 centimètres. La muqueuse était gangrenée sur toute l'étendue. A l'ombilic, sort à travers l'anneau un pédicule cylindrique recouvert lui aussi de muqueuse ; il se continue avec la portion transversale décrite, de sorte que l'ensemble de la tumeur de prolapsus a la forme d'un T majuscule, avec une branche verticale très courte, de 2 centimètres environ. »

Les descriptions ci-dessus répondent au prolapsus des deux bouts de l'intestin. Dans le cas de JOBERT, rapporté par DUFOUR[5], le prolapsus intéresse encore les deux bouts, mais d'une façon très inégale : « deux anses d'intestin semblaient être sorties en même temps, l'une longue de 28 centimètres, l'autre de 2 à 3, toutes deux terminées brusquement, et présentant un orifice à l'extrémité ; chacune d'elles offrait à l'extérieur l'apparence d'une muqueuse... Au point où les deux anses se séparaient, il y avait une sorte de corde tendue faisant pour ainsi dire l'office d'éperon. » GOLDING-BIRD[6] a pu observer le

[1] Motte. *Bull. Soc. Anatomique*, 1879, LIV, 494.
[2] Thérémin. *Loc. cit.*
[3] Violbing. *Schmidt's Jahrb.* Suppl., t. V, p. 18.
[4] Subbotic. *Centralbl. f. Chir.*, 1900, 225.
[5] Dufour. *Bull. Soc. Anat.*, 1852, p. 252.
[6] Golding-Bird. *Clin. Soc. Trans.*, 1896, XXIX, 32-35.

prolapsus du bout distal chez un jeune enfant de quatre semaines: « lorsque le cordon tomba, quatre jours après la naissance, les selles commencèrent à passer par l'ombilic en même temps que par le rectum. Il existait à l'ombilic une petite tumeur rouge, au sommet de laquelle se faisait l'écoulement fécal. La veille de l'entrée à l'hôpital, on put voir à l'ombilic une deuxième tumeur. A partir de ce moment, il n'y eut plus de selles par l'anus. Toutes les matières passaient par l'ombilic, non pas par l'orifice de la nouvelle tumeur, mais à la base de celle-ci, où elles semblaient sortir de la première. La tumeur d'apparition récente était allongée, présentait les dimensions et la longueur du petit doigt; partant de l'ombilic, elle se dirigeait vers l'aine gauche. Ferme au toucher, elle était recouverte d'une muqueuse congestionnée et saignante. » L'autopsie montra que c'était bien le bout distal qui était en cause.

Tels sont les divers aspects que revêt le prolapsus de l'intestin, à travers le diverticule ouvert. Quelle qu'en soit la forme, les lésions de l'intestin sont précoces et graves. Alors que dans le prolapsus, même total, du diverticule, on n'observe pas d'autres modifications pathologiques que l'irréductibilité par adhérence des surfaces séreuses au contact, dans le prolapsus intestinal, au contraire, en règle générale, l'irréductibilité existe d'emblée: l'intestin a franchi, le plus souvent dans un effort, l'orifice diverticulaire, dans lequel il se trouve resserré; les troubles circulatoires sont très marqués dès le début, et la stase veineuse, qui rend les anses turgescentes et augmente leur volume, empêche tout retour en arrière. La gangrène ne tarde pas à apparaître et intéresse d'abord la muqueuse qui, rouge foncé et facilement saignante, devient bientôt grisâtre et se détache par places. Elle atteint rapidement les autres tuniques. Cependant, il ne semble pas qu'on ait observé l'élimination des cylindres prolabés, les petits malades ayant presque toujours succombé, soit à la suite d'une intervention tardive, soit du fait accidents d'occlusion qui apparaissent dès la constitution du prolapsus intestinal. L'adhérence des surfaces séreuses des anses prolabées, joue un rôle dans l'irréductibilité du prolapsus, mais ce rôle est ici secondaire, quoique non négligeable.

4° **Nature de l'écoulement.** — Le diverticule ouvert donne, par son orifice ombilical, un écoulement à peu près permanent, dont la quantité, la nature et les réactions doivent être successivement étudiées.

La *quantité* est très variable : entre la fistulette qui donne parfois jusqu'à l'âge adulte un suintement à peine perceptible, jusqu'au véritable anus contre nature ombilical, tous les intermédiaires existent. Dans la très grande majorité des cas, lorsqu'il s'agit d'un écoulement fécal, à moins de malformations anales concomitantes, les selles continuent à passer par l'anus, et ce n'est guère qu'au moment des cris, des efforts, qu'elles passent par l'orifice ombilical.

Le plus souvent, en effet, il s'agit de matières intestinales. Et cela n'a rien de surprenant, car nous avons vu que la forme de beaucoup la plus fréquente de diverticule ouvert est celle qui communique avec l'intestin, c'est-à-dire la *fistule entéro-ombilicale diverticulaire*. Mais il ne faudrait pas croire cependant que l'écoulement stercoral s'observe dans tous les cas de diverticule ouvert, communiquant avec l'intestin. Chez le petit malade de Roth, il n'y avait jamais eu qu'un léger écoulement à l'ombilic, et il fallut recourir à la sonde pour affirmer l'ouverture du diverticule dans l'intestin. Chez un enfant de six mois opéré par Broca, et dont le diverticule était en prolapsus total, il s'écoulait de l'orifice un liquide muqueux ; *jamais il n'était rien sorti qui ressemblât à des matières fécales*. Chez un autre enfant de dix mois, également opéré par Broca, l'orifice d'un diverticule prolabé donnait un écoulement séreux. Et cependant, dans les deux cas, la communication avec l'intestin se faisait largement. Nous n'insistons pas davantage sur ces faits, nous contentant d'en retenir que la nature de l'écoulement fourni par le diverticule ouvert ne suffit pas pour nous faire affirmer ou rejeter l'hypothèse de sa communication avec l'intestin. L'existence possible d'une valvule à l'origine du diverticule (Roth), ou d'un étranglement en un point de son trajet (Forster, Kehr), empêchant l'issue des matières intestinales à l'ombilic, ne devra pas être oubliée lorsqu'il s'agira de préciser les connexions du diverticule ouvert.

La réaction du liquide qui s'écoule à l'ombilic, est généralement alcaline. Cependant, dans quelques cas, et en particulier lorsqu'il s'agit de diverticules fermés du côté de l'intestin, elle aurait été acide. Nous verrons plus loin quelle importance on a voulu donner à cette constatation.

5° **Structure.** — Le diverticule ouvert peut être accompagné des vaisseaux omphalo-mésentériques, qui lui sont immédiatement accolés, ou bien sont compris dans un méso de développement variable. Le diverticule ouvert a la même structure que l'intestin dont il possède toutes les tuniques: sa tunique muqueuse nous arrêtera seule un instant. Normalement, elle est identique à celle de l'intestin grêle. Mais certains auteurs, examinant des diverticules ouverts, ont trouvé dans leur partie ombilicale un épithélium et des glandes semblables à l'épithélium et aux glandes de la région pylorique. Siegenbeck van Heukelom[1] a vu sur un fœtus un diverticule de 5 centimètres de longueur, ouvert à l'ombilic, et divisé en deux parties par une constriction. Chacune de ces deux parties possédait un épithélium différent; celle qui était restée en communication avec l'intestin avait un épithélium intestinal, l'autre avait un épithélium semblable à celui de la région pylorique de l'estomac, auquel l'auteur donnait le nom d'épithélium pseudo-pylorique. Lexer[2] a décrit un cas semblable : chez un enfant d'un an, on réséqua un diverticule ouvert, de 8 centimètres de long, à son insertion sur l'intestin. La partie moyenne était imperméable. La partie périphérique, ombilicale, avait une muqueuse dont la structure était celle de la muqueuse gastrique, tandis que la partie attenante à l'intestin était tapissée d'une muqueuse possédant les caractères de la muqueuse intestinale. Enfin Salzer[3], examinant les préparations d'un diverticule ouvert, extirpé par cure radicale chez un enfant de cinq mois, et *communiquant avec l'intestin, a pu par places établir la présence d'une muqueuse stomacale bien caractérisée.* Nous nous contentons de signaler ces faits sans y insister davantage. Nous aurons l'occasion d'en rechercher l'interprétation à propos des tumeurs adénoïdes diverticulaires et des kystes de l'ombilic, où nous retrouverons, dans quelques cas, les mêmes particularités de structure.

6° **Coexistence de malformations du tube digestif.** — Il est possible de voir coïncider avec le diverticule ouvert des malformations du tube digestif : Anderson[4] rapporte qu'un enfant rendait toutes ses matières par l'ombilic. On trouva à l'autopsie un diverticule siégeant à 4 centimètres du cæcum. L'intestin se terminait en cul-de-sac à 15 centimètres au-dessous du cæcum. Dans le cas de Brindeau, l'intestin

[1] Siegenbeck van Heukelom. *Arch. f. pathol. Anat.*, 1888, III, 475.

[2] Lexer. *Arch. f. Klin. Chir.*, 1899, Bd LIX, Heft 4.

[3] Salzer. *Wiener Klin. Wochenschr.*, 1904, n° 22.

[4] Anderson. *Pathol. Soc. Trans.*, Lon., 1891, XLII, p. 128.

efférent paraissait diminué de volume et rétracté. Il sera bon d'avoir ces faits présents à l'esprit lorsqu'on voudra entreprendre la cure radicale du diverticule ouvert.

PATHOGÉNIE

Par quel processus se fait l'ouverture du diverticule à l'ombilic? On a cru pendant longtemps que les fistules stercorales ombilicales étaient dues au pincement d'une anse grêle dans la ligature du cordon ombilical, et cette opinion s'appuyait sur la coexistence dans plusieurs cas de hernies ombilicales congénitales. Nous savons aujourd'hui qu'il n'en est rien, et nous n'avons pas pu trouver une seule observation probante de pincement de l'intestin dans la ligature du cordon. Faut-il admettre alors que c'est le diverticule seul qui a été pincé dans cette ligature? Ce n'est toujours pas l'opinion de BARTH : « Il faut attribuer l'origine de la maladie à ce que le conduit omphalo-mésentérique, se prolongeant dans le cordon ombilical, devient adhérent à l'anneau ombilical lors de la nécrose du cordon, qui intéresse aussi son extrémité. *Il ne faut pas accuser la sage-femme de l'ouverture du diverticule par une ligature placée trop près de l'ombilic, car dans ce cas l'ouverture du diverticule ne se trouverait pas dans l'anneau ombilical, mais plus loin, au sommet d'une tumeur ombilicale proéminente*, et celle-ci devrait être recouverte de séreuse jusqu'à son orifice, tandis que toutes les descriptions la montrent recouverte de muqueuse. » Pour BARTH, l'adhérence du diverticule à l'anneau ombilical et son ouverture sont deux faits contemporains et s'expliquent l'un et l'autre par la nécrose du moignon du cordon ombilical, dans lequel est compris le diverticule. En effet, FÜTTING, CAZIN, MÜLLER, auraient vu à l'autopsie de mort-nés un diverticule fermé passant librement à travers l'ombilic. Lorsque le diverticule est long et étroit, et l'anneau ombilical suffisamment resserré, la fistule diverticulaire sera étroite, et pourra, dans certains cas, se fermer spontanément, ou bien au contraire persister, sans grand inconvénient pour le porteur, jusqu'à un âge avancé. Dans certains cas même, il n'y aura pas de fistule apparente dès le début, mais un simple bourgeon que des cautérisations intempestives transformeront en fistule. Il en était ainsi dans un cas de KING, où « un fongus ombilical ayant été enlevé en quelques jours par les caustiques les liquides du canal intestinal commencèrent à s'écouler par l'ombilic. » De même dans un cas de BROCA, où des cautérisations avaient été faites les premiers jours par une sage-femme sur le pédicule du cordon.

La théorie de BARTH, qui explique l'origine du diverticule ouvert par la nécrose de l'extrémité d'un diverticule se produisant en même temps que la nécrose du cordon ombilical, semble bien rendre compte de la très grande majorité des cas, où la fistule est constatée à la chute du cordon. Elle a pour elle le fait de GAMBERT, cité plus haut, où l'on voit apparaître au cinquième jour de la naissance, une tumeur diverticulaire fistuleuse à l'ombilic, alors que le cordon, à demi nécrosé mais encore adhérent, avait été lié 9 centimètres plus loin. Elle a aussi pour elle le fait de DE FONT-RÉAUX (p. 262) : le cordon avait été lié à 5 centimètres de l'ombilic ; le diverticule se terminait à l'anneau ombilical, en formant une poche à peu près sphérique, d'une hauteur de 15 millimètres, tendue, rénitente et manifestement enflammée ; quoiqu'on fût au neuvième jour de la naissance, le cordon n'était que partiellement nécrosé. Si l'enfant avait vécu, il n'est pas douteux que l'ouverture de cette petite tumeur se serait faite spontanément, avec la chute du cordon. Mais il faut bien reconnaître qu'elle n'explique ni les fistules retardées ni les fistules qui existent à la naissance. Cependant, en ce qui concerne les fistules retardées, il est possible d'admettre que le processus de nécrose n'a intéressé qu'une partie de la paroi du diverticule, à son extrémité, le laissant fermé par une mince membrane, qui pourra facilement céder sous les augmentations de pression abdominale occasionnées par les pleurs, les cris, les efforts de l'enfant, et transmises au diverticule par l'intestin. A l'appui de cette théorie, nous citerons le fait suivant, qui a toute la valeur d'une expérience : DEMEAUX[1] a l'occasion de faire l'autopsie d'un enfant né vivant et à terme, ayant vécu plusieurs jours sans présenter de phénomènes remarquables. Les intestins sont normaux. De l'ombilic, part un cordon du volume d'une plume d'oie, de $6^{cm},5$ de longueur, qui va se jeter très obliquement dans l'intestin grêle. Pour s'assurer que la communication avec l'intestin se faisait par un canal et non par un cordon plein, DEMEAUX fait refluer vers le diverticule les matières intestinales, qui y pénètrent sans difficulté. *En accentuant la pression, les matières forment une légère tumeur à l'ombilic, qui crève et leur donne passage.*

[1] Demeaux. *Loc. cit.*

Une sonde cannelée introduite au niveau de la perforation de la cicatrice ombilicale arrive sans difficulté à l'intestin.

Il est aussi très vraisemblable que le même mécanisme doit être invoqué pour expliquer la production des fistules diverticulaires pendant la vie intra-utérine ou dans les premiers jours de la naissance, avant la chute du cordon. L'augmentation de pression abdominale chez le fœtus (mouvements actifs. chocs, compressions sur le ventre de la mère, et surtout travail de l'accouchement), sera transmise par l'intestin jusqu'à l'extrémité distale du diverticule, point de moindre résistance répondant à une solution de continuité du canal omphalo-mésentérique embryonnaire, et celui-ci pourra facilement céder à ce niveau. L'ouverture se fait alors *dans le cordon*, dont la gaine amniotique peut être simplement soulevée par le méconium (CARTER), ou bien déchirée, permettant au méconium de se répandre dans l'œuf (BRINDEAU).

Doit-on rejeter d'une façon absolue la théorie du pincement du diverticule dans la ligature du cordon? Il nous paraît difficile de l'affirmer, et nous ne saurions être là-dessus aussi affirmatifs que BARTH. Mais nous sommes bien obligés de reconnaître que cette théorie attend encore sa démonstration anatomique précise qui nous montrera dans le moignon du cordon l'extrémité distale du diverticule sectionné. Et d'autre part, nous citerons plus loin un fait de fistule appendiculaire ombilicale congénitale, avec prolapsus muqueux, qui ne paraît guère pouvoir s'expliquer autrement que par le pincement de l'appendice dans la ligature du cordon. En ce qui concerne le diverticule, il est cependant un point qui doit être mis hors de doute ; c'est qu'il existe toute une catégorie de fistules ombilicales diverticulaires, qui ne peuvent pas s'expliquer par le pincement du diverticule dans la ligature du cordon : ce sont, d'une part, celles qui apparaissent avant la naissance, et, d'autre part, celles qui se montrent au point d'implantation du cordon sur l'ombilic, alors que la ligature a porté à une certaine distance de celui-ci.

Suivant quel mécanisme se fait le prolapsus de l'intestin à travers le diverticule? WEINLECHNER, ayant pratiqué sur le cadavre un anus contre nature sur la convexité d'une anse grêle, avait remarqué que des tractions exercées en dehors sur cette anse produisaient uniquement le prolapsus de l'anse afférente. Il en concluait que le prolapsus de l'intestin à travers le diverticule ouvert nécessite pour se produire des mouvements péristaltiques du bout afférent et des mouvements antipéristaltiques du bout efférent. Barth combat les conclusions de cette expérience, en faisant remarquer qu'elle ne tient aucun compte de la pression intra-abdominale, et du manque de résistance de la paroi au niveau de l'orifice du diverticule. Or, le rôle de la pression abdominale est manifeste : la toux, les cris, les efforts de l'enfant

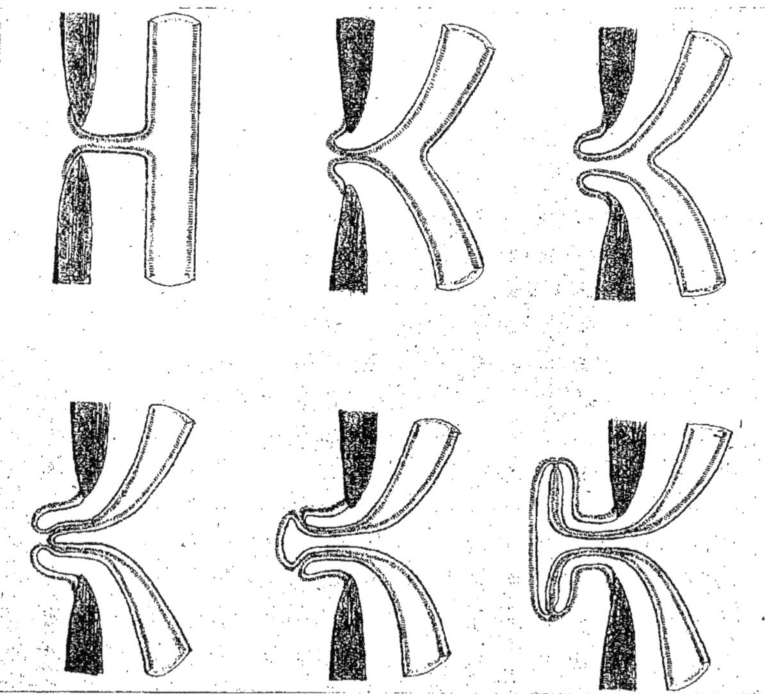

Fig. 64. — Schéma de Barth, montrant les divers degrés du prolapsus du diverticule et de l'intestin.

sont souvent notés à l'origine du prolapsus intestinal. Mais ces causes seraient insuffisantes à produire le prolapsus s'il n'existait pas du côté du diverticule et de l'anneau ombilical des conditions anatomiques favorisantes. La largeur de l'anneau ombilical d'une part, d'autre part et surtout, la brièveté et la largeur du diverticule, établissant ainsi une communication directe entre l'intestin et l'ombilic, les deux orifices du diverticule se trouvant en regard (fig. 55), doivent être particulièrement incriminées. Barth a décrit et figuré, dans un schéma devenu classique, les diverses étapes du prolapsus intestinal succédant au prolapsus du diverticule (fig. 64). Le prolapsus muqueux du diverticule, pour peu que les conditions soient favorables, ne tarde pas à se transformer en prolapsus total, et bientôt l'insertion du diverticule sur l'intestin se trouve dans l'anneau. L'intestin se comporte comme dans un anus contre nature vrai, et sa paroi opposée au diverticule commence à former éperon. Cet éperon s'avance progressivement, et partage l'orifice unique du début en deux orifices secondaires, répondant, l'un au bout afférent, l'autre au bout efférent. Le prolapsus s'accentuant, il se forme à l'extérieur deux cylindres muqueux, portant chacun un orifice à leur extrémité distale, et réunis à leur partie moyenne par un pédicule formé par le diverticule éversé, sortant de l'ombilic où il n'y a plus aucune ouverture.

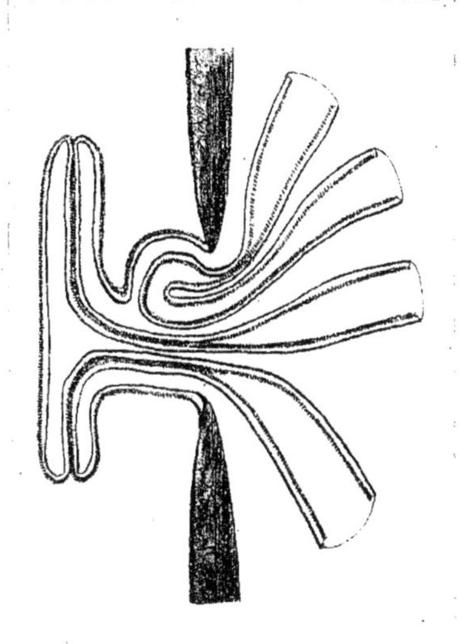

Fig. 65. — Prolapsus de l'intestin à travers le diverticule ouvert. Hernie surajoutée (Barth).

Il semble bien que ce soit ainsi que les choses se passent dans la grande majorité des cas, et que le prolapsus intestinal soit ordinairement précédé de prolapsus du diverticule. Dans quelques cas cependant, le prolapsus intestinal paraît s'être constitué d'emblée, et non progressivement. Ces faits sont rares; on a vu cependant le prolapsus intestinal survenir brusquement, comme complication d'un prolapsus du diverticule ou d'une simple fistule ombilicale; mais ils répondent souvent à un mécanisme tout à fait différent et qu'il faut bien connaître. Plusieurs fois en effet, c'est à la suite de tentatives thérapeutiques irrationnelles que s'est produit le prolapsus de l'intestin : dans un cas d'Helweg[1], il existait à l'ombilic un prolapsus de la muqueuse diverticulaire, qui fut traité par la ligature. La tumeur se nécrosa au bout

[1] Helweg. *Hospital Stidende*, 1884, p. 705.

de quatre jours et tomba. Par l'ouverture ainsi agrandie sortit, à la suite d'efforts de vomissements, une anse intestinale inversée. KAREWSKI[1] rapporte qu'un médecin, ayant eu à traiter un enfant portant à l'ombilic une petite tumeur muqueuse suintante, avait lié ce petit appendice. L'enfant présenta d'abord des symptômes d'iléus, puis des matières fécales sortirent de l'ombilic, et, quelques jours après, il se produisit un formidable prolapsus intestinal.

Tout différent est le cas de LÖWENSTEIN[2] : il s'agissait ici d'une véritable éventration à travers une plaie ombilicale, et non plus d'une évagination en prolapsus de l'intestin se présentant au dehors par sa surface muqueuse. Un nouveau-né portait à l'ombilic un bourrelet muqueux cylindrique, rouge, de la grosseur d'une phalange unguéale, ne présentant pas d'orifice. Cette tumeur fut enlevée au bistouri par un médecin. Immédiatement, une anse intestinale libre fit issue au dehors, et lorsque LÖWENSTEIN arriva, il trouva une grande partie de l'intestin en dehors de l'abdomen.

Autant de faits qu'il sera bon de ne pas oublier dans la discussion des moyens thérapeutiques à employer contre le diverticule ouvert.

ÉTUDE CLINIQUE

Cliniquement, il y a lieu de distinguer 3 formes de diverticule ouvert : 1° le diverticule ouvert sans communication avec l'intestin; 2° le diverticule ouvert proprement dit, avec ou sans éversion; 3° le diverticule ouvert compliqué de prolapsus de l'intestin.

1° Diverticule ouvert sans communication avec l'intestin. — C'est une forme rare. Il n'en existe pas plus de 5 ou 6 observations bien décrites. Encore ferons-nous remarquer la confusion fréquente et facile de cette forme soit avec les kystes diverticulaires de l'ombilic, soit avec les tumeurs adénoïdes diverticulaires.

On voit apparaître à l'ombilic, à la chute du cordon, une petite tumeur rouge vif, arrondie ou conique, recouverte d'une surface muqueuse veloutée, qui s'arrête brusquement à sa base du côté de la peau. C'est la muqueuse diverticulaire éversée. Au sommet, on trouve parfois un orifice, mais une sonde introduite dans cet orifice ne pénètre

[1] Karewski. *Deutsche Med. Woch.*, 1898, XXIV, Ver. n° 24, 171.

[2] Löwenstein. *Arch. f. Klin. Chir.*, 1894-1895, XLIX, 541.

jamais bien loin ; elle est arrêtée après un trajet qui ne dépasse guère 3 à 4 centimètres ; en tout cas, elle ne ramène jamais de matières intestinales : elle n'a donc pas pénétré dans l'intestin. Dans le cas de Chandelux, la tumeur ombilicale était plus volumineuse ; elle ressemblait à un pénis et avait 7 centimètres de longueur. Son extrémité libre était renflée et offrait à son centre une faible dépression où le stylet s'arrêtait presque aussitôt. Elle était irréductible. Il s'agissait ici de l'évagination complète, en doigt de gant, d'un diverticule ouvert ne communiquant pas avec l'intestin. L'écoulement qui provient de la fistule est constitué dans tous ces cas par un liquide limpide, filant, visqueux, de réaction alcaline. Rarement on lui a trouvé une réaction acide. Dans le cas de Löwenstein, l'écoulement était constitué par du sang et du pus. Pas de troubles fonctionnels de l'intestin.

2° **Diverticule ouvert communiquant avec l'intestin.** — C'est la forme commune, la seule qui puisse se compliquer spontanément du prolapsus de l'intestin.

Le cordon ombilical paraît ordinairement augmenté de volume. C'est ainsi que Carle l'a vu court et gros comme le pouce d'un homme. Genesius constate un épaississement des tissus et du gargouillement à l'attache ombilicale du cordon. Neurath, Roth, Thérémin, voient un cordon plus gros que d'habitude, surtout à sa base. Dans le cas de Stierlin, « l'enfant était venu au monde avec un ombilic extraordinairement gros, et la vieille sage femme disait n'avoir jamais rien vu de semblable. »

Parfois, au moment de la chute du cordon, qui paraît être assez souvent retardée, ce qui attire l'attention de l'entourage, c'est l'issue des matières fécales par l'ombilic (Gevaert[1], Jacoby[3], Golding-Bird[3], King), et ce n'est qu'en regardant de près que l'on aperçoit au fond de l'ombilic une petite caroncule rouge, avec ouverture centrale, à bords renversés, par laquelle ne tarde pas se faire un prolapsus muqueux plus étendu. Plus souvent, ce prolapsus est déjà constitué lors de la chute du cordon, qui laisse persister une petite tumeur rouge vif, tranchant nettement sur la coloration de la peau environnante, de volume et de forme variable, tantôt comparée à une fraise, à une framboise, à une

[1] Neurath, *Wiener Klin. Woch.*, 1896, n° 49.
[2] Gevaert, *Centralbl. f. Chir.*, 1894.
[3] Jacoby. *Berl. Klin. Woch.*, 1847, p. 102.

cerise (il s'agit alors de prolapsus muqueux), tantôt comparée à un groin, à un pénis, à une trompe, à l'extrémité d'un doigt (prolapsus total du diverticule). Nettement délimitée du côté de la peau, cette petite tumeur porte à son centre ou à son extrémité libre un orifice plus ou moins nettement visible. Il s'en échappe quelquefois des gaz, plus souvent du contenu intestinal, ou du mucus, parfois strié de sang. L'écoulement des matières fécales par l'ombilic est ordinairement intermittent : il ne se produit guère que lors des efforts (cris, pleurs, efforts de défécation) (Stierlin). Il n'est généralement pas très abondant, et les selles aussi continuent à passer par l'anus. Cependant, on a vu les matières s'écouler de l'ombilic en assez grande quantité : dans le cas de Golding Bird, elles passaient également par le nombril et par le rectum. Dans celui de Brindeau, les matières ne s'écoulaient presque plus par l'anus. Chez un tout jeune enfant vu par Heaton [1], il se produit le quatrième jour de la naissance, à l'ombilic, un écoulement de matières fécales, qui augmente chaque jour, tandis que diminue la quantité de matières passant par l'anus. Bientôt, toutes les matières passent par l'ombilic. Ces faits répondent à un début de prolapsus intestinal, l'éperon s'avançant dans l'orifice ombilical et interceptant bientôt la communication entre les deux bouts de l'iléon. Parfois aussi, comme dans les cas précités de Brindeau, Anderson, il faut en chercher la raison dans la sténose ou l'atrésie d'un segment d'intestin sous-jacent au diverticule. Lorsque l'écoulement stercoral par l'ombilic est constant, ou fréquent, la région devient le siège d'une rougeur inflammatoire caractéristique. Lorsqu'il est abondant, quoique la fistule siège vers l'iléon terminal, on voit les enfants s'émacier rapidement, et la mort survient par athrepsie en quelques jours. Mais ces cas sont rares et ce qu'il est habituel d'observer, c'est un écoulement intermittent et peu abondant de matières intestinales au niveau de la fistule ombilicale, écoulement qui ne compromet pas par lui-même la vie de l'enfant.

Parfois même on n'a jamais vu d'écoulement fécal à l'ombilic, et cependant la communication intestinale a été nettement démontrée : nous avons cité des exemples d'écoulement purement muqueux, avec ou sans odeur fécale, et nous avons vu que ce fait trouvait son explication, soit dans l'existence d'une valvule à l'origine du diverticule, soit dans le rétrécissement de la partie moyenne de celui-ci.

[1] Heaton. *Brit. Med. Journ.*, 1895, I, 473.

Si la fistule est étroite et le prolapsus diverticulaire peu marqué, il n'est pas rare d'observer son oblitération spontanée. Cette oblitération peut n'être que temporaire : sous l'influence des cris, des efforts de l'enfant, la fistule se rouvre et l'écoulement réapparaît. Mais elle peut être définitive, soit dans les premiers mois, soit même après les premières années. On a vu des fistules diverticulaires ombilicales persister jusqu'à l'âge adulte (Carles et Laffargue, Forster); l'écoulement était constitué par un liquide muqueux très peu abondant, et n'avait aucun caractère stercoral.

Railton [1] a observé chez une jeune fille de onze mois la guérison naturelle d'une fistule entéro-ombilicale congénitale. Il persista cependant une petite tumeur cylindrique, rouge vif, évidemment recouverte de muqueuse, et mesurant 12 millimètres de longueur sur 3 millimètres de largeur, qui fut extirpée après ligature de sa base. L'auteur explique cette guérison spontanée par l'irritation de la muqueuse diverticulaire prolabée, aboutissant à la production de tissu conjonctif cicatriciel.

Lorsqu'au contraire l'orifice est assez large, le bourrelet muqueux augmente rapidement, tout en restant partiellement réductible à la pression, et bientôt le diverticule entier se retourne au dehors de l'ombilic. Rapidement, des adhérences se forment entre ses deux surfaces séreuses adossées, et la tumeur cylindrique ainsi formée est irréductible, mais sans étranglement vrai. La plupart du temps, les fonctions digestives continuent à s'accomplir normalement; elles ne seront gravement compromises que lorsque l'intestin à son tour viendra s'engager, puis s'étrangler dans l'orifice ombilical.

Cependant, même en dehors des cas de prolapsus intestinal et des malformations intestinales sous-jacentes au diverticule, on a vu des troubles digestifs plus ou moins marqués coexister avec un diverticule ouvert. Herbing [2] a vu un enfant de six semaines avec un diverticule prolabé du volume d'une cerise, qui vomissait depuis sa naissance une partie de sa nourriture, criait beaucoup et était très agité. Kehr [3], chez un homme de vingt-huit ans, porteur d'un diverticule ouvert, avec prolapsus léger, du volume d'une cerise, sécrétant un liquide muqueux, ne se décida à l'intervention radicale que parce que son

[1] Railton. *Brit. Med. Journ.*, 1893, I, 795.

[2] Herbing. *Centralbl. f. Chir.*, 1901, 1193.

[3] Kehr. *Deutsche Med. Woch.*, 1892, XVIII, 1166.

malade éprouvait fréquemment des coliques assez fortes, et était sujet à une constipation opiniâtre. Un enfant de quinze mois, opéré par Körte[1] pour un prolapsus modéré du diverticule, avait beaucoup souffert de catarrhes intestinaux. Un enfant de deux mois et demi vu par Wernher[2] pour un diverticule ouvert avec léger prolapsus muqueux, avait depuis sa naissance des alternatives de constipation et de diarrhée, avec de fréquentes coliques.

Ces divers troubles, que l'on pourrait appeler les *petits accidents du diverticule fixé*, nous les connaissons déjà, pour les avoir vus dans les antécédents de sujets ayant présenté ultérieurement les accidents autrement graves de l'occlusion par diverticule. C'est qu'en effet, dans les deux cas, ils traduisent la gêne fonctionnelle de l'intestin, que sa fixation anormale en un point limité prédispose singulièrement à l'engouement, précurseur de l'occlusion. En dehors des accidents dus au prolapsus de l'intestin à travers l'orifice ombilical, le diverticule ouvert peut bien entendu faire de l'occlusion par l'un quelconque des mécanismes précédemment décrits par le diverticule fixé, et nous en avons cité plusieurs exemples (Homans[3], Carles et Laffargue[4], Hartmann)[5]. C'est là une notion qu'il ne faudra pas perdre de vue, tant au point de vue du pronostic des fistules entéro-ombilicales diverticulaires, qu'au point de vue des indications thérapeutiques.

3° Prolapsus ombilical de l'intestin, à travers le diverticule ouvert. — Lorsque le prolapsus de l'intestin à travers le diverticule est constitué, on aperçoit au-dessous de l'ombilic, sur la paroi abdominale, une tumeur bicorne, en forme de T renversé (⊥) ou d'S majuscule placé horizontalement (∽) dont la partie moyenne est rattachée à l'ombilic par un court pédicule. Aux deux extrémités de la branche transversale est un orifice : il semble que généralement la branche droite corresponde au bout efférent et la branche gauche au bout afférent de l'iléon, ce que l'on reconnaît à ce que celle-ci seule donne des matières. La tumeur présente tous les caractères de la muqueuse intestinale : on y reconnaît les valvules conniventes et l'aspect villeux

[1] Körte. *Deutsche Med. Woch.*, 1898, XXIV. 103.

[2] Wernher. *In* Weiss. *Inaug. Diss.*, Giessen. 1868.

[3] Homans, cité par R. Fitz, *l. c.*

[4] Carles et Laffargue. *Gaz. hebd. des Sc. Med.*, Bordeaux, 1900, XX, 259.

[5] Hartmann. *Bull. Soc. de Chir.*, 1898, XXIV, 202-205.

caractéristique. Elle est animée de mouvements vermiculaires. Pour peu qu'on l'examine quelque temps après son apparition, l'irréductibilité est absolue : la tumeur est dure, congestionnée. La pression concentrique de l'anneau ombilical ne tarde pas à déterminer la production d'une stase sanguine qui se traduit d'abord par la coloration violacée de l'anse, dont la muqueuse devient friable et saigne au moindre contact. Enfin, si l'on tarde à intervenir, la gangrène survient dans un délai ordinairement très rapproché : Morshead[1] voit un enfant de dix semaines le lendemain de la production soudaine d'un prolapsus : l'intestin était déjà « presque gangréneux ». Chez l'enfant de deux semaines vu par Subbotic[2], au troisième jour des accidents, la muqueuse était entièrement gangrenée sur toute l'étendue des 25 centimètres d'intestin prolabés.

Nous avons vu que le prolapsus peut être unilatéral : dans ces cas, plus rares, il intéresse tantôt le bout afférent de l'iléon. On voit alors à l'ombilic une seule tumeur cylindrique, en boudin, présentant tous les caractères de la muqueuse de l'intestin grêle, et dont l'extrémité libre présente un orifice par lequel s'écoulent les matières. Tout près de sa base, à l'ombilic, et séparée de celle-ci par une bande muqueuse formant éperon, se trouve un deuxième orifice, qui répond au bout efférent, et par lequel ne s'écoulent pas de matières (Briddon). Tantôt c'est le bout efférent qui est seul prolabé (Golding-Bird). Il ne sort pas alors de matières par l'extrémité du cylindre ; elles s'écoulent par un deuxième orifice, au voisinage de sa base, qui correspond au bout afférent.

Mais les prolapsus isolés du bout afférent et du bout efférent sont des exceptions ; il est beaucoup plus fréquent de les voir intéressés en même temps, quoique souvent d'une façon très inégale.

Quoique la gangrène soit généralement précoce, ce n'est pas là ce qui fait la gravité du prolapsus intestinal. En effet, dans les premières heures, les matières s'écoulent encore assez bien par l'anus anormal.

Mais bientôt, avec la congestion et la tuméfaction de la muqueuse et des autres tuniques, l'orifice devient insuffisant, et ce sont des accidents d'occlusion qui apparaissent, et ne tarderont pas à emporter le petit malade, lorsque celui-ci ne succombera pas des suites des diverses tentatives de réduction. Tout à fait exceptionnellement, le prolap-

[1] Morshead. *Lancet.* 1904, II, 1347.
[2] Subbotic. *Centralbl. f. Chir.*, 1900, 225.

sus intestinal, même assez étendu, ne provoque pas d'accidents. Il en était ainsi dans le cas de Barth : l'enfant n'a pas l'air de souffrir, il se nourrit et digère bien, et rend des matières par l'ombilic, sans le moindre signe d'étranglement.

DIAGNOSTIC

Nous n'insisterons pas sur le diagnostic du prolapsus intestinal à travers le diverticule ouvert : les caractères donnés plus haut permettent de ne pas s'y tromper, et l'existence d'un pédicule ombilical montre que le diverticule est en cause.

En ce qui concerne le diverticule ouvert proprement dit, les commémoratifs d'une part et d'autre part l'examen attentif de la région ombilicale ne permettront pas l'erreur. Plusieurs cas sont à considérer :

1° **Il existe un écoulement fécal par l'ombilic.** — Une fistule stercorale congénitale apparue au moment de la naissance ou lors de la chute du cordon, ou bien provoquée par des cautérisations sur le moignon ombilical du cordon, est nécessairement une fistule entéro-ombilicale diverticulaire, et nous savons que, suivant le degré de prolapsus du diverticule, et sans autre symptomatologie, elle peut se présenter tantôt sous la forme d'une petite tumeur en fraise (prolapsus muqueux), tantôt sous la forme d'une tumeur plus allongée, cylindrique ou conique. L'écoulement stercoral suffit pour affirmer le diagnostic, que confirmera simplement l'exploration : une sonde rigide ne pénétrera pas profondément, car elle butera contre la paroi intestinale opposée, mais une sonde molle pourra être souvent introduite sans résistance jusqu'à une profondeur de 20 à 30 centimètres.

Les commémoratifs permettront d'éliminer les fistules intestinales ou péritonéales d'origine inflammatoire ; ces dernières en particulier ont un écoulement franchement purulent ou séro-purulent, et ne présentent pas de bourrelet muqueux. Elles ont été précédées de troubles abdominaux plus ou moins marqués. Les unes et les autres n'ont rien de congénital, et ne pourraient prêter à la confusion que dans le cas rare de manque absolu de renseignements sur leur mode d'apparition. L'apparition dans les jours qui suivent la naissance d'un prolapsus muqueux à l'ombilic, avec issue de matières fécales, est, on peut le dire, absolument caractéristique de la fistule entéro-ombilicale diverticulaire. Seule, pourrait être confondue avec le diverticule ouvert une fistule appendiculaire ombilicale avec prolapsus de la muqueuse de l'appendice. Cette erreur a été commise dans un cas de JORDAN, publié par LETTAU[1]. Elle est d'autant plus excusable que les conditions d'apparition étaient en tout semblables à celles du diverticule ouvert. Nous croyons intéressant de résumer ici ce cas unique : « Jeune enfant de onze mois, porteur d'une fistule ombilicale. L'accouchement avait été laborieux ; le cordon volumineux, était tombé le douzième jour; il a persisté à l'ombilic une tumeur rougeâtre, de 2 centimètres de longueur et de l'épaisseur du petit doigt, dépressible, laissant sourdre au niveau de son sommet une matière verdâtre, en quantité variable, de moins en moins considérable, ayant disparu vers le cinquième mois pour laisser place à un petit suintement glaireux. Selles rectales normales. État actuel : garçon bien développé, quelque peu rachitique. Pas d'anomalie apparente. A la place de l'ombilic, on voit une tumeur arrondie, rougeâtre, ayant le volume d'une grosse noisette, recouverte de muqueuse. Une petite ouverture en entonnoir siégeant au sommet de la tumeur laisse passer une sonde dans un canal de 5 centimètres de longueur. A la périphérie, la muqueuse se continue sans transition avec les téguments de l'ombilic, qui est déprimé. Le diagnostic clinique est le suivant : Persistance du canal omphalo-mésentérique prolabé, avec rétrécissement ou fermeture de sa lumière à l'intérieur de l'abdomen. Opération le 27 juin 1901. Incision elliptique à la base du prolapsus, circonscrivant la cicatrice ombilicale ; la tumeur isolée est attirée au dehors. On voit alors un cordon long de plusieurs centimètres, épais comme un tuyau de plume, creux (une sonde y pénètre), partant de la

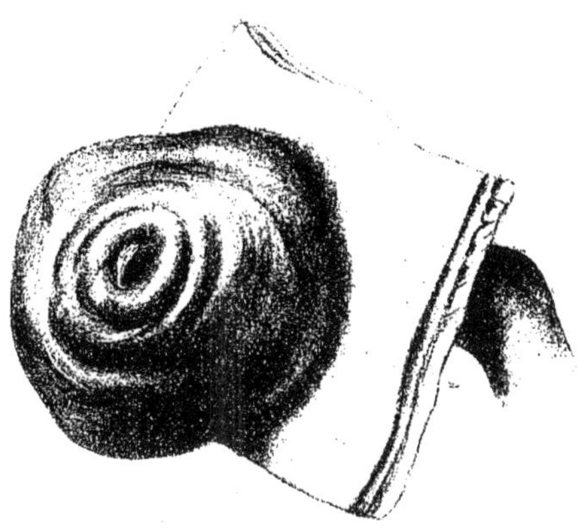

Fig. 66. — Appendice cæcal ouvert et prolabé à l'ombilic, après la chute du cordon (d'après Lettau).

[1] Lettau. *Deutsche Zeitschrift für Chirurgie*, 1903, LXX, p. 84.

face interne de l'ombilic et se dirigeant vers une anse intestinale. On le résèque à son embouchure dans l'intestin, ainsi qu'un mésentère dont il était pourvu. La reposition de l'anse attirée étant difficile, on prolonge l'incision de la paroi et l'observation attentive de cette anse montre qu'elle n'est autre que le cæcum, de la partie inférieure et interne duquel se détachait le cordon qui venait d'être sectionné, c'est-à-dire l'appendice, qui était en position normale. L'abouchement de l'iléon est normal ; le cæcum possède un long méso. La résection de l'appendice a été faite tout près de sa base et le moignon enfoui. Rien d'anormal dans l'abdomen. *Pas de diverticule de Meckel.* Guérison. Sur une coupe longitudinale, la lumière de l'appendice se présente sous la forme d'une fente étroite allongée. L'examen microscopique montre la structure typique de l'appendice cæcal. Le diagnostic anatomique est : fistule appendiculaire ombilicale avec éversion de la muqueuse, résultant probablement de la ligature du sommet de l'appendice, formant le seul contenu d'une hernie du cordon ombilical. »

Encore une fois, il s'agit là d'un cas unique, qui ne saurait en aucune façon faire infirmer la règle posée plus haut, à savoir que toute fistule stercorale ombilicale, apparue au moment de la naissance ou lors de la chute du cordon, est nécessairement une fistule entéro-ombilicale diverticulaire.

2° **Il n'y a pas d'écoulement fécal.** — Lorsque la fistule ou la tumeur ombilicale ne donnent pas passage à des matières intestinales, le cathétérisme est nécessaire pour affirmer la communication avec l'intestin : fait avec les précautions indiquées, il permettra de ramener le plus souvent des matières dans l'œil de la sonde ; quelquefois l'aspect des matières ne sera nullement caractéristique, et il sera nécessaire de faire un examen microscopique, qui permettra de reconnaître des débris alimentaires (Roth). Dans certains cas même, l'existence d'un resserrement sur un point du diverticule pourra rendre nécessaire l'emploi de fines bougies. Il n'est pas toujours facile cependant de découvrir l'orifice ombilical : Thérémin remarque après la chute du cordon, à l'ombilic d'un nouveau-né, une petite tumeur conique, charnue, rouge, pointillée de petites éminences et ressemblant à une fraise des bois bien mûre. Elle a une hauteur de 15 millimètres et une largeur de 10 millimètres à la base. En aucun point de la tumeur il n'est possible d'apercevoir une ouverture. Celle-ci ne devint évidente que quelques jours plus tard. Il faudra donc parfois multiplier les examens.

Il est des cas où toutes les tentatives de cathétérisme de la fistule resteront infructueuses : la sonde ou la bougie fine seront arrêtées à une distance de l'ombilic qui varie de 2 à 5 centimètres, et il sera impossible de démontrer la communication avec l'intestin. Ces cas, beaucoup plus rares, répondent au type de diverticule ouvert avec oblitération partielle décrit et figuré par Lexer.

Le diagnostic différentiel avec la persistance de la perméabilité de l'ouraque pourra être discuté, mais l'erreur ne paraît guère possible : au lieu du mucus à réaction alcaline que sécrète le diverticule ouvert, c'est un liquide très fluide et de réaction acide qui sort de la fistule de l'ouraque. Dans le cathétérisme du diverticule, en admettant qu'il ne soit pas possible de ramener des matières, la sonde s'enfonce parfois presque directement dans le sens antéro-postérieur, ou dans une direction légèrement oblique en bas et en arrière ; dans le cathétérisme de l'ouraque, la sonde se dirige immédiatement derrière la paroi abdominale antérieure, presque directement en bas.

Enfin, si l'on a affaire à la forme décrite par Chandelux sous le nom d'exomphale funiforme diverticulaire inversée, et qui, nous l'avons vu, n'est pas autre chose que le prolapsus total d'un diverticule du type Lexer, on cherchera vainement un orifice au sommet du cylindre muqueux prolabé. C'est dire que nous trouvons ici les caractères macroscopiques des tumeurs adénoïdes diverticulaires qui, nous le verrons, doivent être considérées en général comme des prolapsus de la muqueuse diverticulaire, ayant perdu toute communication avec l'intestin.

PRONOSTIC

Le pronostic du diverticule ouvert est grave. Il est grave d'abord indépendamment de la fistule ombilicale. Nous connaissons en effet les petits accidents du diverticule fixé, et nous savons qu'ils peuvent être les précurseurs des terribles accidents de l'occlusion par le diverticule. L'occlusion se fait alors sur la bride iléo-ombilicale, par un des mécanismes que nous avons étudiés, et dont nous avons rapporté plusieurs exemples. Il y a donc là un danger permanent auquel sont exposés tous les sujets porteurs de fistules diverticulaires ombilicales, et qui devra entrer en ligne de compte dans la discussion des moyens thérapeutiques.

Les petites fistules entéro-ombilicales, donnant fort peu de matières et d'une façon intermittente, celles qui ne donnent que du mucus, sont susceptibles d'une guérison spontanée, ou persistent jusqu'à un âge plus ou moins avancé, sans trop incommoder les sujets qui en sont porteurs. Il n'en est pas de même des fistules plus larges. Le pronostic de celles-ci est des plus défavorables. Elles coïncident parfois avec des malformations incompatibles avec la vie (imperforation anale, atrésie du tube digestif) et jouent alors le rôle d'anus contre nature. Mais, indépendamment de ces cas, elles peuvent exercer une action désastreuse sur la nutrition des jeunes enfants, que l'on a vu succomber en état d'athrepsie. De plus, par leur large orifice ne tarde pas à se faire le prolapsus du diverticule, amorce du prolapsus intestinal. Cette grave complication peut même survenir d'emblée si le diverticule est court et large et si les deux orifices, intestinal et ombilical, se trouvent en regard. Or, si le prolapsus du diverticule n'aggrave guère le pronostic, il n'en est pas de même de celui de l'intestin : sur 12 cas non opérés de prolapsus intestinal, on compte 8 morts, 1 guérison et 3 résultats inconnus, tandis que sur 13 cas opérés, on compte 2 guérisons et 11 morts. Ces chiffres sont assez éloquents par eux-mêmes, et démontrent bien la nécessité d'intervenir à temps, c'est-à-dire avant la production du prolapsus.

TRAITEMENT

Il ne saurait être question de traitement prophylactique : nous avons vu qu'il ne faut pas habituellement incriminer la ligature du cordon et que, dans la très grande majorité des cas, c'est le processus de nécrose du moignon ombilical du cordon qui ouvre l'extrémité du diverticule. A condition de se tenir à une distance raisonnable de l'ombilic, il est donc indifférent de laisser une plus ou moins grande longueur de cordon.

Mais, si l'on est appelé auprès d'un jeune enfant porteur d'un diverticule ouvert, il faut intervenir. Trop souvent on a négligé de petites fistules diverticulaires, jusqu'au jour où des accidents d'occlusion interne ou d'occlusion par prolapsus intestinal à travers l'ombilic, emportaient le petit malade. Il y a donc urgence à supprimer au plus tôt cette communication anormale entre l'intestin et l'ombilic.

De quels moyens disposons-nous pour cela?

La *compression* a été employée avec succès par Jacoby[1], chez un nouveau-né : une faible partie des matières intestinales s'écoulait par l'ombilic, tandis que la plus grande masse sortait régulièrement par la voie normale. L'enfant guérit complètement par l'occlusion et la compression. Ledderhose[2] a recommandé de rapprocher avec des bandes de diachylon deux plis cutanés, soulevés parallèlement de chaque côté de l'ombilic. Ce moyen n'a aucune action sur la fistule. Du moins la compression est-elle inoffensive et prévient-elle dans une certaine mesure le prolapsus. On ne saurait en dire autant des autres procédés thérapeutiques couramment employés avant notre époque.

Mais déjà, avant Jacoby, Dupuytren[3] avait remarqué que l'obstacle mis au cours des matières qui sortaient par l'ombilic n'était suivi d'aucun accident, et cela l'avait déterminé à employer la *ligature* pour le traitement des petites tumeurs ombilicales qui accompagnent ordinairement les fistules stercorales de cette région. Chez un enfant de vingt-huit jours, portant à l'ombilic une petite tumeur du volume d'une grosse cerise, de couleur rouge, à surface muqueuse présentant un conduit fistuleux à son centre avec suintement stercoral, il essaie d'abord en vain la réduction après dilatation de l'orifice, puis fait une ligature à la base. Pas d'accidents. Chute de la tumeur après cinquante-quatre heures. Guérison parfaite. Chez une fillette de trois ans, présentant une tumeur du même volume, avec fistule stercorale, il applique du fil de soie fort serré à la base et obtient la guérison au bout de vingt jours. Quelque temps après, il voit un enfant de trois mois portant à l'ombilic une petite tumeur bilobée qui donne issue à des matières fécales. Il conseille d'abord le port d'un bandage, puis, instruit par les deux succès obtenus précédemment, lie la tumeur avec un fil fort. Guérison rapide. Eves[4] obtient un succès par la ligature, chez un jeune enfant d'un mois et quatre jours, porteur d'une tumeur ombilicale comparable à une framboise, qui avait à son extrémité un orifice, d'où sortait quelquefois par jets un liquide fécaloïde.

[1] Jacoby. *Berl. Klin. Woch.*, 1847, p. 202.
[2] Ledderhose. *Deutsche Chirurgie*, 1890, Bd 45, p. 79.
[3] Dupuytren. *In* Thèse Brun, Paris, 1834, n° 238.
[4] Eves. *Lancet*, 1845, I, 101.

Après ligature, la tumeur s'exfolia en quelques jours et l'écoulement cessa complètement. SADLER[1] guérit un jeune enfant par le même procédé.

Mais la ligature, outre qu'elle n'est applicable qu'aux cas où il existe un certain degré de prolapsus, est loin d'être exempte de dangers : HELWEG[2] traite par la ligature un prolapsus de la muqueuse diverticulaire. La tumeur se nécrosa au bout de quatre jours, et, par l'ouverture ainsi agrandie, sortit une anse intestinale inversée à la suite de vomissements. Mort. KAREWSKI[3] est appelé pour un formidable prolapsus intestinal survenu à la suite de la chute d'une petite tumeur ombilicale traitée par la ligature : l'intestin était déjà gangréné. Mort. Dans le cas de VIOLBING[4], l'ablation par ligature de la tumeur ombilicale avait été faite peu de temps après la chute du cordon. A l'âge de quatre mois, l'auteur vit chez l'enfant un prolapsus intestinal de 16 centimètres de longueur, formant deux anneaux incomplets en forme de cornes. Résultat inconnu.

HENCKE[5], chez deux enfants de quatre à six semaines, a pu guérir des fistules entéro-ombilicales par des *cautérisations* au nitrate d'argent. Chez un enfant de trois ans, WERNHER[6] ne peut réussir à fermer la fistule par les cautérisations. Un an après, la fistule s'était rétrécie, et il put en avoir raison par une nouvelle série d'attouchements profonds au nitrate d'argent et à la teinture d'iode. Chez un autre enfant de cinq mois et demi, le même auteur peut fermer la fistule par quelques cautérisations. Mais on lui ramène l'enfant quelques mois plus tard : la cicatrice ombilicale s'est rompue sous l'influence d'un violent accès de toux et des matières fécales mélangées de sang s'échappent par l'ouverture. Les évacuations par l'ombilic sont presque égales à celles de l'anus. L'enfant dépérit et meurt rapidement. GAMBERT[7] fait, au dixième jour de la naissance, avec la plus fine pointe du thermocautère, une cautérisation du canal central, et une cautérisation rayonnant du centre à la périphérie, de façon à diviser la tumeur en

[1] Sadler. *Schmidt's Jahrb.*, Bd 27, p. 178.

[2] Helweg. *Hospital Stidende*, 1884, 705.

[3] Karewski. *Deutsche Med. Woch.*, 1898, XXIV, Ver. n° 24, 171.

[4] Violbing. *Schmidt's Jahrb.*, Suppl., t. V, p. 18.

[5] Hencke. *Virch. Hirschf. Jahresber.* 1887, II, 403.

[6] Wernher. *In* Weiss. *Inaug. Diss.* Giessen, 1868.

[7] Gambert. *Arch. de Tocologie*, 1893.

segments. Le vingt-deuxième jour, il lie la tumeur à la base et cautérise encore. Chute de la tumeur le trente-sixième jour, et guérison définitive. KERN [1], chez un enfant de six mois et demi, a fermé provisoirement la fistule, par des cautérisations au fer rouge, mais on a pratiqué l'opération radicale quelques mois plus tard, avec plein succès (Professeur KRASKE).

POLLOSSON a fait l'*ablation* de la petite tumeur ombilicale à l'instrument tranchant. Dans trois des cas publiés par QUAET-FASLEM [2], la tumeur ombilicale a été enlevée et la plaie suturée. MARSHALL rapporte que la tumeur ombilicale fut enlevée au galvano-cautère ; puis on aviva et sutura par-dessus les bords de l'anneau ombilical. L'avivement des bords de la fistule, suivi d'une suture entortillée, avait été déjà employé avec succès par KING [3]. MOORE [4] ferme la fistule et réduit le diverticule suivant une technique déjà employée par PETERSEN et décrite par HANSEN [5] : 1° passage de deux fils à la base de la tumeur, pour empêcher tout retrait ; 2° incision de la tumeur au-dessus des fils ; 3° occlusion de la lumière diverticulaire par de nombreux points de catgut à la Lembert ; 4° excision d'un segment annulaire de l'ombilic cutané autour de la tumeur ; 5° accolement par des sutures à la soie des bords de l'ombilic cutané.

Ces diverses interventions ont toutes donné des succès opératoires. RAILTON, CHANDELUX, n'ont pas été moins heureux, mais chez leurs malades le problème était plus facile : il n'existait pas ou il n'existait plus de communication avec l'intestin, et leur intervention se borna à l'excision d'un simple prolapsus muqueux. Cependant, cette excision d'un prolapsus muqueux est loin d'être exempte de dangers : nous avons cité et nous rappelons le cas de LÖWENSTEIN, qui voit une véritable éventration chez un nouveau-né auquel un médecin avait enlevé au bistouri un prétendu granulome de l'ombilic, qui n'était pas autre chose qu'un prolapsus diverticulaire.

Donc en dehors de la compression, inefficace parce qu'elle ne trouve que de très rares indications, dans les fistules très étroites et sans bourrelet muqueux, les autres méthodes, si elles ont donné des succès,

[1] Kern. *Beitr. z. Klin. Chir.*, 1897, XIX, 353.
[2] Quaet-Faslem. *Inaug. Diss.* Kiel, 1899.
[3] King. *Loc. cit.*
[4] Moore. *Journ. of the Amer. Med. Assoc.*, 1902, XXXIX, 810-813.
[5] Hansen. *Inaug. Diss.* Kiel, 1885.

présentent de réels dangers. Pour cela, toutes ces méthodes, quelles qu'elles soient, et y compris la compression, doivent être absolument abandonnées. Détruire un prolapsus muqueux ombilical, amorce d'un prolapsus plus étendu ; fermer par des cautérisations ou par l'avivement une fistule diverticulaire, cela est fort bien lorsqu'il n'y a pas d'accidents consécutifs, mais ce n'est pas assez. Nous savons maintenant le danger qu'il y a à laisser persister dans l'abdomen, entre l'intestin et l'ombilic, une fixation anormale qui sera un jour ou l'autre facteur d'occlusion. La seule thérapeutique rationnelle est donc celle qui supprimera la cause même de la fistule ombilicale, c'est-à-dire le canal omphalo-mésentérique anormalement persistant. Mais il ne faut pas, à l'exemple de Petersen, se contenter de fermer la fistule et de réduire dans l'abdomen le diverticule soigneusement suturé : si un diverticule libre est moins dangereux qu'un diverticule fixé, il n'en expose pas moins le sujet qui en est porteur à des accidents divers et en particulier à la diverticulite. Il faudra donc faire la *cure radicale*, c'est-à-dire supprimer le diverticule ouvert dans sa totalité et le sectionner au ras de l'intestin.

Cette opération semble avoir été faite pour la première fois en 1888 par Alsberg, chez un enfant de quatre mois. Mais il ne fut pas heureux : son opéré mourut de péritonite. Shepherd en 1891, Kehr en 1892, ont chacun un succès. Quelque temps après, Broca d'abord, puis Kirmisson pratiquaient cette opération en France avec plein succès. Plus récemment, Walther en a fait l'application au traitement des tumeurs adénoïdes diverticulaires.

Technique de la cure radicale du diverticule ouvert. — Broca, Kirmisson, circonscrivent d'abord la tumeur diverticulaire par une incision circulaire ou elliptique, qui intéresse aussi le péritoine et libère par conséquent le diverticule de ses attaches pariétales : en un mot, ils font une véritable omphalectomie primitive. Puis, attirant l'intestin dans la plaie ombilicale, ils sectionnent le diverticule au ras de son insertion. En suivant cette technique, il peut arriver parfois qu'on soit obligé, pour y voir et faciliter les manœuvres, d'agrandir après coup la plaie abdominale. Aussi les Allemands semblent-ils préférer la laparotomie d'emblée, passant à gauche de l'ombilic; l'omphalectomie est faite en dernier lieu, après que le diverticule a été sectionné au ras de l'intestin. Le principe de la technique opératoire

TABLEAU DES OPÉRATIONS RADICALES POUR DIVERTICULE OUVERT

RÉFÉRENCES	AGE	SEXE	OPÉRATION	TECHNIQUE	OBSERVATIONS	RÉSULTAT
Alsberg *Deutsche Med. Woch.*, 17 novembre 1892.	4 mois.	M.	27 octobre 1888.	Omphalectomie. Ligature et section du diverticule sur l'intestin.	Péritonite au 4e jour.	Mort.
Battle *Clin. Soc. Trans.*, 1893, XXVI, 237.	18 mois.	F.	4 avril 1892.	Omphalectomie. Section du div. à 6 millimètres de l'intestin. Sutures à la Lembert.	Mort de scarlatine le 10e jour. Pas de péritonite.	M.
Broca *In* Th. Bureau, 1897-1898, n° 257.	6 mois.	M.	9 juin 1894.	Omphalectomie. Section du div. Enfouissement à la Lembert.		Guérison
Broca *Ibid.*	6 mois.	M.	30 juillet 1897.	Omphalectomie. Section du div. 2 étages à la Lembert sur le moignon.		G.
Broca *Ibid.*	10 mois.	M.	21 octobre 1897.	Id.		G.
Deschin *Centralbl. f. Chir.*, 1895, 1154.	5 mois.	M.	1895 Op. : Pr. Diakonow	1° Laparotomie. Section du div. sur l'intestin et suture ; 2° Omphalectomie.	Syncope anesthésique. Mort de collapsus 7 h. après l'opération.	M.
Dreyfuss *Münch. Med. Woch.*, 1904, p. 1785.	3 ans 7 mois.	M.	11 juillet 1902.	Laparotomie contournant l'ombilic ; section du div. sur l'intestin et enfouissement. Omphalectomie.		G.
Gevaert *Centralbl. f. Chir.*, 1894.	2 ans et demi	M.	?	Résection du div. sur l'intestin.		G.
Herbing *Centralbl. f. Chir.*, 1901, 1193.	6 semaines.	M.	13 février 1901.	Résection du div. sur l'intestin. Enfouissement. Omphalectomie.	Mort 4 mois après, de gastro-entérite. Pas d'autopsie.	G.
Hubbard *Ann. of Surg.*, 1902, XXXV, p. 495.	1 mois.	F.	? Opér. : Dr J. Deane.	Laparotomie contournant l'ombilic. Section du div. et enfouissement du moignon. Omphalectomie.	Shock considérable.	G.
Kehr *Deutsche Med. Woch.*, 1892. 1166.	28 ans.	M.	Janvier 1892.	Laparotomie. Section du div. sur l'intestin, et enfouissement. Omphalectomie.	Le malade, que la mauvaise odeur de sa fistule faisait tenir à l'écart, était devenu très mélancolique. Il se suicida 3 semaines après.	G.
Kern *Beitr. z. Klin. Chir.*, 1897, XIX, 353.	1 an.	M.	12 mars 1897. Op. : Prof. Kraske.	Laparotomie. Extirpation du div. et de l'ombilic.	On avait fait des cautérisations six mois auparavant, en attendant la cure radicale.	G.
Kirmisson *Revue d'Orthop.*, 1901.	5 mois.	M.	7 mai 1900.	Omphalectomie. Résection du div. sur l'intestin. Enfouissement.		G.
Körte *Deutsche Med. Woch.*, 1898, 103	15 mois.	M.	10 novembre 1897.	Laparotomie. Ablation du div. sur l'intestin et de l'ombilic.		G.
Lexer *Arch. f. Clin. Chir.*, 1899, LIX.	1 an.	M.	?	Id.	La lumière du div. était oblitérée en un point de son trajet.	G.
Maas *Berl. Klin. Woch.*, 1903, XL, 645.	8 semaines.	M.	20 avril 1903.	Id.		G.
Morian *Arch. f. Klin. Chir.*, 1899, LVIII.	6 semaines.	M.	26 octobre 1898.	Id.		G.
Neurath *Wien. Klin. Woch.*, 1896, n° 49.	3 semaines.	M.	Septembre 1896. Op. : Dr Frankel.	Id.		G.
Betham Robinson *Lancet*, 1902, I, 302.	13 mois.	M.	?	Id.		G.
Salzer *Wiener Klin. Woch.*, 1904, n° 22.	5 mois.	M.	?	Id.		(?)
Sauer *Deutsche Z. f. Chir.*, 1895, XLIV, 316.	10 mois.	M.	18 mars 1896. Op. : Dr Herzog.	Id.	Mort de péritonite au 4e jour.	M.
Shepherd *Arch. of Pediatrics*, 1892.	3 mois.	M.	Septembre 1891.	1° Ablation de la tumeur ombilicale, semblable à un pénis d'enfant ; 2° laparotomie et résection du div.		G.
Stierlin *Deutsche Med. Woch.*, 1897, 188.	2 mois.	M.	2 juin 1896.	Omphalectomie et résection du div.		G.
Sträter *Deutsche Z. f. Chir.*, 1904, LXXIV, 143.	26 jours.	M.	30 septembre 1901.	Laparotomie. Section du div. sur l'intestin. Cure de hernie ombilicale.	Le div. formait le seul contenu d'une hernie ombilicale et était adhérent au sac.	G.
Kirmisson et Rieffel *Rev. d'Orthop.*, 1903, IV, p. 233.	25 jours.	M.	18 août 1902. Op. : Rieffel.	Incision circulaire autour de l'ombilic, ouverture du péritoine. Section du diverticule sur l'intestin.		G.

de Kirmisson, Broca, Walther, nous paraît préférable : le diverticule une fois libéré de ses attaches ombilicales, il sera très facile d'attirer l'anse iléale dans la plaie, pour faire aisément, sûrement et rapidement la résection du diverticule. La fistule ombilicale est bourrée de gaze et suturée si possible, afin d'éviter la souillure du champ opératoire. Le prolapsus, souvent incomplètement réductible ou totalement irréductible, est enveloppé de compresses. Une incision elliptique à grand axe vertical contourne l'ombilic et, intéressant toutes les couches de la paroi, libère complètement l'extrémité distale du diverticule. Une traction légère amène l'anse iléale dans la plaie, où elle est soigneusement isolée par des compresses. Quel que soit le volume du diverticule, il sera procédé comme pour une entérectomie : on en videra soigneusement le contenu dans l'intestin; après quoi, deux pinces étant appliquées à un centimètre l'une de l'autre, il sera sectionné au thermocautère entre les deux pinces. Il faudra avoir soin de conserver un moignon de près de 1 centimètre, que l'on suturera par un surjet total au catgut, après quoi un double étage à la Lembert, à la soie, assurera l'enfouissement, sans que la lumière de l'intestin se trouve diminuée. Il sera parfois nécessaire de serrer le mésodiverticule dans un catgut moyen. L'écrasement du moignon au ras de l'intestin et son enfouissement dans l'iléon sont formellement contre-indiqués : on n'oubliera pas qu'il s'agit ici de l'iléon d'un nouveau-né ou d'un tout jeune enfant, dont le calibre est déjà peu considérable. Après réduction de l'intestin, la plaie abdominale est suturée sans drainage, à un ou plusieurs plans, suivant les habitudes ou les circonstances.

Nous résumons dans le tableau ci-contre les 25 interventions radicales pour diverticule ouvert, qui sont parvenues à notre connaissance. Les résultats thérapeutiques se dénombrent ainsi : 4 morts, 20 guérisons, 1 résultat inconnu. Deux morts sont survenues par péritonite : une est imputable au shock; la dernière serait indépendante de l'opération (Battle). Il est hors de doute que cette statistique ira en s'améliorant lorsqu'on sera un peu plus familiarisé avec cette intervention. Telle qu'elle est, elle n'en est pas moins très encourageante, si l'on veut bien considérer que les 20 malades guéris sont pour toujours à l'abri des accidents d'occlusion interne, si fréquents avec le diverticule fixé, de prolapsus intestinal par l'ombilic et de diverticulite.

Nous attirons tout particulièrement l'attention sur l'âge des malades opérés. En dehors de l'opéré de Kehr, homme de vingt-huit ans, il s'agissait de tout jeunes enfants. Sur les 24 qui restent, on compte 19 enfants de moins d'un an, avec 15 guérisons, 3 morts, un résultat inconnu ; 15 étaient âgés de moins de six mois, et 12 de ceux-là ont supporté l'intervention. Parmi les plus jeunes opérés, il faut citer ceux de Stierlin (deux mois), Maas (huit semaines), Herbing, Morian (six semaines), Hubbard (un mois), Sträter (vingt-six jours), Rieffel (vingt-cinq jours), Neurath (trois semaines), qui ont tous guéri.

Indications et contre-indications de la cure radicale. — La cure radicale est l'opération logique. C'est la seule qui mette à l'abri des accidents ultérieurs, c'est donc celle qu'il faut faire, toutes les fois que cela est possible. Ici se pose la question de l'âge auquel on doit intervenir. Le tableau ci-contre nous montre qu'il ne faut pas exagérer outre mesure la gravité des interventions abdominales chez les jeunes : en somme, il ne paraît guère y avoir eu qu'un cas de mort dû au shock (Diakonow-Deschin). En l'espèce, il n'est pas possible d'établir une règle absolue, et la conduite du chirurgien sera réglée par les circonstances. Plusieurs cas, selon nous, doivent être considérés :

1° Il existe, à la naissance ou à la chute du cordon, une petite fistule ombilicale, ne donnant pas de matières ou fort peu, en tout cas ne compromettant pas la nutrition de l'enfant, présentant un léger prolapsus muqueux, sans tendance à l'accroissement. On recommandera une compression légère, des soins de propreté de la région ombilicale, et une surveillance attentive, qui permettront d'attendre sans complications l'âge auquel on jugera bon d'opérer. Mais, même dans ces cas bénins, *l'on aura toujours en vue la cure radicale, et on la fera au plus tôt, si l'on veut éviter l'occlusion.*

2° Il existe une fistule fécale, avec prolapsus muqueux tendant à s'accroître ; ou bien il existe un prolapsus du diverticule, partiel ou total, réductible ou irréductible, faisant redouter le prolapsus intestinal ; ou bien les évacuations par l'ombilic sont si abondantes qu'elles compromettent la vie de l'enfant : il n'y a pas à hésiter un seul instant. *L'opération radicale s'impose, quel que soit l'âge de l'enfant.*

3° Le diverticule est oblitéré en un point de son trajet (Lexer).

La cure radicale ne se présente plus ici avec un caractère d'extrême urgence : ni le prolapsus de l'intestin, ni la dénutrition par les évacuations de l'ombilic ne sont à craindre. Seul persiste le danger d'occlusion par la bride entéro-ombilicale. On pourra, si l'on veut, attendre pour faire la cure radicale, à la fin de la première année.

4° Il existe à l'ombilic une tumeur muqueuse, sans fistule fécale ; c'est l'exomphale funiforme diverticulaire inversée de Chandelux, ou prolapsus du diverticule sans communication intestinale. Ici encore, la cure radicale ne sera pas urgente. Mais c'est à elle qu'il faut avoir recours, et non aux méthodes aveugles de ligature ou d'excision, qui exposent aux graves complications étudiées précédemment.

Traitement du prolapsus de l'intestin. — Cette grave complication du diverticule ouvert sera à peu près sûrement évitée si l'on se conforme aux règles de conduite tracées ci-dessus. En effet, nous l'avons vue plusieurs fois n'être que la conséquence d'une thérapeutique irrationnelle (cautérisations, ligature, excision d'un prolapsus muqueux).

Dans le cas de Löwenstein, il ne s'agissait pas à proprement parler d'un prolapsus avec évagination de l'intestin, mais bien d'une véritable éventration ; l'auteur réduisit et referma le ventre ; le malade guérit.

Les choses ne se passent pas aussi bien lorsqu'on a affaire à un véritable prolapsus de l'intestin à travers le diverticule ; rapidement il se compliqne, d'une part de phénomènes d'occlusion, d'autre part, de gangrène des anses extériorisées. Parson et Gunthrope semblent cependant avoir pu réduire un prolapsus intestinal de 10 centimètres, et ont obtenu ensuite l'oblitération de la fistule diverticulaire. Chez un enfant de trois semaines, Briddon [1] opère en deux temps un prolapsus intestinal peu développé : dans un premier temps, il fait la section du collet du prolapsus (*sic*) et un anus contre nature ; dans un second temps, il ferme l'anus et coupe le diverticule. Guérison. Mais toutes les tentatives thérapeutiques n'ont pas été aussi heureuses : sur 13 cas opérés, on compte 2 guérisons et 11 morts. Un enfant de vingt-trois jours vu par Thérémin [2], et porteur d'un pro-

[1] Briddon. *Annals of Surgery*, 1898, XXVIII.

[2] Thérémin. *Loc. cit.*

lapsus intestinal à deux cornes, meurt d'occlusion en deux jours, après plusieurs vaines tentatives de réduction. JOBERT[1] essaie en vain la réduction, après un timide débridement de l'ombilic en haut, en bas, et à droite. Son petit malade meurt d'occlusion au quatrième jour. ARNDT[2], KAREWSKI[3], OPHÜLS, ont fait la laparotomie et désinvaginé l'intestin en l'attirant dans la cavité abdominale ; leurs opérés sont morts de péritonite. MORSHEAD[4], après laparotomie, fait une réduction pénible de l'intestin évaginé, « par traction et pétrissage »; son opéré (un enfant de trois mois) meurt de shock, six heures après.

BARTH, HÜTTENBRENNER[5], KAREWSKI, MORSHEAD, SUBBOTIC[6], WEINLECHNER, ont fait, avec quelques variantes, le résection de l'intestin prolabé : tous leurs opérés sont morts.

Malgré les résultats peu encourageants de l'intervention, nous ne pensons pas cependant qu'il faille imiter la conduite toute passive de BASERI qui, n'attendant aucune issue favorable d'une tentative de réduction, se contente de faire des pansements, en attendant l'élimination par gangrène de l'anse prolabée. Mais c'était en 1878, et une intervention n'aurait certes pas été moins dangereuse.

Ici encore, plusieurs cas sont à considérer :

1° *Le prolapsus est tout récent, peu volumineux, l'intestin non altéré.* Il faut faire la laparotomie immédiate, réduire l'intestin par des tractions douces, et extirper séance tenante le diverticule et l'ombilic.

2° *Le prolapsus est un peu plus ancien ; il y a lieu de penser qu'il s'est formé des adhérences entre les séreuses ; la muqueuse est saignante ou sphacélée par places.* Laparotomie immédiate, mais les manœuvres de réduction sont formellement contre-indiquées, d'autant plus que le bout afférent est déjà plus ou moins distendu et diminué dans sa résistance. On fera la résection de toute l'anse prolabée, en intestin sain : l'intestin altéré sera enlevé, avec l'ombilic et le diverticule. Quant aux deux bouts d'intestin sain, suivant leur état et celui du

[1] Jobert. *Loc. cit.*
[2] Arndt. *Centralbl. f. Gynœk.*, 1896, Bd 52, p. 71.
[3] Karewski. *Loc. cit.*
[4] Morshead. *Loc. cit.*
[5] Hüttenbrenner. *Wiener Med. Zeitung.* 1878, n° 23.
[6] Subbotic. *Centralbl. f. Chir.*, 1900, 225.

malade, ils seront soit anastomosés, soit abouchés provisoirement à la peau.

3° *Le prolapsus est gangrené*. L'état général est grave ; il faut avant tout combattre l'occlusion et extirper l'intestin altéré : laparotomie rapide, résection intestinale et abouchement à la peau des deux bouts de l'intestin sain.

CHAPITRE II

TUMEURS DE L'OMBILIC D'ORIGINE DIVERTICULAIRE

L'histoire des tumeurs d'origine diverticulaire constitue un chapitre encore peu connu de la pathologie de l'ombilic. Les observations en sont rares, souvent peu précises ; il n'est pas toujours possible de déterminer leurs rapports avec l'intestin ou le diverticule, faute d'intervention large.

Nous étudierons successivement les *tumeurs bénignes* et les *tumeurs malignes*. A vrai dire, seules celles-ci mériteraient le nom de tumeurs, les premières devant être considérées, non comme des néoformations mais comme des restes du conduit vitellin. Nous leur conserverons cependant cette dénomination traditionnelle, que justifie d'ailleurs leur aspect clinique.

I. — TUMEURS BÉNIGNES

Il existe deux variétés de tumeurs ombilicales bénignes, dont l'origine doit être rapportée aux restes du canal omphalo-mésentérique. D'une part, les *kystes de l'ombilic*, d'autre part les *tumeurs adénoïdes diverticulaires* de Lannelongue et Frémont.

1° **Kystes de l'ombilic**. — C'est à peine si nous avons pu réunir 7 à 8 observations de kystes de l'ombilic ayant nettement une origine omphalo-mésentérique. Nous reproduisons les plus typiques.

Wyss[1] a décrit un kyste de la paroi abdominale, situé à 2 centimètres au-dessus de l'ombilic, entre les muscles et le péritoine. Il avait les dimensions d'un haricot, et renfermait un mucus opaque et visqueux. Sa paroi, composée de tissu fibreux peu épais, était revêtue d'un épithélium cilié.

[1] Wyss. *Arch. f. Pathol. Anat.*, 1870, LI, 144.

Dans un cas de Roser[1], il s'agissait encore d'un kyste *prépéritonéal* : « Un jeune homme présentait un écoulement par une fistule ombilicale consécutive à l'incision d'une petite tumeur kystique. Une sonde, introduite par l'orifice fistuleux, pénètre jusqu'à 6 centimètres. Par l'orifice sort un liquide clair, dans lequel l'examen montre la présence de *cellules épithéliales cylindriques*. Le jeune homme réclamant l'opération, on fait une incision et, la peau sectionnée, on tombe sur une poche de consistance fibreuse. Celle-ci ouverte, une cavité apparaît, recouverte d'une membrane muqueuse. On enlève cette muqueuse par fragments aussi largement que possible et on cautérise au chlorure de zinc. La poche bourgeonne et se comble peu à peu : guérison au quarante-huitième jour. » Caruso[2], au cours d'une laparotomie pour fibromyome chez une femme de quarante-deux ans, ouvre au niveau de l'ombilic un petit kyste, dont la paroi lui apparut constituée par un épithélium cubique, avec des tubes glandulaires et quelques fibres musculaires. Il s'agissait dans tous ces cas de véritables kystes. Mais Zumwinkel[3] et d'autres auteurs ont décrit au niveau de l'ombilic des formations qu'il est difficile de différencier cliniquement du *diverticule ouvert* type Lexer, c'est-à-dire du diverticule dont la communication avec l'intestin a été interrompue, tandis que le canal omphalo-mésentérique persistant reste ouvert à l'ombilic. Dans le cas de Zumwinkel, « une petite fille, âgée de sept ans, *avait depuis sa naissance une petite ouverture sur le côté gauche de l'ombilic*, par où s'écoulait un liquide visqueux en telle abondance, que son linge était constamment taché. A son entrée à l'hôpital, on trouve une tumeur arrondie, ulcérée à sa surface, d'un diamètre de 1cm,25 environ. Au milieu est un orifice, dans lequel on peut introduire une sonde à 1 centimètre de profondeur, et la mouvoir ensuite librement dans tous les sens, comme dans une cavité. Je pensai, sans en être certain, à une fistule de l'ouraque. Deux incisions elliptiques circonscrivent la tumeur et l'ombilic et enlèvent un kyste bleuâtre, qui se laisse assez facilement détacher de sa base. Guérison. Contre mon attente, l'examen de la paroi montra une structure tout à fait analogue à celle de l'intestin grêle : muqueuse à épithélium cylindrique, villosités et glandes de Lieberkühn, une

[1] Roser. *Arch. f. Klin. Chir.*, 1876, XX, 475.

[2] Caruso. *Atti della Soc. ital. di Ost. et Gyn.*, 1902, vol. VIII.

[3] Zumwinkel. *Arch. f. Klin. Chir.*, 1890, XL, 838.

muscularis mucosæ, que l'on pouvait suivre jusque dans les villosités, une couche musculaire, double par places. *La muqueuse n'est pas normale ; elle paraît hypertrophiée ; les villosités sont très hautes et larges, se partagent en plusieurs pointes, elles rappellent le papillome ; les glandes sont aussi plus nombreuses ; la muscularis mucosæ est particulièrement épaisse.* La peau elle-même, autour de la fistule, est très hypertrophiée dans ses diverses couches. » Zumwinkel fait remarquer que son kyste était situé en avant de la paroi, sous la peau, tandis que celui de Roser était sous-péritonéal. Dans un cas de Heaton [1], il s'agit encore d'un véritable diverticule ouvert à l'ombilic et la connexion avec l'intestin est établie par un cordon fibreux : « Un enfant de deux ans et demi avait depuis sa naissance un écoulement ombilical. L'examen montra une petite fistule ombilicale dans laquelle un stylet pénétrait en bas et en arrière de 8 centimètres environ. L'introduction du stylet fit sortir plusieurs centimètres cubes d'un liquide clair, huileux, peu épais, jaune pâle, de réaction légèrement alcaline, fortement albumineux et ne contenant pas d'urée. L'opération montra que la fistule conduisait dans un sac à parois musculaires, attaché à l'ombilic et se dirigeant en bas et en arrière. Il n'avait aucune connexion avec la vessie, mais *de son extrémité en cul-de-sac partait un cordon court, mince et fibreux, qui allait se fixer sur une anse grêle.* Résection partielle du sac. Marsupialisation. La paroi ressemblait de très près à celle de l'intestin grêle. Malheureusement, aucun examen histologique ne fut fait [2]. » Mais deux ans plus tard, on extirpe le reste du sac, qui montre la structure de l'intestin grêle. C'est là un véritable diverticule ouvert, sans communication avec l'intestin, et nous avons tenu à rapprocher ces deux cas pour montrer que l'oblitération partielle du canal omphalo-mésentérique peut se faire aux points les plus divers. Dans les observations de Roser [3] et von Rosthorn, l'examen histologique montre une structure un peu spéciale. Dans le cas de Roser, chez un enfant d'un an et demi, l'examen de la paroi fistulaire (professeur Marchand) démontre l'existence d'une muqueuse de l'estomac, des glandes tubulaires très serrées et une couche riche en

[1] Heaton. Muscular walled sac opening at umbilicus and attached to the small intestine ; due to the imperfect obliteration of the vitelline Duct. *Brit. Med. Journ.* 1895, I, 475.

[2] Heaton. *Lancet*, 1895, II, 1107.

[3] Roser. Zur Lehre von der umbilicalen Magencysten Fisteln. *Centralbl. f. Chir.*, 1887, XIV, 260.

fibres musculaires, analogue à la paroi stomacale. Dans celui de VON ROSTHORN [1], « on trouve par places des formations rappelant les glandes pyloriques. L'épithélium est semblable à celui du gros intestin et ne renferme pas de cellules caliciformes. Le professeur VON EBENER soutient que cette muqueuse est absolument analogue à celle du gros intestin. » Rappelons que déjà, dans le diverticule ouvert, SIEGENBECK VAN HEUKELOM, LEXER, SALZER, ont vu une muqueuse à type gastrique.

2° **Tumeurs adénoïdes diverticulaires.** — Pendant fort longtemps on a confondu sous le nom de fongus de l'ombilic (DUGÈS), excroissances fongueuses de l'ombilic (NÉLATON) fongosités de l'ombilic (FÉRÉ), les petites tumeurs rougeâtres que l'on observe parfois, après la chute du cordon ombilical, à l'ombilic des tout jeunes enfants. KOLACZEK [2] le premier montre que certaines de ces tumeurs doivent être rattachées à des restes du canal omphalo-mésentérique embryonnaire.

Il publie en 1871 dans le *Journal de l'Institut Pathologique de Breslau* une observation de tumeur ombilicale chez un enfant de quatre ans. Cette tumeur se présentait à la coupe comme formée d'une couche corticale blanchâtre et d'une portion médullaire légèrement rougeâtre. La couche corticale se composait de nombreux canaux serrés semblables aux glandes de Lieberkühn, à épithélium cylindrique. Entre les glandes est une substance connective renfermant beaucoup de cellules lymphatiques. La partie centrale est constituée principalement par de gros faisceaux musculaires lisses entrecroisés en tous sens et entourant des vaisseaux très nombreux et très développés. Il désigne cette tumeur sous le nom d'*entérotératome* de l'ombilic. Revenant sur ce sujet en 1875, à propos d'un autre cas, il en explique la formation par une espèce d'évagination (Ausstülpung) du canal omphalo-mésentérique au niveau de l'ombilic.

Deux ans plus tard, KÜSTNER [3], qui ne cite même pas le nom de KOLACZEK [4], décrit ces « tumeurs avec glandes », sous le nom d'*adénomes de l'ombilic*. Après avoir longuement discuté l'hypothèse de leur

[1] Von Rosthorn. *Wiener Klin. Woch.*, 1889, 125 et 154.

[2] Kolaczek. Zwei Enteroteratome des Nabels. *Arch. f. Klin. Chir.*, 1875, XVIII, 349.

[3] Küstner. *Arch. f. pathol. Anat.*, 1877, LXIX, 286-294, 1 pl.

[4] Kolaczek. Kritisches zu den sogenannten « Adenomen » (Küstner) am Nabel der Kinder. *Arch. f. pathol. Anat.*, 1877, LXIX, 537.

origine allantoïdienne, il conclut que « les glandes trouvées sur les fongus de l'ombilic et ne présentant avec aucune autre glande du corps humain une ressemblance aussi frappante qu'avec celles du tractus digestif, sont en relation d'origine avec la persistance du canal omphalo-mésentérique. Quant à savoir si l'adénome ombilical répond à une persistance complète du canal omphalo-mésentérique, ou si quelques débris épithéliaux enfermés dans la cicatrice ombilicale suffisent à engendrer un adénome, il n'est pas possible pour le moment de se prononcer. » KOLACZEK rappelle alors ses travaux antérieurs et critique avec raison la dénomination d'adénomes donnée à ces tumeurs : « De quel droit KÜSTNER appelle-t-il ces tumeurs en miniature des adénomes? Une tumeur qui se compose surtout de fibres musculaires lisses, et qui porte seulement à sa surface une couche à peu près régulièrement en palissade de tubes cylindriques ayant tout à fait l'apparence de glandes de Lieberkühn, une pareille tumeur ne peut jamais, à mon avis, être appelée adénome, même si KÜSTNER avait vu une hyperplasie du stratum glandulaire allant au delà de la division en deux des extrémités des tubes glandulaires. KÜSTNER aurait dû plutôt les appeler des leiomyomes. *Il me paraît douteux que ces petites tumeurs doivent être considérées d'une façon générale comme des néoformations.* Il me semble plus vraisemblable que ce soient de simples éversions d'une partie de la paroi, en certains cas peut-être une évagination complète du canal omphalo-mésentérique, dans tous les cas, avec une légère hyperplasie de ses éléments. » CHANDELUX[1] décrit en 1881, dans les *Archives de Physiologie*, sous le nom d'*exomphale funiforme diverticulaire inversée*, une tumeur ombilicale de 6 centimètres de longueur, ressemblant à un pénis et recouverte de muqueuse. Nous avons classé cette observation parmi les prolapsus du diverticule ouvert du type décrit par LEXER, c'est-à-dire sans communication avec l'intestin. Mais c'est là une pure convention et, comme nous le démontrerons plus loin, entre le diverticule ouvert, les kystes ombilicaux ouverts et les tumeurs adénoïdes diverticulaires, tous les intermédiaires s'observent. C'est à LANNELONGUE et FRÉMONT[2] que nous devons cette dénomination de *tumeurs adénoïdes diverticulaires*, généralement adoptée depuis leur important mémoire de 1884, dans lequel ils font

[1] Chandelux. *Archives de Physiologie*, 1881.

[2] Lannelongue et Frémont. *Archives gén. de Médecine*, 1884, 36-63, 3 pl.

de ces tumeurs une excellente étude anatomique et clinique. Depuis les mémoires de Kolaczek et Küstner, plusieurs travaux allemands avaient paru, que la thèse d'Ophüls[1] résume d'une façon très complète, et sur lesquels Villar[2] s'était basé pour établir sa conception erronée de l'adénome stomacal, à opposer à l'adénome intestinal. Plus récemment, il faut citer les examens anatomo-pathologiques de Blanc et Weill[3], sur des pièces provenant du service de Broca et l'intéressante observation de Walther[4].

Les tumeurs adénoïdes diverticulaires sont assez *rares* : il n'en existe guère qu'une vingtaine d'observations publiées avec quelques détails et un examen histologique. Ce sont des tumeurs *congénitales*, mais qui n'apparaissent qu'au moment de la chute du cordon. Leur développement n'est pas bien considérable : elles ne dépassent pas ordinairement le volume d'une cerise, qu'elles atteignent rarement. Généralement arrondies, elles prennent parfois la forme cylindrique ou celle d'un tronc de cône implanté par sa base au niveau de l'ombilic (Holt[5]). Leur surface, d'un rouge vif, est lisse, brillante et humide, et rappelle tout à fait l'aspect de la muqueuse intestinale dans le prolapsus du rectum. La consistance en est solide, élastique; aucune réductibilité. La base se continue directement avec la peau de la région ombilicale, sans la moindre zone de transition. Dans le cas de Walther, la tumeur était comme enchâssée dans la peau, qui l'entourait d'un épais bourrelet. En écartant avec les doigts les bords de ce bourrelet, on pouvait découvrir en partie une portion progressivement rétrécie qui s'enfonçait profondément en un véritable pédicule dans l'anneau ombilical. Ce qui différencie cliniquement ces tumeurs du diverticule ouvert, avec ou sans fistule intestinale, c'est qu'elles ne portent point d'orifice. Le plus souvent, cet orifice n'a jamais existé. Cependant, on peut voir s'oblitérer une fistule entéro-ombilicale diverticulaire, avec prolapsus partiel du diverticule, et Railton[6] en a donné un exemple, dans lequel il persistait une tumeur

[1] Ophüls. *Inaug. Diss.*, Göttingen, 1895.
[2] Villar. Tumeurs de l'ombilic. Thèse de Paris, 1886-1887.
[3] Blanc et Weill. *Bull. Soc. Anat.*, 1899, 439-443.
[4] Walther. *Revue d'Orthopédie*, 1904, p. 23.
[5] Holt. *Med. Record*, 1888, I, 431.
[6] Railton. *Brit. Med. Journ.*, 1893, I, 795.

ombilicale cylindrique de 1 centimètre de long sur 3 millimètres d'épaisseur, ne présentant plus aucune ouverture. On a parfois noté au centre de la tumeur une dépression légère, profonde à peine de quelques millimètres. Quoique ne portant pas d'orifice, la tumeur sécrète, en quantité variable, un liquide filant et visqueux. SHEEN[1], qui l'a soigneusement recueilli, a trouvé que la quantité émise en vingt-quatre heures variait de 5 à 22 centimètres cubes. « C'était un liquide incolore et visqueux, qui se versait d'un vase dans un autre comme une gelée ; de réaction alcaline, il contenait un peu d'albumine. Il n'avait pas d'action digestive sur la fibrine ou l'amidon. ROSER a vu cependant le liquide de sécrétion d'un kyste ouvert de l'ombilic avoir une réaction acide, et DRECHSEL, examinant ce liquide dans le cas de TILLMANNS[2], y a constaté la présence d'acides libres, et a pu lui faire dissoudre la fibrine. »

Y a-t-il toujours coexistence d'un diverticule fixé à l'ombilic et d'une tumeur adénoïde? Cette question, fort importante en ce qui concerne les indications thérapeutiques, ne paraît pas pouvoir être tranchée d'une façon définitive. SHEEN[3] ne croit pas à cette coexistence habituelle, car, dit-il, l'ablation de ces polypes ombilicaux est simple et la guérison suit presque invariablement ». Or, par une singulière coïncidence, il rapporte l'observation d'un enfant de vingt et un mois chez lequel il enlève aux ciseaux une tumeur adénoïde, et qui succombe quelques jours après à des accidents d'occlusion par un diverticule fixé à l'ombilic. HARTMANN[4], THEINHAUS[5] ont également rapporté des faits dans lesquels la présence d'une tumeur adénoïde ombilicale avait permis de faire le diagnostic de la nature de l'occlusion : et l'intervention montra un diverticule fixé à l'ombilic. WALTHER[6] a présenté à la Société de Chirurgie une très intéressante pièce, dans laquelle on pouvait voir un diverticule de Meckel s'attacher à la face profonde de l'ombilic par un cordon fibreux qui, traversant la cicatrice ombilicale, formait au-devant d'elle le pédicule de la tumeur adénoïde. Il est fort

[1] Sheen. *Bristol M. Chir. Journ.*, 1901, XIX, 310.

[2] Tillmanns. Ueber angeborenen Prolaps von Magenschleimhaut durch den Nabelring, und über sonstige Geschwülste und Fisteln des Nabels. *Deutsche Zeitschr. f. Chir.* Leipzig, 1882-1883, XVIII, 161-202, 1 pl.

[3] Sheen. *Loc. cit.*

[4] Hartmann. *Bull. Soc. de Chir.*, 1898, XXIV, 202-205.

[5] Theinhaus. *New York Med. Journ.*, 1902.

[6] Walther. *Loc. cit.*

possible que dans plusieurs autres cas, où une tumeur adénoïde nettement pédiculée a été enlevée d'un coup de ciseau, on eût trouvé un diverticule sous-jacent.

Le *diagnostic* de ces tumeurs est généralement facile : Lannelongue et Frémont en ont précisé les éléments. Une tumeur d'aspect muqueux apparue à l'ombilic aussitôt après la chute du cordon, irréductible, présentant une résistance élastique et donnant une sécrétion muqueuse plus ou moins abondante, sans trace d'orifice, est une tumeur adénoïde diverticulaire. Le diagnostic différentiel avec le diverticule ouvert se fera par la présence dans ce dernier cas d'un orifice, conduisant dans la cavité abdominale. Mais il est bon de faire remarquer que Ophüls [1] a pu observer la coexistence d'une tumeur adénoïde diverticulaire et d'un diverticule ouvert : il s'agissait d'un enfant de trois semaines mort de péritonite à la suite d'une laparotomie pour prolapsus intestinal à travers le diverticule ouvert. Après avoir réduit l'intestin et réséqué le diverticule, on vit à l'ombilic une tumeur du volume d'une noisette qui montre à l'examen microscopique tous les caractères des entérotératomes de Kolaczek. Il ajoute qu'il est impossible de différencier macroscopiquement un entérotératome d'un diverticule ouvert avec prolapsus muqueux. Il nous paraît préférable de comprendre en clinique sous le nom de tumeurs adénoïdes diverticulaires les seules tumeurs muqueuses de l'ombilic qui ne présentent pas d'orifice. Les autres sont des diverticules ouverts, avec un degré variable de prolapsus. Il n'y a donc pas à discuter le diagnostic avec les fistules de l'ouraque, déjà fait à propos du diverticule ouvert. Ni les kystes, ni les tumeurs solides de l'ombilic, papillomes, angiomes, ne sauraient être confondus. Seul, le *granulome* se rapproche par certains caractères des tumeurs adénoïdes diverticulaires. Mais il se présente sous la forme d'un véritable bourgeon charnu, plus irrégulier ; il est plus mou ; sa surface saigne beaucoup plus facilement ; elle donne une sécrétion non plus muqueuse, mais franchement purulente. Il peut disparaître spontanément, par épidermisation venue de la peau voisine. En tout cas, il cède ordinairement aux cautérisations, même légères. Cependant la confusion peut être faite : comme le fait remarquer Lannelongue, « il peut arriver que le granulome, en se développant dans l'entonnoir ombilical, prenne une forme moulée sur les

[1] Ophüls. *Loc. cit.*

parties voisines, qui le rende plus égal, plus uni et plus dense, et si son implantation est assez large, on comprend le doute sur la nature de la tumeur. » Dans ces cas, l'examen histologique tranche la question : il montre, s'il s'agit d'un granulome, du tissu conjonctif embryonnaire sans trace d'épithélium.

La *structure* des tumeurs adénoïdes diverticulaires est absolument caractéristique : une couche périphérique, ou corticale, et un noyau central. La couche périphérique présente un aspect strié, perpendiculairement à la surface de la tumeur; les stries ne sont pas autre chose que des tubes glandulaires, ressemblant singulièrement aux glandes de Lieberkühn et tapissées comme elles d'un épithélium cylindrique haut à noyau basal, se continuant avec l'épithélium de même nature qui revêt la surface de la tumeur. Ces glandes sont souvent bifurquées à leur partie profonde. Dans la partie centrale de la tumeur, on trouve des fibres musculaires lisses, plus ou moins régulièrement disposées, et du tissu conjonctif. On y voit encore des follicules clos et une infiltration de cellules lymphatiques, qui se prolonge dans les espaces interglandulaires. Blanc et Weill [1] ont vu dans deux de ces tumeurs des formations papillaires rappelant les villosités; les glandes formaient par places des dilatations kystiques, et l'on constatait la présence de cellules éosinophiles. Fréquemment, des cellules caliciformes se rencontrent à la surface de la tumeur.

Il est intéressant d'étudier de plus près l'épithélium et les glandes de la couche corticale. Dans les cas de Lannelongue, « l'épithélium ne présentait nulle part un plateau, comme il en existe à l'état normal dans l'intestin. Les glandes se présentaient sous deux aspects. Les unes, recouvertes d'un épithélium semblable à celui qui tapisse la surface de la tumeur, sont remarquables par leur longueur, leur largeur, leur ouverture, souvent très large, à la surface de la tumeur, et par les dilatations ampullaires qu'elles présentent parfois sur leur trajet ; elles représentent les glandes de Lieberkühn ; plus profondément, se trouvent d'autres glandes, en tube également, mais dont l'épithélium est clair, à peine teinté par le picro-carmin ; *ces glandes ne sont pas représentées dans l'intestin normal.* » Tillmanns [2] trouve, dans la muqueuse des glandes de Lieberkühn, et aussi des glandes de Heidenhein, *telles qu'on les trouve dans la région pylorique.*

[1] Blanc et Weill. *Bull. Soc. Anat.*, 1899, 439-443.
[2] Tillmanns. *Loc. cit.*

LANNELONGUE et FRÉMONT font remarquer en outre que l'adhérence des tuniques entre elles est beaucoup plus grande ; un tissu conjonctif inflammatoire les unit étroitement, et fait de la tumeur un tout compacte. Les couches sont irrégulières, souvent épaissies, et surtout séparées par un tissu conjonctif beaucoup plus abondant qu'à l'état normal.

3° **Pathogénie des tumeurs bénignes d'origine diverticulaire.** — Il est très facile de comprendre le mode de formation des *kystes ombilicaux* : qu'ils soient ouverts ou non à l'ombilic au moment de la naissance, ils représentent simplement la persistance sur une plus ou moins grande étendue de la portion distale du canal omphalo-mésentérique. Dans certains cas (HEATON) leur connexion avec l'intestin était encore établie par un cordon fibreux; dans les autres cas, elle n'a pas été vue, et il est impossible de l'affirmer. Il est probable que les kystes ouverts résultent, comme le diverticule ouvert, de la nécrose avec le moignon du cordon de l'extrême pointe du diverticule, plutôt que de sa ligature. La situation variable des kystes ombilicaux (sous-cutanés, intra-pariétaux, rétro-pariétaux) répond à un degré variable de persistance du conduit vitellin.

La pathogénie des *tumeurs adenoïdes diverticulaires* a été plus discutée : KOLACZEK les considère comme « de simples éversions de la paroi, en certains cas peut-être une évagination complète du canal omphalo-mésentérique. » Et c'est à cette explication que nous serons obligés de revenir, tout en la développant plus longuement.

CHANDELUX décrit la tumeur qu'il a observée sous le nom d'exomphale funiforme diverticulaire inversée, admettant pour expliquer sa formation l'inversion d'un diverticule en dehors de l'ombilic. LANNELONGUE et FRÉMONT, qui n'ont observé que de petites tumeurs adénoïdes, repoussent « l'hypothèse de CHANDELUX, sans arguments et sans preuves. » Ils admettent qu'il s'agit dans tous les cas d'une procidence muqueuse, qu'on peut considérer à deux degrés : « Dans une première catégorie de faits, la procidence sera générale ; il devra exister alors au centre de la tumeur une sorte d'infundibulum en communication avec l'intestin, à la condition toutefois que le travail de séparation n'ait pas amené l'oblitération de la hernie centrale de l'infundibulum ; or, l'examen très complet des tumeurs que nous avons eues sous les yeux ne nous a pas révélé cette particularité... Une procidence partielle de la muqueuse, c'est-à-dire un prolapsus latéral, ne comprenant par conséquent qu'une partie de cette membrane, entraînant à sa suite les plans musculaires qui lui sont annexés, telle est l'interprétation qui nous paraît en harmonie avec les caractères offerts par les tissus dont nous parlons. »

En réalité, il n'est pas possible de donner une théorie pathogénique unique de la formation des tumeurs adénoïdes diverticulaires, et cela pour une raison bien simple, c'est qu'on a quelquefois confondu sous cette dénomination des faits qui doivent rester distincts. Nous ne pensons pas que l'on doive décrire sous ce nom les tumeurs muqueuses ombilicales pourvues d'un orifice conduisant dans la cavité abdominale, et communiquant ou non avec l'intestin. Ce qui domine en pareil cas, c'est l'existence du diverticule iléo-ombilical, et non la tumeur ombilicale. Certes, cette tumeur, qu'elle se présente sous la forme d'un simple prolapsus muqueux, ou d'un prolapsus total du diverticule, revêt l'apparence extérieure des tumeurs adénoïdes ; même l'examen histologique, comme l'a montré une intéressante observation de KIRMISSON[1], y révèle une identité presque complète de structure. Mais, encore une fois, il ne faut voir là que des formes de diverticule ouvert, des degrés divers de l'évagination de ce diverticule. Or, cette évagination est bien réelle, et ROTH[2], qui l'a décrite le premier sous le nom de *diverticule proéminent*, en a fait une étude des plus démonstratives et des mieux illustrées (fig. 62). Il a vu l'appendice ombilical se comporter comme la *pars intussuscepta* d'une invagination intestinale. Il ne peut donc y avoir aucun doute sur la possibilité du prolapsus total du diverticule ouvert, prolapsus total étant pris dans le sens de prolapsus de toutes les tuniques, quelle que soit la longueur prolabée. Mais ces faits ne doivent pas selon nous être compris dans la description des tumeurs adénoïdes diverticulaires.

Que le prolapsus du diverticule ouvert intéresse un diverticule interrompu, du type Lexer, et il en résultera une tumeur muqueuse cylindrique, de longueur variable, dont l'apparence extérieure rappellera tout à fait celle de la forme précédente, mais qui s'en différenciera par l'absence d'un orifice à son extrémité. Parfois cependant, on y remarquera une petite dépression, comme s'il persistait en ce point

[1] Kirmisson. *Revue d'Orthopédie*, 1901.
[2] Roth. *Arch. f. pathol. Anat.*, 1881, LXXXVI, 371-390, 1 pl.

des connexions profondes. Or, n'est-ce point là la description exacte de l'exomphale funiforme diverticulaire inversée de CHANDELUX? A vrai dire, nous manquons de documents précis pour affirmer l'exactitude de ce mécanisme, mais ce que nous savons sur le prolapsus du diverticule ouvert de la première forme nous y autorise, et ce que nous allons voir va nous le confirmer encore.

LÖWENSTEIN [1] a rapporté l'observation d'un tout jeune enfant qui portait à l'ombilic une tumeur cylindrique de la grosseur d'une phalange unguéale et d'environ 1 centimètre et demi de longueur. Cette tumeur ne porte pas d'ouverture à son extrémité. Un médecin l'enlève au bistouri, pensant à un granulome. Immédiatement, une anse intestinale sort de l'abdomen, et il se fait une éventration progressivement croissante. LÖWENSTEIN appelé fut obligé pour réduire l'intestin de débrider largement la plaie ombilicale. L'examen microscopique de la tumeur enlevée montre ce qui suit, sur une coupe longitudinale : « une couche muqueuse externe, renfermant des glandes de Lieberkühn, une couche intermédiaire, musculeuse, et une couche interne, séreuse : il s'agit donc d'un diverticule intestinal éversé en dehors de l'ombilic. » Il n'est pas question dans cette intéressante observation de connexions profondes du diverticule éversé; soit qu'elles fussent réellement absentes, soit, ce qui paraît peu probable, qu'elles soient passées inaperçues. Donc, selon toute évidence, ce prolapsus incontestable et total, n'est pas un prolapsus du diverticule ouvert, mais plutôt un prolapsus d'un de ces kystes ouverts répondant à la persistance de la partie ombilicale du canal omphalo-mésentérique. Et la présence d'un revêtement péritonéal sur sa face interne démontre qu'il s'agissait d'un kyste primitivement intra ou sous-péritonéal, analogue au kyste de ROSER.

Supposons maintenant un kyste ouvert sous-cutané, analogue à celui de ZUMWINKEL. Si le processus de nécrose qui a amené l'ouverture du kyste est assez limité, il ne produira qu'un petit orifice, à travers lequel le stylet pénétrera dans une cavité. Mais si la paroi du kyste est intéressée sur une plus grande étendue, on peut parfaitement concevoir qu'il ne subsiste guère que la paroi postérieure. Or, nous sommes au moment de la chute du cordon, c'est-à-dire au moment où la cicatrice ombilicale va se constituer : la rétraction des tissus due

[1] Löwenstein. *Arch. f. Klin. Chir.*, 1894-1895, XLIX, 541-563.

à ce travail de cicatrisation va se faire peu à peu, dans un sens concentrique, autour de cette surface muqueuse, qui sera ainsi comme progressivement énucléée et pédiculisée. La structure de ces tumeurs sera moins régulière, et l'on n'y verra jamais de péritoine, puisque la tumeur primitive était intrapariétale. C'est alors qu'il n'est plus possible de reconnaître la structure type de la paroi intestinale : comme l'a fait remarquer Lannelongue, « l'adhérence des tuniques entre elles est beaucoup plus grande ; un tissu conjonctif inflammatoire les unit étroitement et fait de la tumeur un tout compact. Les couches sont irrégulières, souvent épaissies, et surtout séparées par un tissu conjonctif beaucoup plus abondant qu'à l'état normal. » Mais les modifications les plus intéressantes portent sur l'épithélium. Nous y reviendrons plus loin. Toutefois signalons l'existence ici, au centre d'une des tumeurs décrites par Lannelongue, d'un amas glandulaire isolé. On peut admettre avec cet auteur « qu'un des îlots glandulaires refoulé vers le centre, ou occupant primitivement presque le centre de la tumeur, se soit trouvé isolé du reste de la muqueuse par une prolifération conjonctive plus abondante. Les tubes glandulaires étouffés et comprimés seraient ainsi isolés de leurs culs-de-sac. La portion glandulaire centrale, ainsi comprise, ne serait qu'une dépendance ancienne de la muqueuse. » Cette explication est très rationnelle, et cadre bien avec le développement considérable du tissu conjonctif inflammatoire dans la tumeur.

La muqueuse elle aussi, avons-nous dit, a subi de profondes modifications : « l'épithélium ne présente nulle part un plateau comme il en existe à l'état normal dans l'intestin... Le chorion présente une quantité d'éléments embryonnaires beaucoup plus grands. Les glandes se présentent sous deux aspects : celles qui sont recouvertes d'un épithélium semblable à celui qui tapisse la surface de la tumeur sont remarquables par leur longueur, leur largeur... Quant à celles qui n'ont qu'un épithélium clair, elles ne sont pas représentées dans l'intestin normal » (Lannelongue). Ces mêmes modifications ont été vues par Roser[1], von Rosthorn[2], dans des kystes *ouverts*. Dans le cas de Roser, l'examen microscopique fait par le professeur Marchand avait démontré l'existence d'une muqueuse *gastrique*. Quant aux glandes, elles

[1] Roser. *Loc. cit.*

[2] Von Rosthorn. *Loc. cit.*

rappelaient tout à fait dans leur partie profonde les glandes pyloriques. TILLMANNS[1], ayant lui-même observé dans un cas personnel les mêmes particularités de structure, n'avait pas hésité à soutenir l'origine gastrique de ces tumeurs : pour lui, il se formerait dans la vie embryonnaire un diverticule de l'estomac qui, engagé dans le cordon ombilical, s'ouvrirait lors de la chute de celui-ci (fig. 67). La théorie de l'origine stomacale de certaines tumeurs muqueuses de l'ombilic semblait d'ailleurs fortement appuyée par le fait qu'elles sécrétaient un

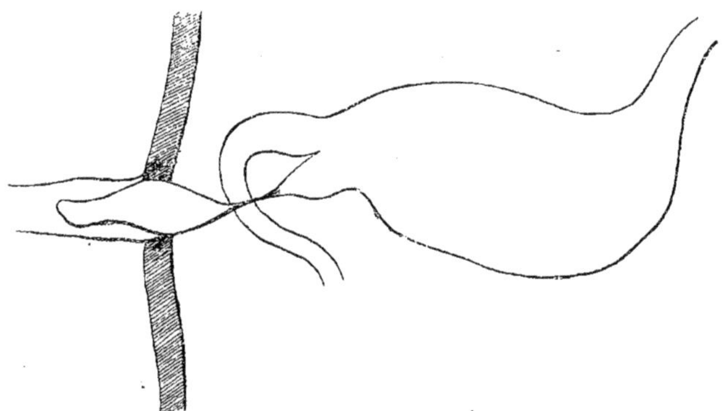

Fig. 67. — Théorie du diverticule stomacal (Tillmanns).

liquide acide, dissolvant la fibrine (TILLMANNS). Cette explication, pour ROSER, était d'autant plus plausible que, chez le fœtus, la région pylorique de l'estomac se trouve très rapprochée de l'ombilic. Aussi VILLAR a-t-il cru devoir admettre l'existence d'un adénome stomacal. Plus récemment, TILLMANNS[2], LINDENER[3] ont rapporté chacun un cas de « prolapsus de la muqueuse gastrique à travers l'ombilic ». Les tumeurs muqueuses, pédiculées, sécrétaient en grande quantité un suc à réaction acide et filant. Les essais de digestion, faits à l'Institut physiologique de Leipzig, démontrent qu'il s'agit de suc gastrique. L'extirpation ne permit pas de voir une communication ni avec l'estomac ni avec l'intestin; l'examen microscopique montra qu'il s'agissait de muqueuse gastrique.

La théorie du diverticule gastrique semblait donc parfaitement sou-

[1] Tillmanns. *Deutsche Zeitschr. f. Chir.*, 1882-1883, XVIII, 161-202, 1 pl.

[2] Tillmanns. *Deutsche Med. Wochenschr.*, 1898, XXIV. 172.

[3] Lindener. *Ibid.*

tenable. Elle a été définitivement ruinée par les recherches histologiques de ces dernières années. Déjà SIEGENBECK VAN HEUKELOM[1] avait vu sur un fœtus un diverticule ouvert en communication avec l'intestin et divisé en deux parties par une constriction. Chacune de ces deux parties possédait un épithélium différent. Celle qui était restée en communication avec l'intestin avait un épithélium intestinal; l'autre avait un épithélium semblable à celui de la région pylorique de l'estomac. LEXER[2] fait la même constatation sur un diverticule iléo-ombilical oblitéré à sa partie moyenne. Enfin SALZER[3], examinant les préparations d'un diverticule ouvert, extirpé par une cure radicale chez un enfant de cinq mois, et communiquant avec l'intestin, a pu par places établir la présence d'une muqueuse stomacale bien caractérisée. Pour expliquer la forme spéciale de l'épithélium à type gastrique, SIEGENBECK VAN HEUKELOM admet que la séparation du diverticule se fait au moment où le tractus gastro-intestinal est encore tapissé d'un épithélium cylindrique clair à une seule couche. Pendant que l'épithélium du canal intestinal change de forme, probablement sous l'influence de la bile, la muqueuse diverticulaire, qui s'est isolée, conserve sa forme antérieure. La réaction acide de la sécrétion et son pouvoir digestif seraient liés à la forme de l'épithélium. VON ROSTHORN admet, pour expliquer la réaction acide, la présence de bactéries, car, dit-il, KLEMENSIEWICZ a démontré que la sécrétion des glandes du pylore a une réaction alcaline.

Il nous paraît plus vraisemblable d'admettre avec LANNELONGUE que « la cause de tous ces changements est de nature irritative. » Nous en devons d'ailleurs à KIRMISSON[4] la démonstration évidente. Sur un diverticule ouvert extirpé à son implantation sur l'intestin, KIRMISSON[5] a pu voir la muqueuse de type intestinal se modifier progressivement au voisinage de l'orifice ombilical, jusqu'à prendre le type de la muqueuse gastrique, avec de véritables glandes en grappe. Ailleurs, il a pu suivre, sur une même glande, les modifications progressives de l'épithélium vers la profondeur. Il en conclut que ces modifications glandulaires doivent être attribuées aux traumatismes et au change-

[1] Siegenbeck van Heukelom, Die Genese der Ectropia Ventriculi am Nabel. *Arch. f. pathol. Anat.*, 1888, Bd III, 475.

[2] Lexer. *Arch. f. Klin. Chir.*, 1899, Bd 59, Heft 4.

[3] Salzer. *Wiener Klin. Wochenschr.*, 1904, n° 22.

[4] Kirmisson. *Revue d'Orthopédie*, 1901.

[5] Kirmisson. *Ibid.*, 1904, 47-52.

ment de milieu extérieur subis par la tumeur. En effet, d'une part, elles n'ont été observées que sur des diverticules ou des kystes *ouverts*, ou sur des tumeurs adénoïdes largement exposées; d'autre part, le développement et les modifications glandulaires paraissent proportionnels à l'ancienneté de la tumeur.

En résumé, voici comment on doit, à notre avis, comprendre la question des tumeurs adénoïdes diverticulaires :

Les tumeurs adénoïdes diverticulaires sont des restes ombilicaux du canal omphalo-mésentérique de l'embryon. L'hypothèse du diverticule gastrique, admise par Tillmanns *et* Roser, *doit être définitivement rejetée.*

On ne doit pas ranger parmi les tumeurs adénoïdes ce que nous avons décrit sous le nom de prolapsus muqueux, et prolapsus total du diverticule ouvert (diverticule proéminent de Roth*). Ce qui domine dans ces faits c'est l'existence d'un diverticule allant de l'iléon à l'ombilic ; la tumeur ombilicale n'est qu'un accessoire.*

Seules doivent être décrites comme tumeurs adénoïdes diverticulaires les tumeurs ombilicales d'origine vitelline, recouvertes de muqueuse, et ne présentant aucun orifice conduisant dans la cavité abdominale.

Au point de vue pathogénique, il est nécessaire d'en distinguer trois groupes :

1° *Les unes, tumeurs cylindriques, volumineuses, pendent au-devant de l'ombilic en forme de trompe. Elles semblent résulter du prolapsus total et complet d'un diverticule du type* Lexer, *c'est-à-dire oblitéré du côté de l'intestin.*

2° *Une deuxième variété comprend des tumeurs moins volumineuses, où se retrouvent les couches intestinales encore assez régulièrement disposées et un revêtement péritonéal interne. Celles-ci répondent au prolapsus d'un kyste ouvert sous-péritonéal ou intra-péritonéal du type* Roser.

3° *Quant à la troisième variété, qui paraît jusqu'ici renfermer le plus grand nombre de cas, elle s'explique par l'éversion d'un kyste intrapariétal du type* Zumwinkel, *largement ouvert lors de la chute du cordon. La disposition des diverses couches est ici plus irrégulière et l'on n'y trouve aucune trace de revêtement péritonéal.*

Dans le premier groupe, il existerait toujours un diverticule iléo-ombilical, mais oblitéré ; dans le troisième groupe, la coexistence d'un diver-

ticule attaché à la face profonde de l'ombilic, au niveau même de la tumeur adénoïde, a été notée par plusieurs observateurs. Il n'est pas possible de dire si cette existence est constante.

Pronostic et traitement. — Le pronostic des kystes de l'ombilic d'origine vitelline n'est pas grave. Cependant, lorsqu'ils ont conservé des connexions avec l'intestin, le sujet qui en est porteur reste exposé aux accidents de l'occlusion par la bride vitelline. Aussi est-il indiqué, en faisant l'ablation de ces kystes, de s'assurer qu'ils n'ont pas de connexions profondes afin de sectionner, s'il y a lieu, la bride ou le diverticule à leur implantation sur l'intestin.

De même le pronostic des tumeurs adénoïdes diverticulaires ne comporte aucune gravité. Mais ici encore il ne faudra pas oublier la présence possible d'un diverticule adhérent à l'ombilic, signalée par Theinhaus, Walther et d'autres auteurs. L'ablation de la tumeur ombilicale devra donc se faire largement, par une incision d'omphalectomie, qui permettra de s'assurer des rapports profonds de la tumeur et sera, le cas échéant, suivie de l'ablation du diverticule.

II. — TUMEURS MALIGNES

Un certain nombre de tumeurs malignes de l'ombilic paraissent reconnaître pour origine les restes du conduit omphalo-mésentérique. Nous devons en distinguer deux groupes, les tumeurs malignes d'origine conjonctive, et les tumeurs malignes d'origine épithéliale.

1° Tumeurs malignes conjonctives. — Les rares faits connus ont été rassemblés dans la thèse récente de Otto Fried [1] dont nous reproduisons en grande partie la description. Virchow [2] extirpe chez un nouveau-né une tumeur qui sortait avec le cordon de l'anneau ombilical. Cette tumeur, longue d'environ 10 centimètres, et de l'épaisseur d'un index, avait dans son ensemble beaucoup d'analogie avec une corne de vache. A sa base, elle porte quelques excroissances qui ont tout à fait l'apparence de cotylédons du placenta. A l'endroit où elle pénètre dans l'ombilic, elle paraît comprimée de tous les côtés,

[1] Otto Fried. Ein Fall von primären Sarkom des Meckelschen Divertikels. *Inaug. Diss.*, Erlangen, 1902.

[2] Virchow. Ueber einem Kongenitalen Umbilical Anhang. *Arch. f. pathol. Anat.*, 1864, XXXI, p. 68.

et prend un aspect presque ligamenteux. Rouge vif à la naissance, sa coloration est ensuite devenue plus foncée; elle est de consistance assez ferme, manque de pulsations, et n'est nullement réductible. Assez régulièrement cylindrique, elle s'amincissait à 2 centimètres de son extrémité libre, qui portait un lobe allongé, arrondi, rattaché par un pédicule propre. La surface de la tumeur était lisse, assez ferme; la surface de coupe montrait de nombreux vaisseaux à parois assez épaisses et pour la plupart béants.

L'examen microscopique donna, sous une couche d'épithélium *pavimenteux*, un assise assez épaisse, cutanée, qui contenait un très beau et très grand réseau de cellules fusiformes et une substance intercellulaire muqueuse. On conclut à un *sarcome fuso-cellulaire*.

Le cas de Fred Lawton[1] est assez peu clair : « A la ligature du cordon d'un enfant vigoureux, on constate une tumeur en forme de poire, qui avait la même gaine que le cordon, et communiquait par l'orifice ombilical avec la cavité abdominale. L'ablation fut suivie d'une hémorragie assez abondante. La tumeur se composait principalement de vaisseaux sanguins, généralement très gros, et d'un réseau dans lequel se trouvaient des noyaux ronds ou ovales, généralement groupés par quatre ou cinq. » Kaufman[2] a décrit chez un nouveau-né une tumeur ombilicale à laquelle il donne le nom de *myxosarcome télangiectasique*. C'était une tumeur sphérique, haute de 6 centimètres, dont le pourtour mesurait 16 centimètres, située à l'extrémité abdominale du cordon, résistante, et de coloration rougeâtre. Elle avait eu dans les premières semaines un accroissement rapide, après quoi elle fut opérée. L'examen microscopique montra, au milieu d'un tissu myxomateux, un grand développement de vaisseaux, d'aspect caverneux. Le même auteur rapporte un cas de *myxosarcome* décrit par Leidhecker, chez une petite fille de quatorze ans; le début de la tumeur aurait remonté à la première jeunesse. Plus récemment, Mintz a décrit un « adénome vrai » (?) de l'ombilic, présentant un commencement de dégénérescence sarcomateuse. Une femme de quarante-six ans portait depuis quinze ans une hernie ombilicale survenue à la suite d'un accouchement. Il y a cinq ans, apparut dans la région ombilicale une tumeur violacée de la grosseur d'une noisette, sur laquelle se montrèrent des phlyctènes

[1] Fred Lawton. *Obstetr. Trans.*, 1866, VII, 210.

[2] Kaufmann. Ueber eine Geschwulstbildung des Nabelstrangs. *Arch. f. pathol. Anat.*, 1890, p. 513.

laissant échapper en se crevant un liquide sanguinolent. La tumeur fut extirpée en 1893, et l'examen révéla une structure caverneuse. Quatre ans après, la malade rentra à l'hôpital, avec une récidive de sa hernie et de sa tumeur : on sentait dans la cicatrice deux tubercules de la grosseur d'une noisette. Nouvelle cure radicale. Nouvelle excision de la tumeur, dont l'examen microscopique révèle la structure adénomateuse, avec à la périphérie un *commencement de dégénérescence sarcomateuse*. L'auteur ajoute que la tumeur primitive provenait sans doute de restes omphalo-mésentériques inclus dans la cicatrice ombilicale.

Tels sont les rares faits de tumeurs malignes conjonctives dont l'origine a pu être rapportée à des restes omphalo-mésentériques. Toutefois, il faut bien reconnaître que leur interprétation exacte reste toujours difficile. Faut-il incriminer le canal omphalo-mésentérique lui-même, ou les autres éléments du cordon ombilical? Les seuls cas connus ne semblent pas permettre, pour le moment du moins, de trancher la question d'une façon définitive.

2° Tumeurs malignes épithéliales. Epithélioma cylindrique primitif de l'ombilic. — Tillaux a réuni dans la thèse de son élève Bonvoisin[1] deux observations personnelles d'épithélioma de l'ombilic à cellules cylindriques, qu'il croit être des tumeurs primitives. En voici le résumé : une femme de quarante ans voit se développer à l'ombilic une petite tumeur de la dimension d'une lentille, de coloration rouge vineux, reposant sur un plateau induré. Elle augmenta rapidement de volume, puis s'ulcéra, et donna quelques hémorragies. A l'entrée à l'hôpital, toute la cicatrice ombilicale est envahie par une tumeur présentant la largeur d'une pièce de dix centimes. La coloration était rouge vineux, et elle présentait au centre une ulcération en godet offrant les dimensions d'une pièce de cinquante centimes. On ne trouvait d'engorgement ganglionnaire ni dans l'aine ni dans l'aisselle; l'état général était excellent; c'était une femme robuste, grasse, et ne présentant aucune lésion organique. La tumeur est enlevée par omphalectomie, et la malade guérit. Une note histologique de Cornil dit que « la tumeur est constituée par un épithélioma cylindrique; cet épithélioma est analogue à ceux qui se développent primitivement dans les

[1] Bonvoisin. Étude pathologique et histologique sur une variété d'épithélioma de l'ombilic. Thèse, Paris, 1890-1891, n° 305.

glandes de l'intestin ». Le second cas est celui d'un homme de soixante-quatre ans, qui a remarqué il y a deux mois au niveau de la cicatrice ombilicale l'apparition d'une excroissance charnue à peu près indolente, des dimensions d'un petit pois. Jamais auparavant il n'avait rien remarqué d'anormal au niveau de l'ombilic. La tumeur s'ulcère rapidement, et le malade entre à l'hôpital. Pas d'adénopathie. Alternatives de diarrhée et de constipation, mais pas de melœna ni d'hématémèse. L'état général est resté bon, mais il est survenu ces derniers temps un amaigrissement notable. Omphalectomie, au cours de laquelle on constate l'intégrité du péritoine et l'absence d'adhérences profondes. Le malade mourut le sixième jour. L'autopsie ne fut point complète, mais l'estomac et l'intestin paraissaient sains. L'examen histologique, fait dans le laboratoire de Cornil, montre un épithélioma à cellules cylindriques, ressemblant à celles de l'épithélium adulte ou embryonnaire des glandes de Lieberkühn.

Se basant sur ces deux observations, Tillaux admet l'existence d'un *épithélioma cylindrique primitif* de l'ombilic, dont il explique la pathogénie de la façon suivante : un adénome diverticulaire (tumeur adénoïde) serait resté pendant longtemps stationnaire et, un beau jour, sous l'influence d'une cause méconnue, aurait été envahi par la dégénérescence épithéliomateuse.

Dans un mémoire fort intéressant et documenté, Quénu et Longuet[1], étudiant le *cancer secondaire* de l'ombilic, montrent qu'il ne reconnaît guère que deux sources premières : tantôt, et dans les deux tiers des cas, l'estomac ou l'intestin ; tantôt, dans un tiers des cas, l'utérus ou les annexes. Ils insistent sur la fréquence de l'épithélioma secondaire par rapport à l'épithélioma primitif, et concluent que « *par son type histologique, un épithélioma cylindrique de l'ombilic ne peut être considéré comme une tumeur primitive ; seuls, les épithéliomas de l'ombilic du type pavimenteux appartiennent aux cancers primitifs* ».

Discutant les observations de Tillaux, ils n'hésitent pas à les considérer « comme rentrant dans le cadre vulgaire des épithéliomes ombilicaux secondaires ayant comme point de départ la muqueuse digestive... Ces cas ne nous paraissent pas, ajoutent-ils, suffisamment déci-

[1] Quénu et Longuet. Cancer secondaire de l'ombilic. *Revue de Chirurgie*, 1896, XVI, p. 101.

sifs pour nous autoriser à admettre l'existence d'épithéliomas cylindriques primitifs. » Et c'est aussi notre opinion, mais en ce qui concerne le dernier point seulement, car peut-être s'agissait-il de vrais épithéliomas cylindriques primitifs. Toutefois, nous sommes obligés de reconnaître l'insuffisance des observations précitées : dans le premier cas, la malade n'a pas été suivie; dans le second, une autopsie incomplète n'a pas permis de s'assurer exactement de l'état des viscères abdominaux.

Nous avons communiqué au dernier Congrès de chirurgie[1] une observation personnelle qui nous paraît des plus démonstratives, et que nous reproduisons *in extenso*, en raison de son grand intérêt anatomique et clinique.

ÉPITHÉLIOMA CYLINDRIQUE PRIMITIF DE L'OMBILIC

Mme D..., âgée de cinquante-six ans, entre le 10 novembre 1904 dans la clinique privée de M. le professeur Forgue.

Cette femme n'a jamais été malade et n'a jamais rien remarqué d'anormal du côté de l'ombilic, lorsqu'il y a six mois, elle vit apparaître en ce point une plaque rouge, ayant les dimensions d'une pièce de 5 francs, et au niveau de laquelle les parties profondes paraissaient indurées. Il y a quatre mois, une petite ulcération, parfois saignante, s'est montrée au centre de cette surface rouge; une petite croûte se formait, qui tombait quelques jours après, découvrant à nouveau l'exulcération centrale.

Au moment de l'entrée, on note l'existence, au niveau de l'ombilic, d'une sorte de disque en faible saillie, qui s'est substitué à la forme déprimée et plissée d'un ombilic normal. Il y a là comme une large pastille aplatie, dépassant un peu les dimensions d'une pièce de 5 francs, d'une couleur rouge foncé presque violacé, à surface faiblement mamelonnée, couverte de squames croûteuses à sa périphérie, exulcérée dans sa partie centrale, qui est bourgeonnante et un peu suintante. Cette tumeur infiltre la peau et les plans profonds de la région ombilicale. Si on cherche à la pincer transversalement, entre le pouce et l'index, on apprécie qu'elle forme un disque induré, à peu près régulier comme contour, paraissant comprendre toute l'épaisseur

[1] E. Forgue et V. Riche. Contribution à la pathologie du diverticule de Meckel. Congrès de Chirurgie, octobre 1906.

de la paroi abdominale, mais restant mobile sur les plans profonds. Cette tumeur est à peu près indolore à la pression, et irréductible. L'exploration très attentive de l'abdomen ne révèle pas l'existence d'une tumeur appréciable, ni sur la face antérieure de l'estomac, ni dans la région pylorique, ni vers le foie ou la vésicule biliaire, ni dans l'épiploon. Le toucher vaginal et l'examen du rectum restent négatifs. Pas de ganglions, ni dans l'aine, ni dans la région claviculaire. La malade n'a jamais eu ni hématémèse ni melœna, elle a souffert de quelques légers troubles dyspeptiques, sans vomissements.

En raison de l'absence de toute symptomatologie viscérale nette, en présence des résultats négatifs de l'exploration abdominale, M. Forgue croit pouvoir conclure au siège primitif de la tumeur dans l'ombilic et, sous l'influence de la règle de Quénu et Longuet, il élimine la probabilité d'un épithélioma à cellules cylindriques. Le diagnostic porté par M. Forgue est *épithélioma pavimenteux primitif de l'ombilic*.

L'opération fut pratiquée le 16 novembre 1904. Elle consista en une large omphalectomie, et fut conduite selon les règles de cette opération : deux incisions en ellipse dépassent d'un bon travers de pouce les limites apparentes de la tumeur. Après section de la peau et du tissu sous-cutané, l'aponévrose du grand droit est incisée des deux côtés, le muscle récliné, son aponévrose profonde incisée ; le péritoine est ensuite ouvert et toute la masse enlevée. On ne remarque rien d'anormal au voisinage de l'ombilic. La reconstitution est faite en trois étages : un premier plan sur le péritoine et le feuillet profond de la gaine des droits ; un second sur le muscle et le feuillet antérieur de sa gaine ; un troisième réunit la peau.

Les suites opératoires furent d'une très grande simplicité ; la température resta normale, et la réunion fut obtenue par première intention. La malade est sortie le 15 décembre 1904, en excellent état de santé. *Actuellement, c'est-à-dire près de deux ans après l'opération, elle demeure bien portante et sans aucun symptôme viscéral.*

M. le professeur Bosc a bien voulu faire l'examen anatomo-pathologique de la tumeur, dont voici les résultats :

Examen macroscopique. — Tumeur plate, dure, du diamètre d'une pièce de 5 francs, développée exactement autour de la cicatrice ombilicale, qui apparaît comme une fente irrégulière centrant le néoplasme. La peau est adhérente et exulcérée dans la partie centrale.

Une coupe médiane montre que la tumeur est formée par un tissu grisâtre, brillant, compact, donnant du suc au râclage. De sa partie centrale partent des travées conjonctives étoilées, identiques à celles que l'on trouve au centre des squirrhes du sein. La tumeur, qui a une épaisseur de 3 centimètres environ, se propage de la surface vers la profondeur et donne des traînées de progression qui viennent s'étaler dans le tissu sous-péritonéal.

Examen microscopique. — *A un faible grossissement*, on constate que

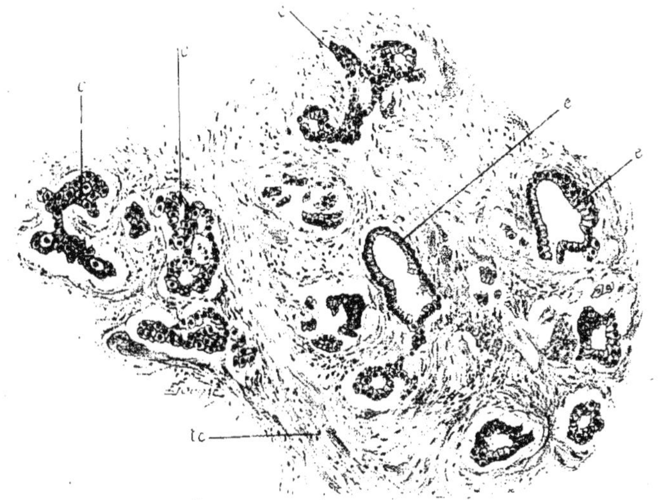

Fig. 68. — Epithélioma cylindrique primitif de l'ombilic (Forgue et Riche). — Partie prise en pleine tumeur.

e. Tubes d'épithélioma cylindrique à cellules du type intestinal ; *c.* alvéoles carcinomateux remplis de cellules atypiques ; *tc.* tissu conjonctif. (Leitz-Gross. obj. n° 3.)

la tumeur est formée par de petits tubes épithéliaux à cellules cylindriques disséminés dans un stroma conjonctif fibreux, et dont les espaces assez larges sont remplis de cellules endothéliales hypertrophiées et proliférées. Les tubes épithéliaux sont disséminés sans ordre; ils sont arrondis ou allongés en doigt de gant, sont dépourvus de basale, et donnent naissance à des bourgeonnements qui constituent de nouvelles formations de type acineux ou tubulé. Certaines de ces néoformations se dilatent, et prennent un aspect kystiforme d'autant plus prononcé qu'une partie des cellules épithéliales proliférées subissent un processus de dégénérescence granulo-aqueuse. D'autres formations épithéliales forment des amas qui pénètrent irrégulièrement le stroma, sont dépourvus de lumière, et composés de cellules atypiques par compression, comme dans les carcinomes de la glande mammaire. Les cellules centrales deviennent claires, dégénèrent, et il se produit une lumière bordée de cellules cylindroïdes ou cubiques, suivant que les produits dégénérés exercent une compression plus ou moins marquée. Cet aspect carcinomateux est plus prononcé dans la zone profonde ou de progression de la tumeur.

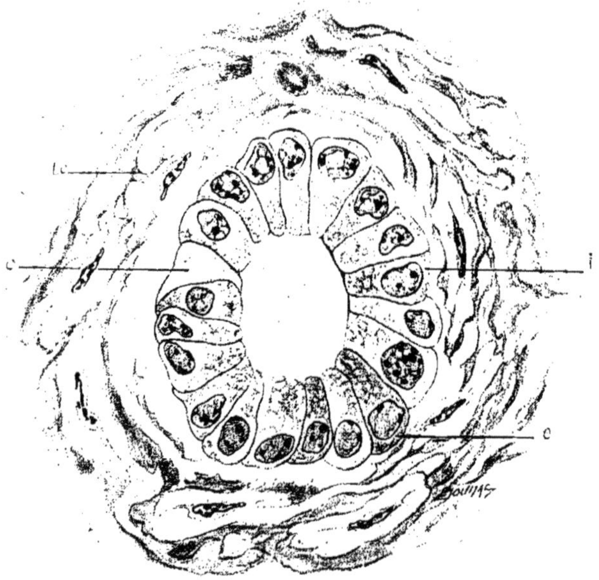

Fig. 69. — Epithélioma cylindrique primitif de l'ombilic (Forgue et Riche). — Tube d'épithélioma cylindrique vu à un très fort grossissement.

c. Cellule épithéliale cylindrique haute; i. cellule épithéliale cylindrique à plateau, de type intestinal ; c. cellule caliciforme.

Au niveau de la surface cutanée, l'épithélium malpighien a subi un processus d'irritation très marquée qui a entraîné l'hypertrophie de l'épithélium interpapillaire et la formation de prolongements minces en bandes, terminés par une pointe fine ou un renflement, et qui viennent s'intriquer avec les tubes à cellules cylindriques du néoplasme. En certains points même, des néoformations arrondies à cellules cylindriques sont complètement enfermées dans un amas épidermique, sans que l'on constate de ligne de séparation nette entre les deux espèces d'épithélium.

A un fort grossissement, les cellules des formations néoplasiques tubulées sont des cellules cylindriques très hautes, à noyau basal, et qui présentent à leur surface libre un plateau à double contour très net. Au niveau des points où la prolifération est active, ces cellules cylindriques peuvent présenter plusieurs rangs, ont des noyaux plus volumineux ou de position plus irrégulière; le plateau devient peu visible, ou il est absent, surtout quand le processus de dégénérescence aqueuse devient prononcé. Certains de ces tubes, surtout vers la surface, ont tout à fait l'aspect d'une glande de Lieberkühn. Les formations de type carcinomateux ont de grandes cellules atypiques, claires, à dégénérescence granulo-aqueuse rapide, de sorte que leur destruction permet la formation d'une cavité, autour de laquelle les cellules bordantes ont un type cylindroïde mais sans plateau, ou un type cubique (compression), ou demeurent atypiques, volumineuses et claires.

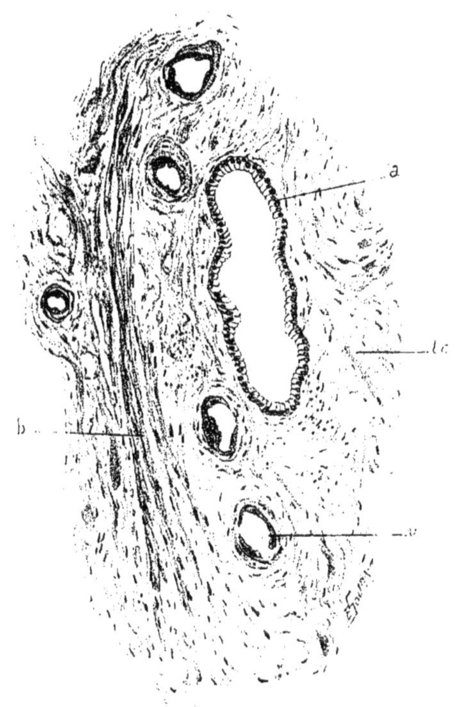

Fig. 70. — Epithélioma cylindrique primitif de l'ombilic, à type intestinal (Forgue et Riche). — Partie prise à la périphérie de la tumeur.

a. Tube tapissé de cellules épithéliales cylindriques; *b*. Faisceaux de fibres musculaires lisses, disposés dans le plan sagittal; *v*. Vaisseaux; *tc*. Tissu conjonctif. (Leitz-Gross, obj. n° 3).

Si l'on examine la partie de la préparation avoisinant le péritoine, on constate que la prolifération épithéliomateuse a envahi la profondeur. Mais, dans la partie centrale, en rapport exact avec l'ombilication superficielle, on constate une formation tubulée coupée obliquement, à direction verticale, longue et ondulée, à revêtement cylindrique à plateau disposé sur une basale, et qui par conséquent ne doit pas être considérée comme faisant partie de la néoplasie, mais comme un reste de conduit à revêtement cylindrique. Le long de ce conduit, on note, sur le côté où l'envahissement cancéreux est le moins rapproché, des restes de tissu musculaire lisse, qui vont en s'amincissant vers la surface et se perdent bientôt dans le stroma cancéreux.

Diagnostic anatomique : Epithélioma de l'ombilic à cellules cylindriques à plateau.

Nous pensons qu'il s'agit dans notre observation d'un *épithélioma cylindrique primitif*, développé aux dépens de restes épithéliaux du canal omphalo-mésentérique inclus dans la cicatrice ombilicale. En voici les raisons :

La tumeur de notre malade ne peut être un épithélioma secondaire : *tout noyau secondaire de l'ombilic reproduit fidèlement le type de la tumeur dont il provient*, telle est la règle énoncée par Morris, et toujours vérifiée. Donc, s'il s'agissait d'un épithélioma secondaire, il faudrait le considérer comme émané d'une tumeur épithéliale primitivement développée dans l'intestin grêle, puisque nous y retrouvons des cellules cylindriques à plateau. Cette tumeur primitive aurait-elle pu passer inaperçue? Certes oui. Comme le font remarquer avec raison Quénu et Longuet, à propos des observations de Tillaux, « en fait de cancer latent, il ne faut s'étonner de rien ». La conservation relative de l'état général, l'absence presque complète des troubles fonctionnels ou de symptômes objectifs sont choses trop connues dans les néoplasmes du tube digestif pour que nous jugions nécessaire d'y insister. Or, le premier cas de Tillaux n'a pas été suivi; quant au second, une autopsie incomplète n'a pas permis de vérifier avec soin l'état du tube digestif. Il en résulte qu'on ne peut en tirer aucune conclusion nette.

Mais il n'en est pas de même en ce qui concerne notre malade. Opérée le 16 novembre 1904, elle rentre chez elle le 15 décembre. *Or, en septembre* 1906, *c'est-à-dire vingt-deux mois après l'opération, elle demeure bien portante, et sans aucun symptôme viscéral.* Cette constatation, si elle n'a pas la précision rigoureuse d'une vérification anatomique, est néanmoins d'une importance capitale, si l'on veut bien se rapporter à ce que nous savons de l'évolution clinique de l'épithélioma de l'intestin.

Il est difficile d'admettre qu'un malade, porteur en 1904 d'un épithélioma de l'intestin assez ancien pour avoir déjà fait une « omphalopathie » secondaire, soit encore en 1906 en parfaite santé, et sans aucun symptôme viscéral. Et de plus, nous savons aussi la valeur séméiologique de cette omphalopathie secondaire. *Qu'elle soit tardive ou précoce, elle comporte un pronostic fatal à bref délai.* Après Damaschino, Morris, Villar, Quénu et Longuet y ont insisté : « *presque tous les malades ont succombé du troisième au cinquième mois après l'apparition du néoplasme.* »

Ces raisons quoique d'ordre purement clinique, nous paraissent suffisantes pour éliminer dans notre cas l'hypothèse d'un épithélioma secondaire à un épithélioma de l'intestin.

L'existence étant admise d'un épithélioma cylindrique primitif de l'ombilic à type intestinal, il reste à en préciser l'origine. A ce sujet aucun doute ne peut être permis. Le seul organe en connexion avec l'ombilic et possédant un épithélium intestinal, est le canal omphalo-mésentérique. Nous avons vu les diverses modalités de son involution ; nous savons maintenant qu'il est possible d'en retrouver des restes dans la paroi abdominale, au niveau de l'ombilic, où ils se présentent sous la forme de kystes autour desquels on retrouve des fibres musculaires lisses (Caruso). Or, n'est-ce pas ce que nous avons vu dans notre observation ? Il n'est pas besoin d'admettre avec Tillaux l'existence d'une tumeur adénoïde diverticulaire, qui aurait ultérieurement subi la dégénérescence épithéliomateuse. L'inclusion de débris épithéliaux omphalo-mésentériques dans la région ombilicale suffit à rendre compte du développement d'un épithélioma en ce point : il est probable que, s'ils n'ont pas été signalés jusqu'ici, en dehors des formations kystiques précédemment décrites, c'est qu'on ne les a pas recherchés d'une façon systématique.

En résumé, nous croyons pouvoir conclure, de l'observation rapportée plus haut, qu'il existe un épithélioma cylindrique primitif de l'ombilic, à type intestinal, dont l'origine doit être recherchée dans les restes épithéliaux du canal omphalo-mésentérique, restés inclus dans la cicatrice ombilicale.

TABLE DES MATIÈRES

INTRODUCTION ET HISTORIQUE GÉNÉRAL 1

PREMIÈRE PARTIE

ÉTUDE ANATOMIQUE DU CANAL OMPHALO-MÉSENTÉRIQUE 8

CHAPITRE PREMIER. — *Embryologie normale.*

I. La vésicule ombilicale et le canal omphalo-mésentérique chez l'embryon humain 8

II. Restes omphalo-mésentériques chez le fœtus à terme 13

CHAPITRE II. — *Involution anormale du canal omphalo-mésentérique* 15

I. Involution incomplète 18

II. Involution excessive 20

CHAPITRE III. — *Le diverticule de Meckel* 25

I. Histoire et doctrines 25

II. Considérations générales 36

III. Caractères du diverticule 38

IV. Configuration et rapports 50

V. Structure du diverticule 70

VI. Coexistence du diverticule de Meckel et d'autres malformations congénitales 74

DEUXIÈME PARTIE

PATHOLOGIE DES RESTES OMPHALO-MÉSENTÉRIQUES 79

LIVRE I. — **Pathologie abdominale des restes omphalo-mésentériques.**

CHAPITRE PREMIER. — *Occlusion intestinale par le diverticule de Meckel* 79

Historique 79

Etiologie 82

Anatomie pathologique et mécanisme. 87
A. Vices de position.
Invagination 89
Volvulus 96
Torsions de l'intestin 103
Coudures de l'intestin 108
B. Compression de l'intestin.
a. Nœuds diverticulaires de Parise 113
b. Étranglement par brides ou anneaux formés par le diverticule fixé. . 119
C. Obstruction proprement dite 127
D. Rétrécissements de l'intestin 128
E. Cas complexes 132
Etude clinique 136
Indications opératoires dans l'occlusion diverticulaire. 145
Technique de l'intervention pour occlusion diverticulaire 156
Chapitre II. — *La diverticulite* 176
Historique 176
Etiologie 182
Pathogénie 189
Anatomie pathologique. 192
Etude clinique 207
Diagnostic 218
Traitement 224
Chapitre III. — *Hernies du diverticule de Meckel. (Hernies de Littre)*. 231
Historique 231
Etiologie 233
Anatomie pathologique 234
Etude clinique. 245
Traitement 252
Chapitre IV. — *Entérokystomes d'origine vitelline*. 254
LIVRE II. — **Les restes omphalo-mésentériques et la pathologie de l'ombilic.** 260
Hernies ombilicales diverticulaires 261
Chapitre premier. — *Le diverticule ouvert*. 263
Historique 265
Etiologie 266
Anatomie pathologique 269
Prolapsus du diverticule 271
Prolapsus de l'intestin à travers le diverticule ouvert 276
Pathogénie 282
Etude clinique 287
Diagnostic 293
Traitement 297

Tableau des opérations radicales pour diverticule ouvert 302

Chapitre II. — *Tumeurs de l'ombilic d'origine diverticulaire* 308

I. Tumeurs bénignes 308
1° Kystes de l'ombilic 308
2° Tumeurs adénoïdes diverticulaires 312
Pathogénie 318

II. Tumeurs malignes 325
1° Tumeurs malignes conjonctives 325
2° Epithélioma cylindrique primitif de l'ombilic 327

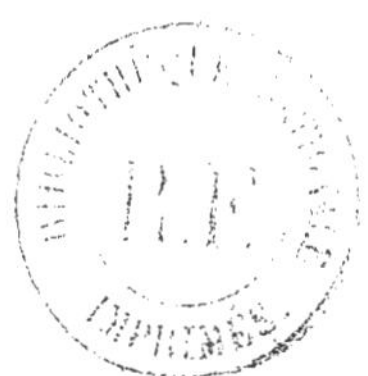

ÉVREUX, IMPRIMERIE CH. HÉRISSEY ET FILS

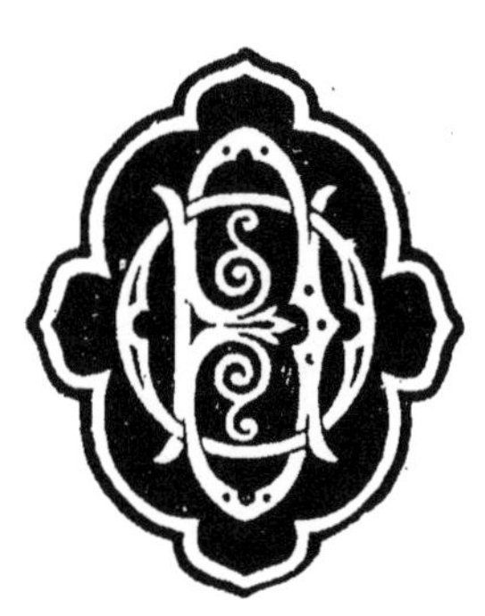

BIBLIOTHEQUE NATIONALE DE FRANCE
3 7531 02456017 0

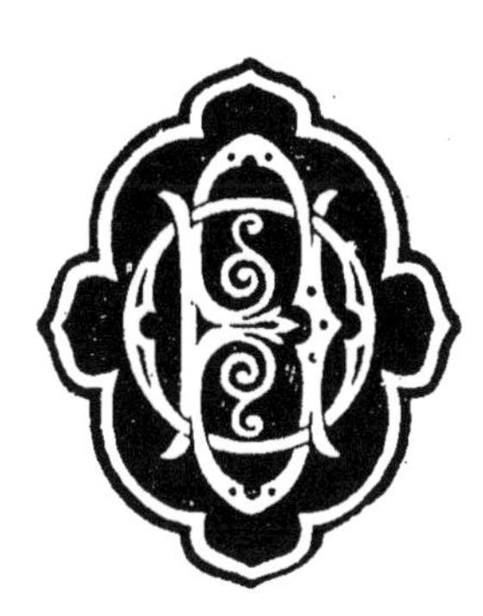

BIBLIOTHEQUE NATIONALE DE FRANCE
3 7531 02456017 0

www.ingramcontent.com/pod-product-compliance
Ingram Content Group UK Ltd.
Pitfield, Milton Keynes, MK11 3LW, UK
UKHW020428200726
13857UKWH00002B/339